歯科医療ナビゲーション
― 今さら聞け！ ないこんな事 ―

編集：升谷滋行　橋本光二　飯野文彦

一般財団法人　口腔保健協会

はじめに

　書籍は，企画があり，編集者が構成を吟味し，著者への原稿依頼，校正を繰り返し初めて出版されるわけです．不確かな情報を提供し，内容には責任を負わないものとは，明確に区別が成されなければなりません．これが責任を持った出版物，本の良さであると思っています．だからこそ，責任編集された有意義な良い本を出版すべきと考えました．本棚に入れておく，ただ積んでおくだけの本や飾り物には意味はありません．

　したがって今回は，
1. 歯科学生が読んでも役に立つ内容であること．
2. 特殊な狭い分野だけではなく，一般歯科臨床や歯科全般に関わる内容であること．
3. ポイントになる知識や情報を簡単に吸収でき，その後改めて，自分で調べることができるような，キーワードや基本的な文献が1つでも記載されていること．

を考えました．

　つまり，いつでも簡単に開けて読める本が望ましく，歯科臨床ナビゲーションとしての機能を持った『歯科臨床知識，技術の情報編』としたいと企画しました．

　本書の対象読者は，大学の図書館に出向き，論文や文献を読むことに慣れていない，また，時間もとれない日々の歯科臨床に励んでおられる方々とし，最近の歯科臨床で『気になる言葉，術式』などを取りあげ，紹介・説明することを目的としました．取り上げた項目は歯科臨床に関わる最近数年間のトピックスや話題になったものです．その分野の新進気鋭の先生方に執筆をお願いし，できるだけわかりやすく解説していただきました．しかし，その内容については，研究者や大学院生が読んでも参考になるものを目指しています．

　歯科大学卒業後1年目や2年目であれば，ためらうことなく先輩に尋ねられたことも，後輩が出来，今さらあらためて確認しづらくなっている事を，少し時間が取れた時にでも読んでみて，「ああそうか，こんなことだったのか」と，分かるようにしたつもりです．また，臨床技術も経験もある先輩の先生方が，若い歯科医師やコ・デンタルスタッフと，歯科診療についてコミュニケーションや情報交換のツールとして役立てて頂ければ幸いです．「今さら聞けない」ではなく，「今なら聞ける！」というのが本書のねらいです．聞けないなら，「正確なものを読んで知ろう，知っておこう」ということです．是非本書を御一読頂き，皆様のご批判，ご感想を賜りたいと思っております．

平成25年7月

編集者代表　升谷滋行

目次

はじめに

1. **デジタルエックス線撮影法**
    1. デジタルエックス線撮影とは …………………………………… 1
    2. 歯科におけるデジタル撮影 ……………………………………… 4
2. **CTと歯科用CT**
    1. CTとは ……………………………………………………………… 8
    2. 医科用CTの歯科での診断利用 ………………………………… 10
    3. 歯科用CTの利用 ………………………………………………… 12
3. **MRI**
    1. MRIとは …………………………………………………………… 15
    2. MRIの歯科での利用 …………………………………………… 17
    3. 顎関節のMRI診断 ……………………………………………… 20
4. **放射線被曝と防護**
    1. 放射線被曝とは ………………………………………………… 23
    2. 放射線防護とは ………………………………………………… 27
5. **口腔内写真の撮影と活用** ……………………………………… 31
6. **摂食・嚥下療法 (VE, VF)** ………………………………………… 39
7. **歯周治療における抗菌療法** …………………………………… 45
8. **口腔内科** ……………………………………………………………… 53
9. **メインテナンスとSPT** …………………………………………… 61
10. **歯周組織再生誘導法：そのフラップ・デザインについて** …… 69
11. **根面被覆術の概要と応用について** ………………………… 73
12. **マイクロエンド** …………………………………………………… 79
13. **審美領域のインプラント治療** ………………………………… 85
14. **オールセラミックス** ……………………………………………… 93
15. **トゥースホワイトニング** ………………………………………… 101
16. **磁性アタッチメント** ……………………………………………… 109
17. **インプラントデンチャー** ………………………………………… 117
18. **顎関節症の治療** ………………………………………………… 125
19. **ミニマルインターベンションとこれを支える歯質接着技術** … 135
20. **酸蝕歯の予防と修復処置の実際** …………………………… 141
21. **睡眠時無呼吸症候群** …………………………………………… 147
22. **歯の移植**－移植歯のレプリカを用いた自家歯牙移植術－ …… 153
23. **歯科心身症** ………………………………………………………… 159
24. **アンチエイジング**－歯科領域が担う健康づくりと抗加齢－ …… 166
25. **予防歯科** …………………………………………………………… 176
26. **在宅訪問歯科診療**－かかりつけ歯科医の在り方－ ………… 180
27. **ドライマウスの対処** ……………………………………………… 186
28. **歯科医師臨床研修制度**
    1. 歯科医師臨床研修制度の概要 ………………………………… 193
    2. 研修歯科医のメンタルヘルスを考えた指導法 ……………… 196

索引 …………………………………………………………………………… 205

1 デジタルエックス線撮影法

1 デジタルエックス線撮影とは

　従来，パノラマなど口外法の撮影には主にエックス線フィルムと増感紙を組合せて使用するシステム（以下，F/Sシステムと略す）が用いられ，高画質化による診断能の向上と，高感度化による被曝線量低減が計られてきた．

　しかし，現像処理液の海洋投棄による地球環境への影響が懸念され，また，高画質の画像を得るためには，現像処理や現像機の管理などについての十分な知識が必要であるため，現像処理を必要としない高画質なデジタルエックス線撮影システムが求められてきた．その要望に見合った世界で初めての一般撮影用デジタルエックス線システムが，富士メディカルシステム(株)から1983年に発売された[1]．

　このシステムは，医療用デジタル画像システム（Fuji Computed Radiography：FCR）と呼ばれ，エックス線フィルムの代わりにエックス線を受けるセンサーとして高分子フィルムに輝尽性蛍光体を塗布したイメージング・プレート（Imaging Plate：IP）を使用して画像データを取得するシステムである．その後，電荷結合素子（Charge Coupled Device：CCD）やフラット・パネル・ディテクター（Flat Panel Detector：FPD）を使用したシステムが開発された．

1. デジタル画像システムの基礎

① 画素

　デジタル画像を構成する最小単位のことで，画像（Picture）の要素（Element）から"ピクセル"とも呼ばれる．

　ピクセルは二次元（平面）の単位だが，CT画像などのように厚みも加えた三次元（立体）の最小単位は"ボクセル"と呼ばれる．

　同じ大きさの画面に対し，ピクセルが多ければ詳細な画像になり，画素数が極端に少なければモザイク画のようになる（図1）．

② 解像度

　画面のサイズが同一の場合，画素数が多いほど精細で綺麗な画像となる．つまり，画像上の長さ当たりの画素数（解像度）によって精細度が決定する．

　たとえば，10cm当たりの画素数が100ピクセルであった場合，その解像度は1ピクセル/mmであり，1,000ピクセルあれば10ピクセル/mmとな

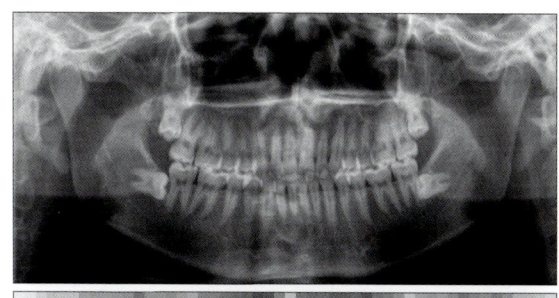
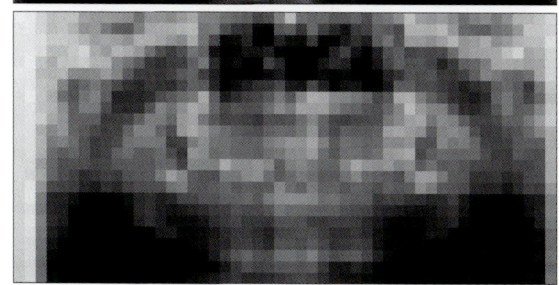

図1　ピクセル数の多少による画像の変化

り，解像度は10倍になるという事である．

通常は，1インチ（25.4mm）当たりの画素数で表示されることが多い．

③ グレースケールとビット（図2）

グレースケールとは，画像を白から黒までの明暗だけで表すことであり，その明暗（灰色）を何段階（階調という）で表現できるかを表すのがビットである．

コンピュータは2進法なので，最小単位は1ビット（2の1乗＝2）であり，これは1ピクセル当たり白黒の2階調を表すことができる．エックス線画像データが4ビットであれば$2^4 = 16$階調，8ビットでは$2^8 = 256$階調の白黒の濃淡（グレースケール）を表すことができる．

④ データの保存

デジタル画像システムでは，撮影後に取り込んだデータをそのまま画面上に表示するのではなく，コンピュータで処理を行ったのち，画像を表示する．

多くの装置では，処理を行った画像をJPEG・BMP・TIFFなどの汎用画像形式で保存している．

上記に対して，画像処理をする前の未加工のデータのことを"ロー・データ"（RAW Data）という．

⑤ PACS（パックス）とDICOM（ダイコム）

PACSとは，画像保存通信システム（Picture Archiving and Communication System）の略称で，デジタル画像システムから送られて来た画像データを保管・閲覧・管理するシステムであり，超音波や内視鏡で撮影した画像などの他の画像と共に管理することができる．

しかし，そのためにはDICOM（Digital Imaging and Communication）という医用画像の画像規格と通信の標準規格に準拠していなくてはならない．

⑥ HIS（ヒス）・RIS（リス）

HISとは，病院情報システム（Hospital Information System）の略称で，受付（予約情報）・電子カルテ（患者情報）・薬局管理・医事会計システムなど広範囲なシステムが含まれる．

RISとは，放射線科情報システム（Radiology Information System）の略称で，HISから患者や予約の情報を受け取り，放射線科の検査や治療の予約から検査結果までを管理するシステムである．

2. デジタルエックス線システムの種類[2]

① IP方式

IPは照射されたエックス線情報を一定期間蓄えることができ，そこにレーザー光を照射することでその蓄えた情報量に見合った量の蛍光を発する．その蛍光を読み取り，電気信号に変換して画像として表示する．

情報読み取り後は蓄えた情報を消去して，繰り返し使用することができる．

なお現在この方式は，一般名として"CR"と呼ばれている．

② FPD方式

センサーとしてFPDを使用したシステムには，エックス線量を直接電気信号に変換する直接型と，一度光に変換してから電気信号に変換する間接型がある．

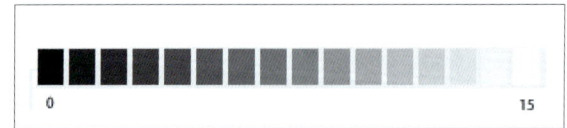

図2　グレースケール（4ビット：16階調）

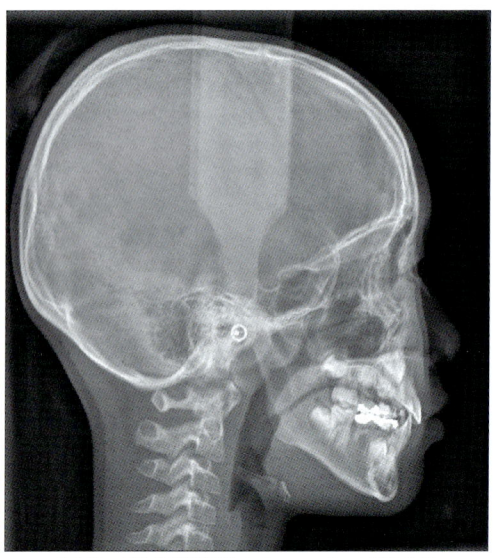

図3　頭部規格側方向エックス線写真

③ CCD方式

CCDという半導体を用いたシステムは，口内法やパノラマエックス線撮影などに用いられる．エックス線を光に変換し，その光をCCDで受光して画像にする．たとえて言えば，白黒のデジタルカメラである．

3．デジタルエックス線撮影の利点[3]

F/Sシステムと比較した場合，次のような利点がある．

① ダイナミックレンジが広い

ダイナミックレンジとは，白から黒までを色の濃淡の変化を失わずに同時に写し込める明暗の差のことであり，これが広いと軟組織と硬組織を同時に一枚のエックス線写真上で観察することができる（図3）．

② 画像処理が可能

病変を診断しやすく，また，骨の状態なども見やすくするために，画像の明暗やコントラストの調整・画像の強調（シャープネス，スムージング）などを行うことができる．

③ 画質が安定

F/Sシステムで安定した画質を得るためには，最適な撮影条件と現像処理・管理に関する十分な知識が必要とされるが，デジタルエックス線撮影システムでは一定以上の画質を持つ画像を容易に得ることができる．

④ ランニングコストが安い

通常は電気代だけで，フィルム代・現像処理液代などが不要である．

⑤ 被曝線量の低減が可能

F/Sシステムよりも少ないエックス線量で撮影することができる．

⑥ データの保存・転送が容易

データベースとして蓄積可能なので，検索が容易であり，過去画像を複数表示して，治癒経過を観察することも容易である．

また，ネットワークを介して送信可能で，開業歯科医院から放射線専門医などへ画像を送り，診断をしてもらうことができる．

⑦ 画像表示が速い

CCD方式やFPD方式では，撮影後ほぼ同時に（リアルタイムで），IP方式でも数秒～数十秒で画像が表示される．

その他にも，病変の寸法測定・保存スペースが不要・電子カルテ上で表示が可能など種々の利点がある．

4．デジタルエックス線撮影の欠点

① システム価格が高い

デジタル画像システムが高価である．また，システムによってはエックス線機器本体を交換しなくてはならず，より高価になる．

② 物理的なデータの消失

コンピュータの故障などで，ハードディスク上のデータが一瞬ですべて消失してしまう危険がある．

しかし，長期間使用することでランニングコストの安さによりシステム価格は相殺することができ，データは他の媒体（DVD，ハードディスクなど）にバックアップを取ることでデータの消失は防ぐことができる．

（丸橋一夫）

参考文献

1）大前徳宏：ディジタルシステムの画質と線量の最適化の取り組み，日本放射線技術学会雑誌，67：1478～1485，2011．
2）鹿島　勇，土持　眞，金田　隆　編著：新歯科放射線学，医学情報社，東京，2008．
3）島本佳寿広，山田和美，齋藤陽子，丸橋一夫　監訳：クラークX線撮影技術学，西村書店，東京，2009．

2 歯科におけるデジタル撮影

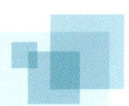

　近年，写真撮影をする時のカメラといえばデジタルカメラ（携帯電話のカメラなど）が一般的であり，数年前まで常識であったフィルムカメラは，街中でも店頭でもほとんど目にしなくなった．これは歯科のエックス線撮影にも該当することであり，新規にエックス線撮影装置を購入しようとすると，デジタル用のものがほとんどである．

　歯科における一般的なデジタルエックス線撮影にはエックス線を受ける受光体としてIP，CCD（CMOS）が用いられている．撮影方法（エックス線の幾何学的な投影方法）はフィルム撮影とほとんど違いはない．ただし，画像表示までの過程がIP，CCD（CMOS）それぞれ異なる（図4）．

　図4からはCCD（CMOS）による撮影がもっとも簡便で優れた方法に思われる．しかしながら各々のシステムには利点・欠点があり，一概にどちらが良いとは言い難い．この項では，デジタル撮影とフィルム撮影との違いや，デジタルエックス線システム間の特徴を中心に説明する．

1. 口内法のデジタルエックス線撮影

　口内法のデジタル撮影では，IPやCCD（CMOS）センサーを口の中に入れる．このため，従来のフィルムとデジタルの受光体の違いが使用感に影響する．IPはフィルムとほとんど同じ使用感であるのに対し，CCD（CMOS）は厚みがあり硬いため，患者の異物感は強い（図4，5）．

　さらに口内法では感染防御対策（ビニールパックなど）を施して使用する必要がある．特にIPでは撮影後，撮影面が可視光に当たるとデータが減衰してノイズの多い画像になることがあるため，同時に遮光ができるものが望ましい．

1）IPタイプ

　IPは，患者の口腔内に設置する際もフィルムと同様に行えるメリットがある．撮影時は患者の指で保持しても，フィルム用の撮影補助器具（インジケーターなど）を転用することも可能である．

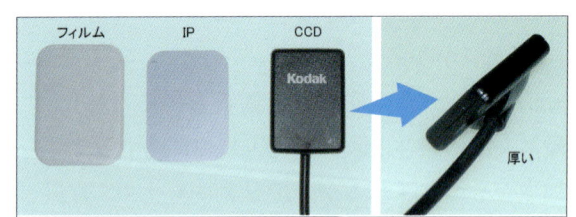

図5　フィルムとIP，CCDセンサーの比較

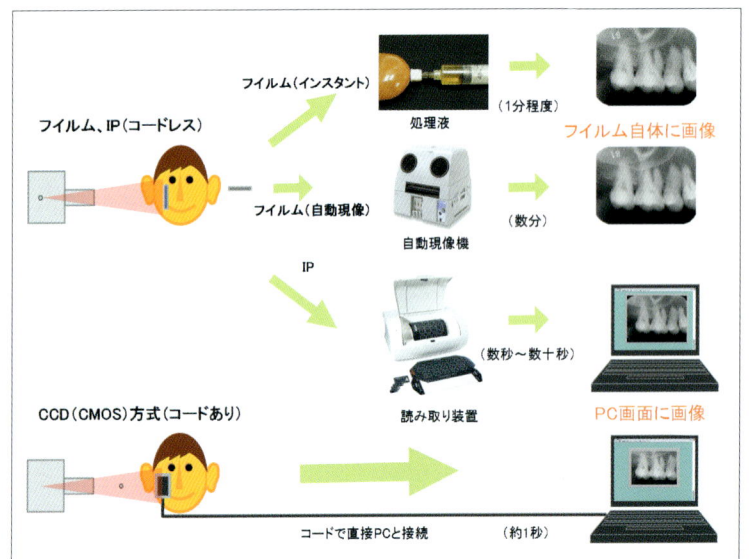

図4　フィルムとデジタルの撮影の流れ（口内法の場合）
（有地榮一郎，他監修：歯科衛生士テキスト　わかりやすい歯科放射線学　第1版　P51，学建書院，東京，2008年より引用改変）

IPによる撮影では，フィルム処理（いわゆる現像）と同様に，データの読み取り操作を行わないと画像は表示されない（図6）．当初，読み取り時間が数分間要したが，近年では急速に読み取り時間の短縮が図られており，利便性が向上している．IP自体は何度も繰り返し使用することができるが，撮影の都度データの消去が必要である．

> ● 操作の流れ ●
> パソコンで患者登録・撮影準備→IPの感染防御対策（ビニールパック等）→撮影→パックから取り出しデータの読み取り（レーザースキャン）→画像表示→データの消去

2) CCD（CMOS）タイプ

　CCD（CMOS）はセンサー部分が厚く硬いため，センサーの大きさは通常のフィルムサイズよりも小さいことが多い．そのため撮影枚数が多く必要になる可能性がある．また，センサーとPCがケーブルで連結しているため，ケーブルも撮影の邪魔になりやすい（図7）．
　CCD（CMOS）は撮影後ほぼリアルタイムに画像が表示されるという大きなメリットがあるが，患者の異物感は強い．近年IPの読み取り時間が短縮されていることもあり，口内法におけるCCD（CMOS）の需要は，以前と比較してやや減少している印象を受ける．

> ● 操作の流れ ●
> パソコンで患者登録・撮影準備→センサー部分の感染防御対策（ビニールパック等）→撮影→画像表示

2. パノラマのデジタルエックス線撮影

　パノラマのデジタル撮影では，基本的に特別な器具・器材を必要とすることはない．

1) IPタイプ

　IPによるパノラマ撮影では，フィルム撮影と同様にIPをカセッテに入れて撮影を行う．フィルム撮影用の機器をそのまま転用できる場合もあるが，フィルム撮影の時に併用するカセッテ内面の増感紙は不要である．

> ● 操作の流れ ●
> パソコンで患者登録・撮影準備（カセッテへIPを封入する）→撮影→カセッテからIPを取り出しデータの読み取り（レーザースキャン）→画像表示→データの消去

2) CCD（CMOS）タイプ

　CCD（CMOS）を用いたパノラマ撮影では，あらかじめ線状のセンサー（ラインセンサー）が固定して設置されている．フィルム撮影の場合はフィルムを封入したカセッテ（および二次スリット）をエックス線が発生する管球と，被写体を挟んで対峙するように位置しているが，CCD（CMOS）方式のデジタル撮影の場合は，カセッ

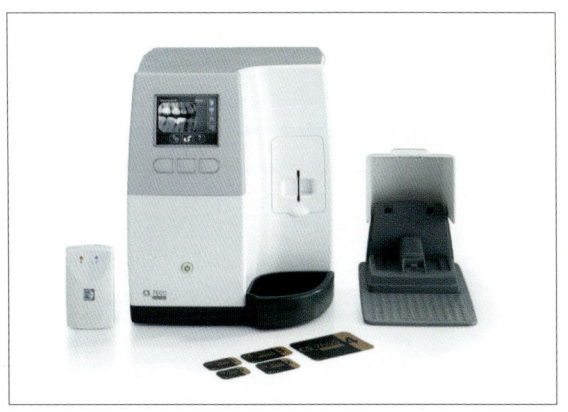

図6　IPと読み取り機（口内法用）
撮影前のビニールパック，画像表示後のデータ消去などを読み取り操作と同時に行う機種も発売されている

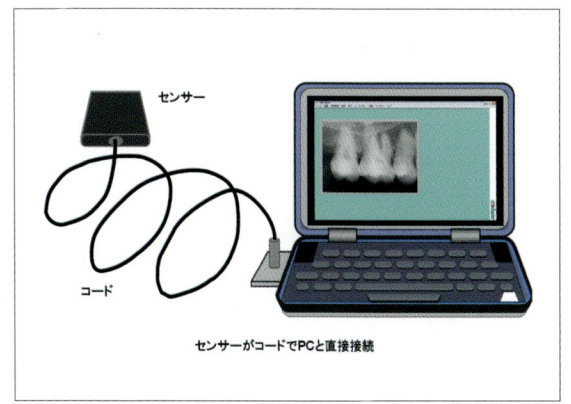

図7　CCD（CMOS）の構成

（有地榮一郎，他監修：歯科衛生士テキスト　わかりやすい歯科放射線学　第1版　P50，学建書院，東京，2008）

テではなく細長いラインセンサーのみとなるため，かなりすっきりとした外観となる（図8）．

撮影はフィルム撮影における細隙撮影と同様にエックス線管球とラインセンサーは，撮影中患者の周りを回転しながら段階的に顔全体の画像を収集する．画像の表示は装置が撮影中に少しずつ表示していくものもあれば，すべて撮影した数秒後に全体を表示するものもある．

● 操作の流れ ●
パソコンで患者登録・撮影準備→撮影→画像表示

3. その他のデジタルエックス線撮影

頭部エックス線規格撮影（セファログラフィ）のデジタル撮影において他の撮影同様IP，CCD（CMOS）が使用される．通常のセファログラフィは大きなスペースが必要であるが，特に開業歯科医向けに限られたスペースでも設置が可能なパノラマエックス線撮影装置にセファログラムが撮影できる機能を具備した複合機種も発売されている（図9）．

このような機種の場合（通常はCCD（CMOS）

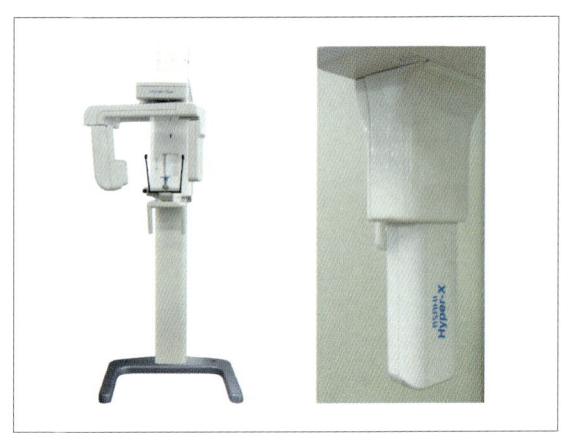

図8　CCDパノラマ全景とラインセンサー

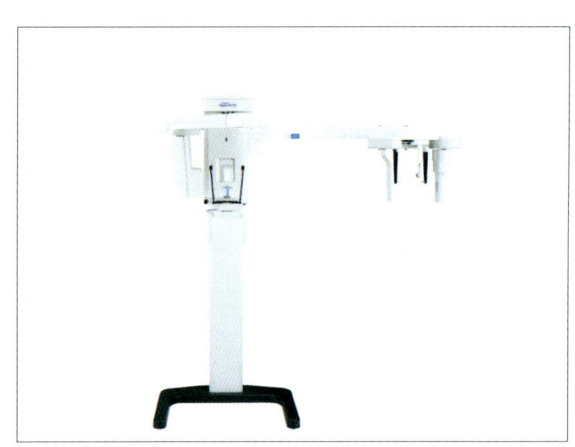

図9　パノラマ・セファロ複合機

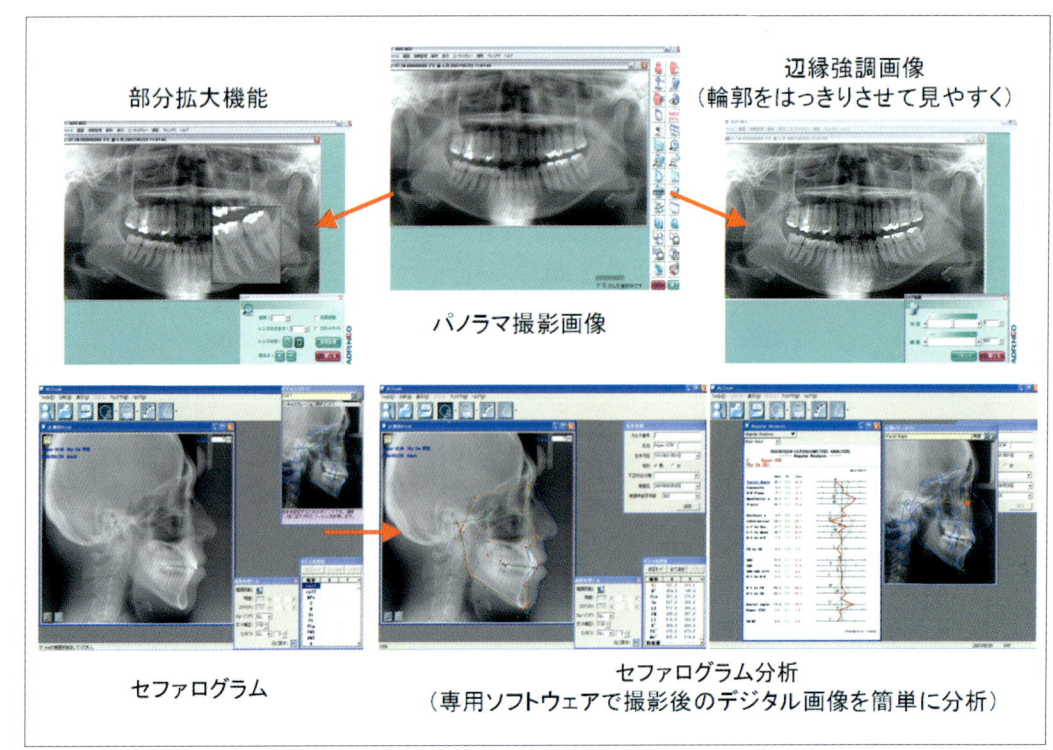

図10　デジタルエックス線画像処理の例
（有地榮一郎，他監修：歯科衛生士テキスト　わかりやすい歯科放射線学　第1版　P48, 49，学建書院，東京，2008）

方式），パノラマ撮影する場合とセファログラフィの場合で使用するラインセンサーは共有しており，撮影の都度，それぞれの撮影に応じた位置にラインセンサーを付け替える必要がある．セファログラム撮影時，ラインセンサーは撮影領域を横に平行移動しながら画像を収集する．

4. 歯科用コーンビームCT

近年普及しつつある歯科用コーンビームCTで用いられているエックス線のセンサーは，I.I.+CCDあるいはFPDである．原理，撮影法，適応症例などについては次章を参考にしていただきたい．

5. デジタルエックス線撮影した画像の特徴

デジタル画像の観察を容易にするために，元の画像の濃度やコントラストを変化させたり，拡大したり，あるいは各部位の辺縁を強調するなど，さまざまな画像調整をすることができる（図10）．

デジタル画像は，JPEGなどの汎用形式の画像ファイルとしてパソコン本体や記録メディアに保存されるため，画像の劣化もなく，保管スペースも必要としない．また，ネットワーク経由で簡便かつ迅速に遠隔地に画像を送信し，診断支援等に役立てることができる．しかしながら画像も個人情報であるため，管理には十分注意する必要がある．

6. おわりに

近年の急速なデジタル化は，電子カルテをはじめ歯科診療においても着実に進んでいる．これらはPCの使用が前提となるので，エックス線撮影のデジタル化においても，どの機種を選択するにあたっても，まずPC操作への慣れが必要になる．これまでPCをあまり扱っていない人にとって，最初は少々戸惑いもあるであろう．しかし使いこなせば便利であり，また現像の廃液等を考慮すると長い目でみるとコスト的にも環境的にもエコなものである．これもデジタル化のメリットである．

（浅海利恵子，河合泰輔）

参考文献

1） 有地榮一郎　他監修：歯科衛生士テキスト　わかりやすい歯科放射線学　第1版，学建書院，東京，2008.
2） 古本啓一，他編集：歯科放射線学　第4版，医歯薬出版，東京，2006.

2　CTと歯科用CT

1　CTとは

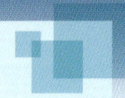

　CTとは，「Computed Tomography」の略であり，コンピュータを使用した断層撮影法のことである．広義には後述のMRI等も含まれるが，一般的にはエックス線を使用する「エックス線CT」のことをCTと呼ぶ．
　CTの理論的原理は米国マサチューセッツ州タフツ大学のAllan Cormackが1963年に発表した．最初の実用的なCT装置は英国のThorn EMI中央研究所で英国人のGodfrey Hounsfieldによって発明されたものである．Hounsfieldは1967年に考案し，1972年に発表した．彼らはこの功績により，1979年のノーベル医学生理学賞を受賞した．なお，当時EMI社に所属していたビートルズの記録的なレコードの売上が，CTを含めたEMI社の研究資金の供給元だったとも考えられるため，CTは「ビートルズによる最も偉大な遺産」とも言われている．

1. CTとは

　歯科用CTに対して医科用CTとも呼ばれる従来型CTは，図1に示すようにガントリーと呼ばれるエックス線管球と検出器が対向して回転する部，患者が横たわる寝台部およびコンピュータからなるコントロールパネル部で構成される．
　医科用CTでは，エックス線管球からファンビームと呼ばれる扇状の幅広いエックス線が照射され，対向する検出器にエックス線量が記録される．その際，人体をボクセルと呼ばれる格子状に分割し，それぞれのボクセルのエックス線吸収量を，多数の検出器のエックス線量から連立方程式を解く様にコンピュータで計算し，その吸収線量を，水を0とするいわゆる「CT値」に置き換え，さらに画面上の輝度に置き換えて，人体の輪切り像を得るのがCTの原理である（図2）．初期のCTの検出器は1列であり，エックス線照射時に患者の乗った寝台は移動しなかったが，現在のCTは寝台を移動させながら，らせん状に連続的に患者のデータを得ることが可能となっている．さら

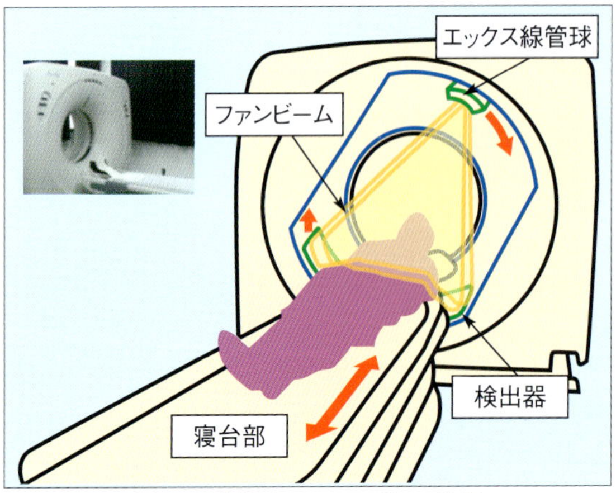

図1　医科用エックス線CT装置

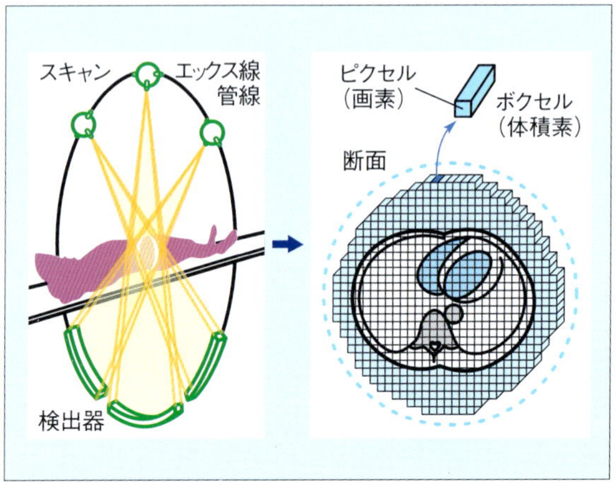

図2　医科用エックス線CTの原理

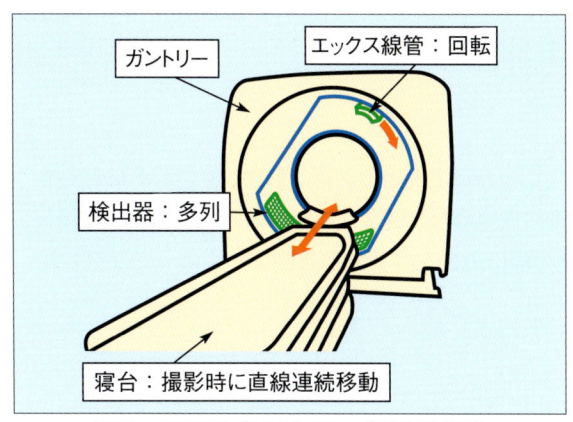

図3 MSCT (Multi Slice CT, MDCT)
（1998年：藤田保健衛生大の片田和広らがMulti Slice Scanner開発．1999年：Multi Slice CT開発（東芝））

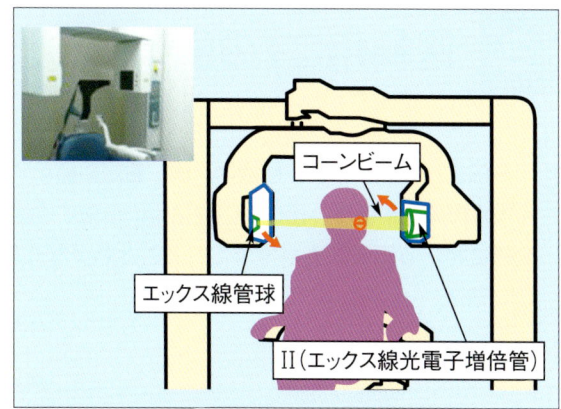

図4 歯科用CT装置

表1 医科用CTと歯科用CTの比較

	医科用CT	歯科用CT
使用エックス線束	ファンビーム	コーンビーム
撮像範囲	全身が可能	顎骨または頭部
被曝量	高（実効線量750μSv程度）	低～高（実効線量50μSv程度から500μSv程度）
CT値	表示可	不可または近似値
ボクセルの大きさ	0.3mm^{3}程度が限界	最小値0.08mm^3
軟組織表示	可能	不十分

に，ファンビームは奥行き方向にも少し拡がっているため，図3に示す様に多列の検出器データを一度に計算することにより，低被曝かつ高速に画像が得られるMSCTあるいはMDCTが主流であり，その標準は16列から64列に移行しつつある．現在の最高の装置は320列を一度に計算できるものであり，通常の上下顎骨撮影16cmをわずか0.35秒で撮影することが可能である．

2. 歯科用CT装置

一方，歯科用CTは，1998年の新井（日本大学）らによるOrtho-CT (Orthocubic super high resolution CT) の発表が最初である．現在では歯科用CTは歯科放射線画像診断において不可欠な存在となってきている．

この装置は，図4に示す様にコーンビームと呼ばれるソフトクリームのコーンのような円錐形のエックス線が使用されるため，当初，和文では歯科用小型CT，歯科用3次元エックス線CT，歯科用小照射野エックス線CT，歯顎顔面コーンビームCT，欧文ではCompact computed tomographic apparatus for Dental, 3D dental CT, Limited Cone-Beam X-ray CT for Dental Use，など様々な呼称が用いられてきたが，現在では，CBCTあるいは歯科用CTが一般的である．

歯科用CTはその装置の形状から，最近の機種ではパノラマエックス線装置とのHybrid機種が多数を占めている．医科用CTとの主な特徴の違いを表1に示すが，歯科用CT装置は硬組織の微細な構造の描出に優れるが，軟組織の診断には適さない．小さな範囲の撮影では，歯科用CTの被曝量は医科用CTに比して100分の1程度と小さいが，広範囲の撮影では，医科用CTより低被曝とは言い難い．それぞれの装置の特徴を理解し，正しく使い分けることが重要である．

（川嶋祥史，橋本光二）

参考文献

1）川嶋祥史，橋本光二：歯科領域における画像診断 3D-CT像の応用，日本歯科医師会雑誌 62（1）：63～66，2009．
2）本田和也，橋本光二編：症例でみる歯科用CTの三次元診断－ここが読像のポイントだ！－，砂書房，東京，2012．

2 医科用CTの歯科での診断利用

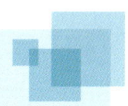

　一般歯科における画像診断は，歯・歯周組織を対象とすることがほとんどである．しかし，これらに起因する重症感染症や嚢胞，歯肉・口腔粘膜に由来する腫瘍，外傷や偶発事故に関連した緊急対応症例など，頭頸部全般にわたる画像診断が要求されることも少なくない．その際に威力を発揮する診断ツールの一つが医科用CTである．

1. はじめに

　前述のように，医科用CTはエックス線検出器とエックス線管球が患者の周囲をらせん状に動き，透過したエックス線量から患者体内の各部位のエックス線吸収率を生データとして算出する．これをベースに画像再構成処理を行い任意の断面像を描出する．

　日常の臨床では，硬い組織と軟らかい組織を観察する硬組織表示像と軟組織表示像とを併用することが多く，併行して3次元画像処理による多断面再構成画像，デンタルCT（歯科用多断面再構成画像），表面表示法やボリュームレンダリング法による再構成画像なども利用される．

　CTというと，歯科用コーンビームCT（CBCT）を思い浮かべる方も多いと思うが，これは専ら硬組織の診断が対象となる．撮影領域が小さいことで高い解像度や被曝線量の軽減を実現させたが，患者の体躯，撮影領域の位置，撮影条件などによる散乱線の影響から骨質の定量的評価はできない．一方，医科用CTでは，CT値といった規格化された画素値を用いて骨質や病変の質的性状を定量的に評価できる．

　この項では，医科用CTが歯科領域で有効であった症例を供覧し，各再構成画像の利用価値を解説する．

2. 炎症（下顎骨骨髄炎）の診断

　重症感染症の多くは化膿性炎である．医科用CTでは顎骨，骨膜下，皮下，組織間隙への炎症波及の範囲を短時間で把握できる．|6，7抜歯後数年経過したパノラマ写真（図5a）では，海綿骨部の不透過性の亢進，下顎下縁皮質骨の吸収，溶骨性の透過像さらには下顎頭の吸収が認められる．しかし，骨膜下から骨外への炎症波及の範囲を確認することはできない．このようなケースではCT像の併用が効果的である．硬組織表示像か

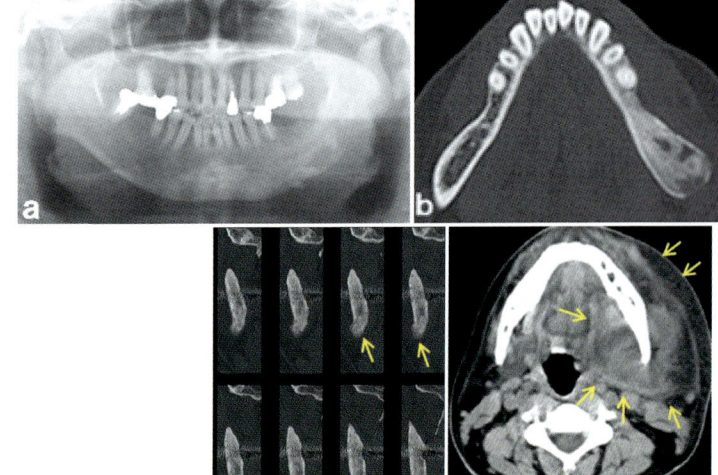
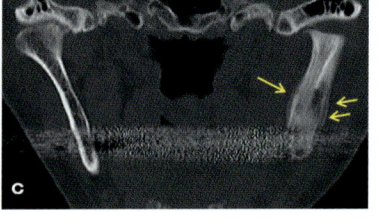

図5　抜歯後に増悪した骨髄炎
　a．パノラマ写真
　b．CT：硬組織表示軸位断像
　c．CT：硬組織表示冠状断像
　d．CT：歯列直交断像（デンタルCT）
　e．CT：軟組織表示軸位断像

らは，下顎枝海綿骨部のCT値の上昇，骨膜反応に伴う骨膜下骨新生像（図5c矢印），軟組織表示像では咀嚼筋間隙，顎下隙，皮下組織への炎症波及（図5e矢印）が推定でき，切開，ドレナージの一助となる（図5）．

3. 悪性腫瘍の診断

　口腔癌の診断では，原発巣の大きさやその進展範囲，骨破壊やリンパ節転移の有無を評価する．硬組織表示像が顎骨内浸潤の評価に使用されるのに対し，軟組織表示像ではヨード系造影剤を用いた経静脈造影検査を併用し，血流が豊富な腫瘍と周囲正常組織，血管とリンパ節間の組織コントラストを増強させることで適切な診断が可能となる．特に転移リンパ節の辺縁造影増強効果の有無を知る上で欠かすことができない．

　図6は造影検査を併用した舌癌の軟組織表示像である．左側舌体部に不均一な造影増強を伴った境界不明瞭な腫瘤性病変（a：矢印）を認める．また，左側上深頸リンパ節転移の典型像が辺縁造影増強を伴って示されている（b：矢印）．

4. 囊胞性病変（歯根囊胞）の診断

　図7は，⑤の歯根囊胞を観察するために作成された多断面再構成処理画像である．実際のモニター上では，画像上の2つの線を操作することによって任意の断面が同調してリアルタイムに変化する．これによって皮質骨の菲薄化，膨隆などについての近遠心的，頬舌的，上下的な情報を同時かつ三次元的に見ることができる．

　パノラマ写真上で歯根尖部に上顎洞と重積（図8a）した囊胞性病変が認められる場合には，歯根囊胞と洞内粘液囊胞との鑑別が要求される．図8b～dでは，病変周囲に骨と同等のCT値をもつ骨硬化縁（図8矢頭）が，また内部には歯根が露出して認められる（図8c矢印）．パノラマ写真上で病変の内部性状や輪郭が不明瞭なケースでは，周囲の骨の介在や挙上を見極めるという点でCTの硬組織表示像は有効である．

5. 偶発事故時に対して

1）気腫

　歯周外科，歯内療法，抜歯処置時のエアーシリンジ，エアータービンの誤操作あるいは処置時間

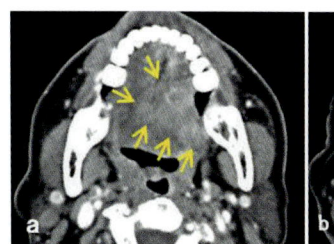
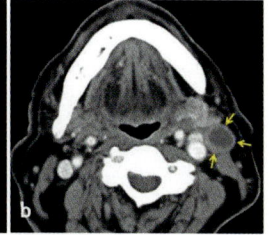

図6　舌癌（CT：軟組織表示像）

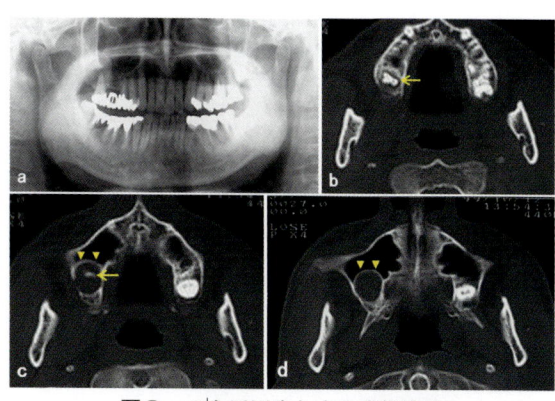

図8　⑦を原因歯とする歯根囊胞
　a．パノラマ写真
　b～d．CT：硬組織表示像

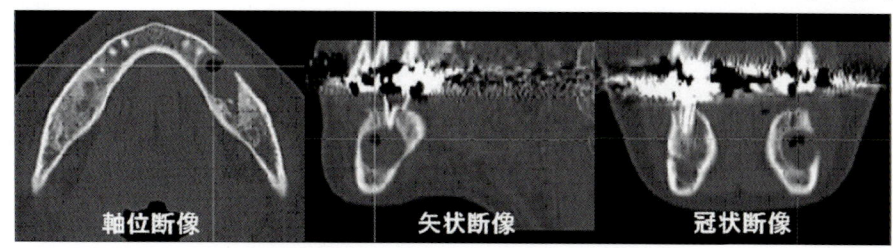

図7　⑤を原因歯とする歯根囊胞
（CT：多断面再構成処理画像）

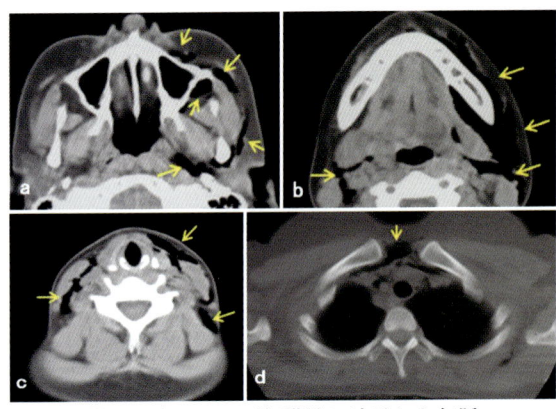

図9 皮下および組織隙に波及した気腫
（CT：軟組織表示像）

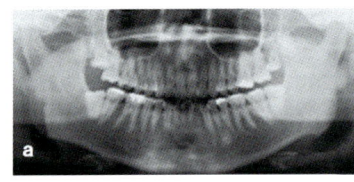
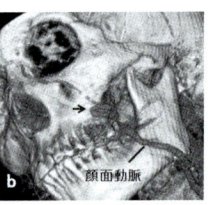

図10 |8部血管奇形（矢印）
　　 a. パノラマ写真
　　 b. CT：ボリュームレンダリング法

の延長などが原因で組織隙にガスが集積・波及することがある．重篤な場合は咽頭後間隙や頸動脈鞘を介して縦隔にまで及ぶ．画像診断の第一ステップは，ガスの存在位置とその通過経路の正確な評価である．

図9は|8水平埋伏歯の抜去中におきた気腫のケースである．軟組織表示像をベースにウインドウ幅を広げることによって，ガスの存在をより明確に診断できる．aでは咀嚼筋隙，頰隙，側咽頭隙，bでは顎下隙，cでは前頸間隙，両側後頸間隙，更に上肺野のレベルdでは，気管前間隙にまで集積が認められる．

2）血管奇形

図10はVirtual realityを可能にするボリュームレンダリング法が有効であった血管奇形の症例である．aは|8抜去中に大量出血があったため，手術室に緊急搬送，全身麻酔下にて血管縫合による止血を行った患者の初診時パノラマ写真である．bは数日後に撮像されたCTデータを基にボリュームレンダリング法を用いて作成された三次元処理画像である．|8相当部に顔面動脈と連続する瘤状の血管が認められる．抜歯は，多くの場合，デンタル，パノラマ写真のみで施行されることが多いが，術前CT画像検査の重要性を印象付ける．

（和光　衛）

参考文献

1）多田信平，黒崎喜久 編集：頭頸部のCT・MRI，メディカル・サイエンス・インターナショナル，2002．

3　歯科用CTの利用

歯科用CTとはいわゆるコーンビームタイプのCT装置で，基本的には小さなエリアを撮影するのに適している．CTであるため撮影部位を三次元的に観察することができ，デンタルやパノラマ撮影では描出できない頰舌的な情報を得ることができる．

1. 画像の特徴

小照射野の場合，解像度はピクセルサイズが80μm程度と非常に高く，細かい構造の描出に優れるが，軟組織の描出は困難でCT値が得られない欠点がある．

2. 適応症

歯科用CTの適応症としては，埋伏歯，歯牙破折，歯周疾患，根尖病変，インプラントなどが考えられる[1,2]．供覧症例は，すべて3DX Multi-Image Micro CT FPD8（モリタ製作所，京都）で

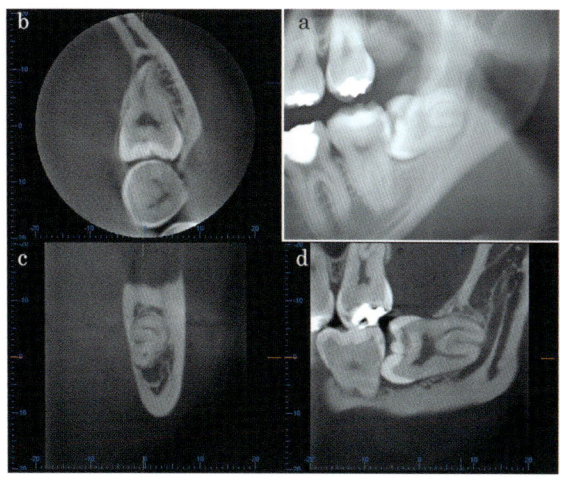

図11　下顎左側埋伏智歯症例
a：パノラマ写真の一部
b〜d：根が下顎管を圧排し，舌側皮質骨が菲薄化している

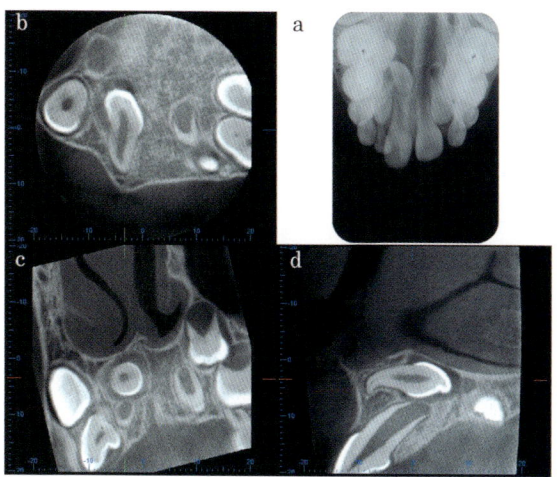

図12　上顎正中過剰埋伏歯症例
a：咬合法写真
b〜d：過剰歯の位置や隣接歯根との関係が正確に把握できる

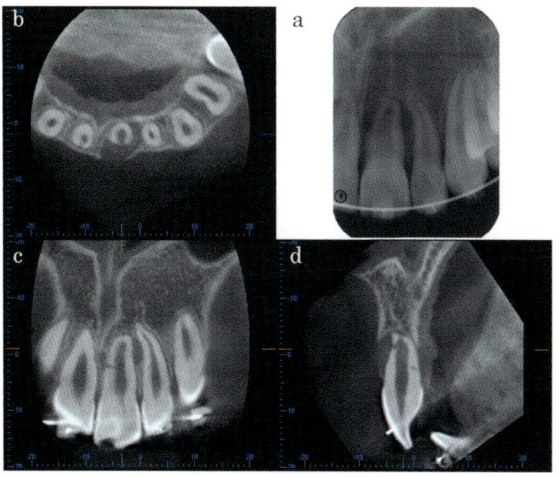

図13　歯牙破折症例
a：デンタル写真
b〜d：破折線の位置や周囲への影響が明瞭である

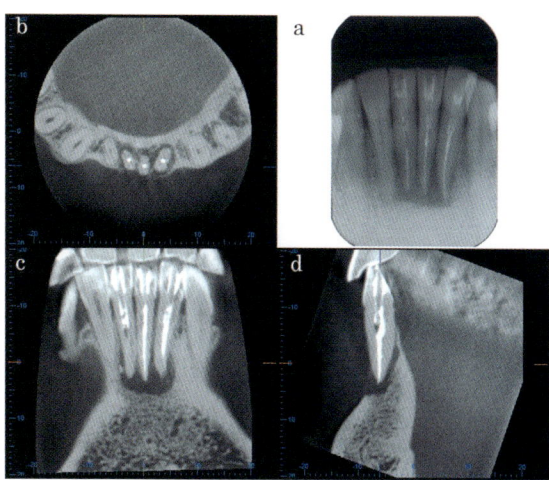

図14　根尖病変症例
a：デンタル写真
b〜d：歯科用CT像．根尖病変の広がりや周囲への影響が明瞭である

撮影し，One Volume Viewer（モリタ製作所，京都）を用いて表示している．

1）埋伏歯

埋伏歯では，下顎智歯，正中過剰埋伏歯などの抜去の際における根形態，根と下顎管との位置関係，頰舌側皮質骨の菲薄化や断裂，周囲隣在歯との関係などの情報が得られる．図11は「8根尖と下顎管とが近接している例である．パノラマ写真においても近接が疑われる（図11-a）．

歯科用CTでは根尖によって下顎管の圧排，下顎管壁の消失がわかる（図11-b，d）．さらに舌側皮質骨が菲薄化している（図11-b，d）．図12は正中過剰埋伏歯の例である．咬合法において

1｜根尖部に埋伏歯の存在が認められる（図12-a）．歯科用CTにおいて，埋伏歯の正確な位置がわかる（図12-b〜d）．この例では根未完成歯根尖と埋伏歯とが近接している（図12-d）．

2）歯牙破折，歯周疾患，根尖病変

歯周疾患，根尖病変および歯牙破折では歯槽頂および根尖部の内外側歯槽骨の吸収状態，根分岐部の状態などの情報が得られる．図13は歯根破折の症例である．デンタル写真において｜1破折線様所見と根尖付近の透過性変化が認められる（図13-a）．歯科用CTでは水平方向に破折線が明瞭に認められる（図13-c，d）．また，破折に伴う透過性病変により，唇側皮質骨の膨隆および消失

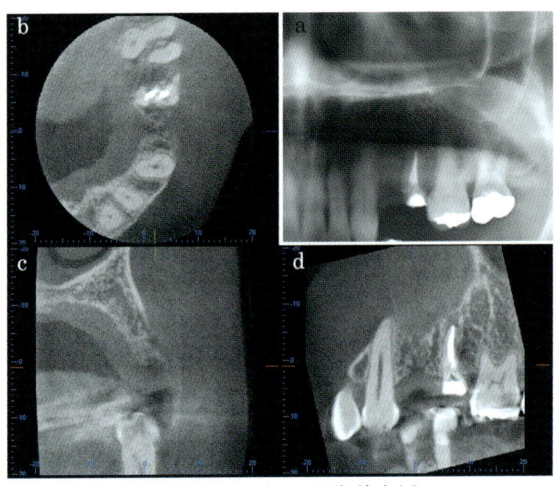

図15　インプラント術前症例
a：デンタル写真
b〜d：埋入予定部位の三次元的情報が得られる

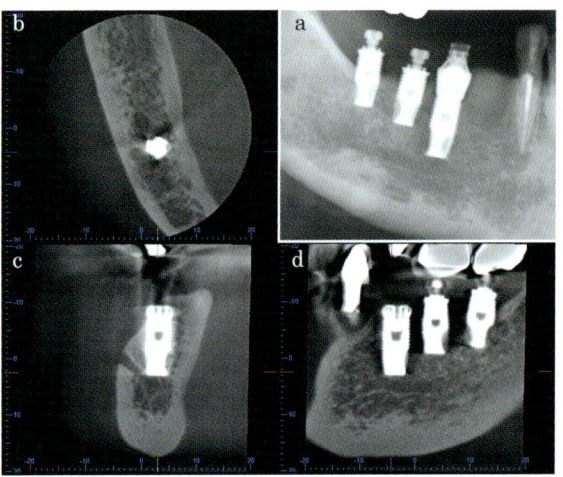

図16　インプラント術後症例
a：パノラマ写真の一部
b〜d：インプラントと下顎管との関係が明瞭にわかる
なお，One Volume Viewerでは，dの矢状断像は前方が左側に表示されるため，aのパノラマ写真に対し左右が反転している

が認められる（図13-b，d）．

　図14は根尖病変の例である．デンタル写真において1|12の根尖部に連続した透過像が認められる（図14-a）．歯科用CTでは唇側皮質骨が消失し，根尖病変が根中央付近まで認められることがわかる（図14-b〜d）．

3）インプラント

　インプラントでは，術前の場合，歯槽骨形態，下顎管や上顎洞底の位置，皮質骨や骨量の状態などの情報が得られ，術後の場合，インプラント体周囲の骨吸収状態，偶発事故の原因の把握などに有用である．図15は|4相当部へのインプラント埋入予定症例である．パノラマ写真において，同部に十分な骨が認められる（図15-a）．歯科用CTでは，鼻腔底までの距離は十分だが，骨幅がやや狭く，歯槽頂部皮質骨がやや不明瞭であることがわかる（図15-c）．また，歯槽頂部では中央部においてやや陥凹しているのがわかる（図15-b，d）．図16はインプラント埋入後に口唇の痺れを認めた例である．パノラマ写真において|5相当部のインプラント先端部とオトガイ孔とが近接している（図16-a）．歯科用CTではインプラント先端部とオトガイループ部とが接していることがわかる（図16-b〜d）．

　このように歯科用CTを用いることで，通常の画像検査では把握できない情報を得ることが可能となり，より的確な診断および処置を行えるようになる．

（関　健次）

参考文献

1) 岡野友宏，新井嘉則，関　健次，Jaideep Sur：放射線画像診断の最新の進歩－歯科用コーンビームCTの有効性－，日本歯科医師会雑誌，62(6): 6〜16，2009．
2) 岡野友宏：コーンビームCTを有効に活用するために－日本歯科放射線学会からの提言，The Quintessence，29(9)：2005〜2009，2010．

3 MRI

1 MRIとは

MRI（核磁気共鳴撮像法 / Magnetic Resonance Imaging）
　MRIとは磁場を利用して，人体の断面像を得ることができる検査法である．CT（コンピュータ断層撮影法 / Computed Tomography）と異なりエックス線を用いないため，被曝を伴わない非侵襲的な検査である．

1. MRI装置の構造

　MRI装置は電磁石と同じ原理で，巨大なコイルに電気を流すことで磁場を作り出している（図1）．その際に電気抵抗をなくすため，コイル周囲に液体ヘリウム（−273℃）を設置して超電導状態にしている．超電導磁石MRIの磁場の強さは1.5T（テスラ/Tesla:磁場密度の単位）および，3Tが現在の主流である．超電導磁石タイプは高磁場を得られる反面装置が大型になること，定期的なヘリウムの補充が必要であること，などの欠点を有する．また，患者が横になるスペース（ガントリー）が狭い円柱状であるため，検査時の圧迫感が大きい．これらの欠点を解決するために，永久磁石を用いたオープンガントリー型のMRI装置も開発されている．ただし，永久磁石の場合は0.5T程度の磁場しか得ることができないため，検査対象が限られる．

　いずれのMRI装置も常に強力な磁場を有しているため，磁性体（磁石に吸着するもの）の持ち込みは厳禁である（図2）．MRI検査室で使用するストレッチャー，車いす，ハサミ，ボンベなどは吸着事故を防止するために，非磁性体のものでなければならない．また，ペースメーカーや動脈クリップなどが体内にある患者のMRI検査は禁忌である．加えて，刺青，カラーコンタクト，マスカラ，アイシャドウなども微細な鉄分を含んでいることから，磁場の影響で発熱し，火傷する危険性

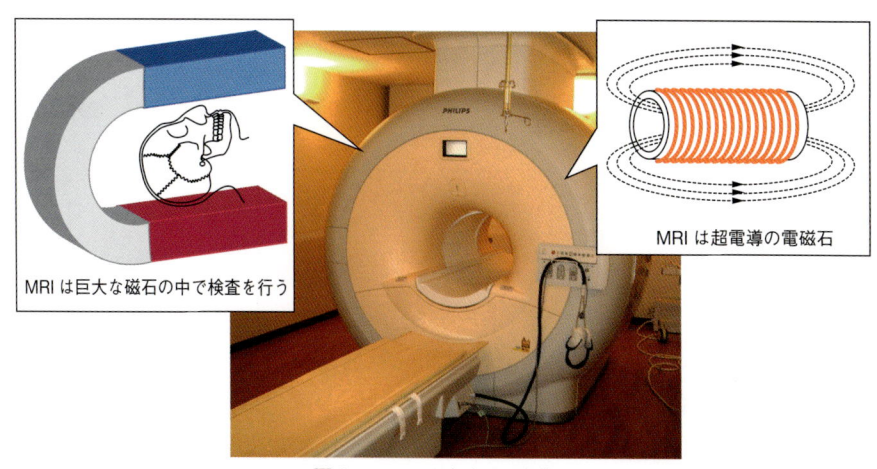

図1　MRIは大きな電磁石

があるため注意を要する．

2. MRIの原理

人体の組織は，その80％以上が「水」と「脂肪」で構成されている．水はH_2O，脂肪はCH_2（OCOR）-CH（OCOR'）-CH_2（OCOR"）という化学式で表されるように，これらの組織には水素（H）原子が多く含まれている．MRIはこの水素原子の原子核（プロトンとも呼ばれる）を画像化する装置である．水素原子核は磁場を帯びており，その一つひとつが微細な磁石であるといえる（図3）．

水素原子核は，通常の生体内では様々な方向を向いて存在している（図4a）．しかし，大きな磁場の中に入ると，それまでばらばらの方向を向い
ていた水素原子核は磁場の方向に揃うようになる（図4b）．そこへ，ラジオ波（電磁波）をかけると，90°倒されてしまう（図4c）．この現象を核磁気共鳴現象という．ラジオ波をかける際にMRI検査特有の大きな音が発生する．その後，倒された水素原子核にラジオ波のエネルギーが蓄積されていく（図4d）．ラジオ波を切ると，倒されていた水素原子核は蓄積していたエネルギーを放出しながら，もとの方向に戻る．その際に水素原子核が結合している組織の種類（筋肉，血液，脂肪など）により元に戻る時間が異なる．エネルギーは信号として受信機で受け取られ，その信号の強さと元に戻る時間をコンピュータで解析して画像化を行う（図4e）．検査後，MRI装置から出される

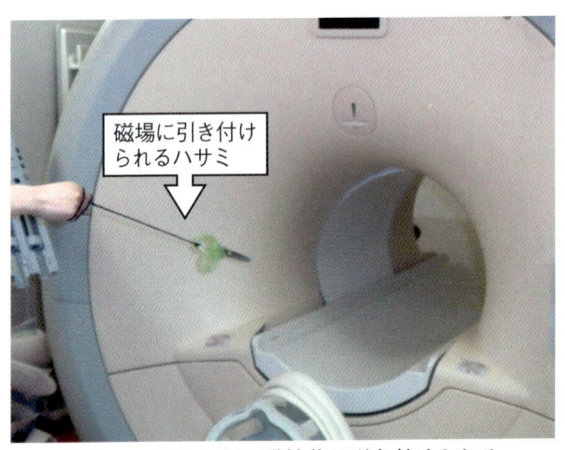
図2　ハサミなどの磁性体は引き付けられる

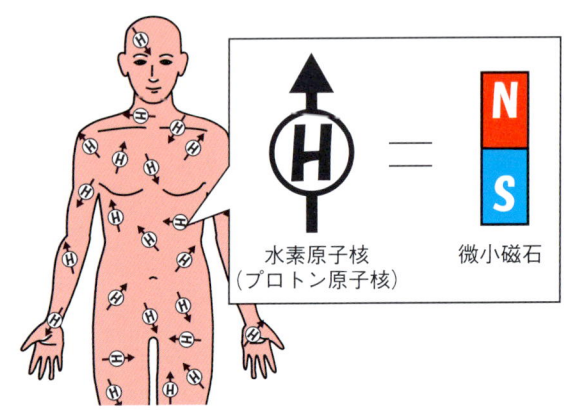
図3　体内には水素原子核が多く存在

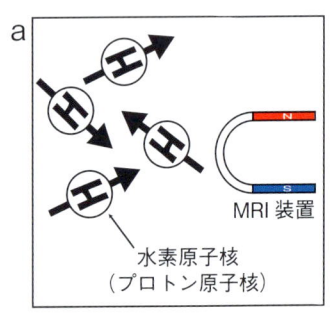
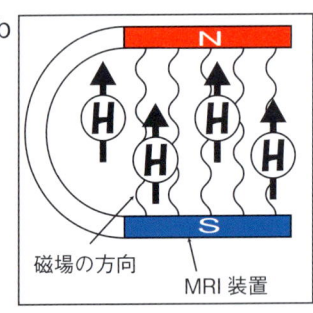
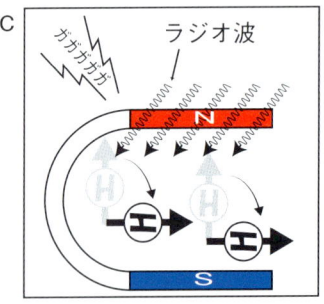
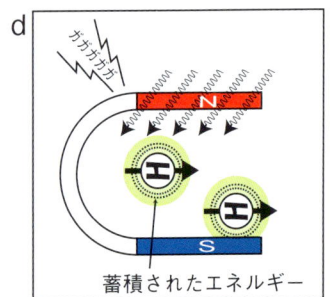
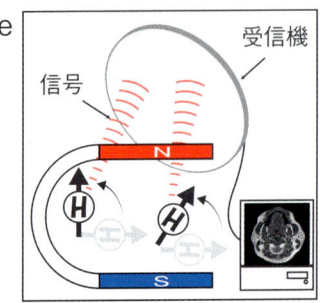
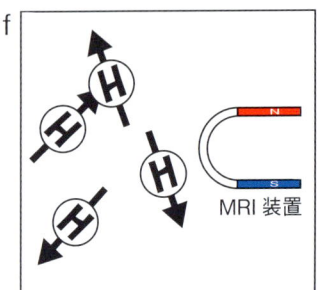

図4　MRIは体内の水素原子核からの信号を受けて画像化

と水素原子核は再び，生体内で様々な方向を向くようになる（図4f）．

3. MRIの利点と欠点

MRIの利点としては①被曝がない，②任意の断面像（たとえば関節頭の長軸に対して垂直な画像など）を得ることができる，③造影剤を使用することなく血管の描出が可能である，④軟組織の画像上の濃淡差がつけやすい（組織分解能が高い），などがある．

欠点としては，①検査時間が長い（30〜60分程度），②精細な診断ができない（空間分解能が低い），③皮質骨，石灰化物から信号がとれない，などがある．

（香川豊宏）

参考文献

1) 古本啓一，岡野友宏，小林　馨：歯科放射線学　第4版，医歯薬出版，東京，2006．
2) 島原政司，有吉靖則：顎口腔領域におけるMRI診断　第2版，学建書院，東京，2010．

2　MRIの歯科での利用

顎・口腔領域に発現する疾患の多くは，歯および顎骨の関連の変化で病変の性質を判断することが中心となり，CT検査が選択されることが多い．一方，MRIはCTに比べ組織分解能（軟組織の画像上の濃淡差がつきやすい）が高く軟組織の診断に有効性で，非造影で血管走行や血流および唾液腺管の描出などができる．顎顔面領域で最もMRIが利用されているのが，次項で述べられる顎関節疾患の診断である．

この項では，顎顔面領域の画像診断に利用されている疾患について供覧し，画像特徴を解説する．

1. はじめに

MRIは多くの撮影プログラム（シークエンス）を有し，目的により組合せて検査を実施する．通常の顎・口腔領域の検査では，T1強調画像，T2強調画像および脂肪抑制像などが多く用いられる．

T1強調画像で高信号（白）は，脂肪，亜急性期の出血，銅や鉄の沈着物，メラニンなどであり，逆に低信号（黒）のものは，水，血液などである．

T2強調画像で高信号（白）のものは，水，血液，脂肪などであり，低信号（黒）のものは，出血，石灰化，繊維組織，メラニンなどである．このようにCT検査では白く写る骨が，MRI検査では皮質骨はほとんど水分を含まないので，信号が少なく，黒く写る．

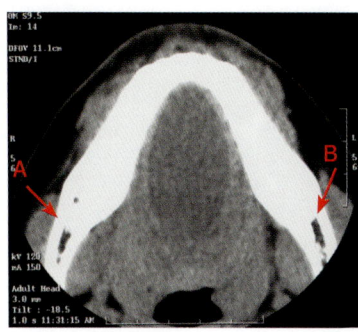
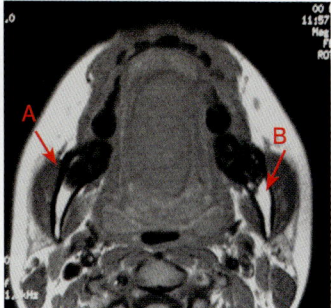
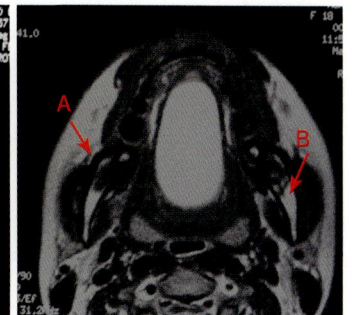

a：CT（軟組織モード）像：口底中央部に卵形の周囲よりややCT値の低い領域を認める

b：T1強調像：病巣は周囲の口底組織と類似する信号強度で明瞭な境界を有している

c：T2強調像：病巣は周囲の口底組織より著明な高信号を示し，境界は明瞭である

図5　類皮囊胞（17歳・女性）　A：骨皮質，B：骨髄

2. CTとMRIの組織分解能の違い（類皮嚢胞）

症例1：17歳，女性

　口底部の腫脹を主訴として来院した．3日前に口底部の腫脹を自覚，翌日に疼痛発現したため開業医を受診し，本学を紹介され来院．口底部およびオトガイ部に鶏卵大の弾性軟の腫脹がある．

　CTは，周囲組織と病巣の密度の違いでコントラストが生じ確認できるが，内部の性状を判断するのは困難である（図5a）．MRIはT1強調像（低信号）とT2強調像（高信号）と全く異なる信号を示すことより（図5b, c），病巣内部には，多くの水分が存在することが予想され，嚢胞との質的診断が可能となる．

3. 脂肪抑制像が有効な症例（脂肪腫）

症例2：61歳，男性

　開業医でBr除去時に左側大臼歯頬部の腫脹（25×11mmの弾性軟の腫脹）を指摘され，本学を紹介され来院した．

　病巣は，T1強調画像，T2強調画像とも高信号を示し（図6a, b），T2強調脂肪抑制像では脂肪髄で形成される下顎枝の骨髄信号低下が顕著となり（図6c），病巣部の信号も低下傾向を呈することで脂肪を多く含む病変と判断できる．

4. 唾液腺疾患

　CTやMRIの普及以前は，唾液腺付近の腫瘤性病変の診断には，唾液腺造影検査が必要不可欠な検査法であった．CTやMRIの断層画像技術の発達に伴い，腫瘤性病変に対する唾液腺造影検査の意義が乏しくなったが，結石性疾患や自己免疫疾患では有用な検査法である．MRIでは，造影剤を用いずに水の信号を強調することで導管および腺体内分枝が描出でき，唾液腺造影像に類似した画像を得ることができる．

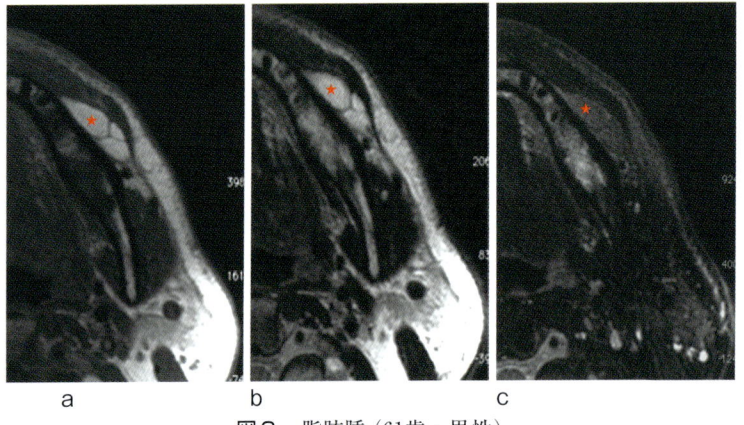

a：T1強調像；左側大臼歯頬部に楕円形の境界明瞭で内部に隔壁様構造を伴う，高信号（白）の病巣を認める
b：T2強調像；病巣は高信号（白）を呈している
c：T2強調脂肪抑制像；病巣は中等度（灰）を呈している

図6　脂肪腫（61歳・男性）

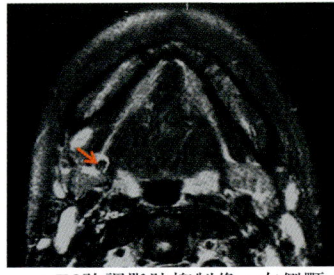 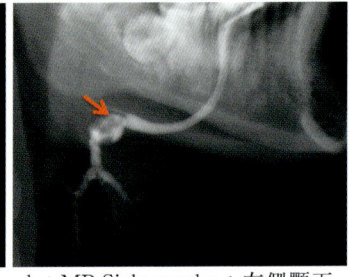 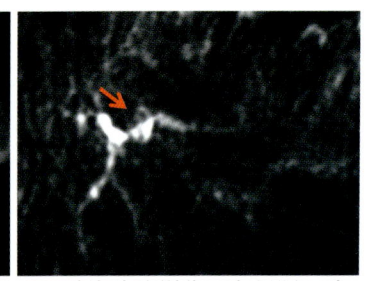

a：T2強調脂肪抑制像；右側顎下腺腺管移行部（↓）で直径5mm大の無信号領域を認める．右側顎下腺は，左側に比して信号の低下を示している
b：MR-Sialography；右側顎下腺腺管移行部（↓）で直径5mm大の無信号領域を認め，その前方部では腺管の狭窄像が確認できる
c：唾液腺造影像；右側顎下腺腺管移行部（↓）で唾石の陥頓を認め，遠心の主管および分枝は拡張傾向を示している

図7　唾石症による慢性顎下腺炎（22歳・女性）

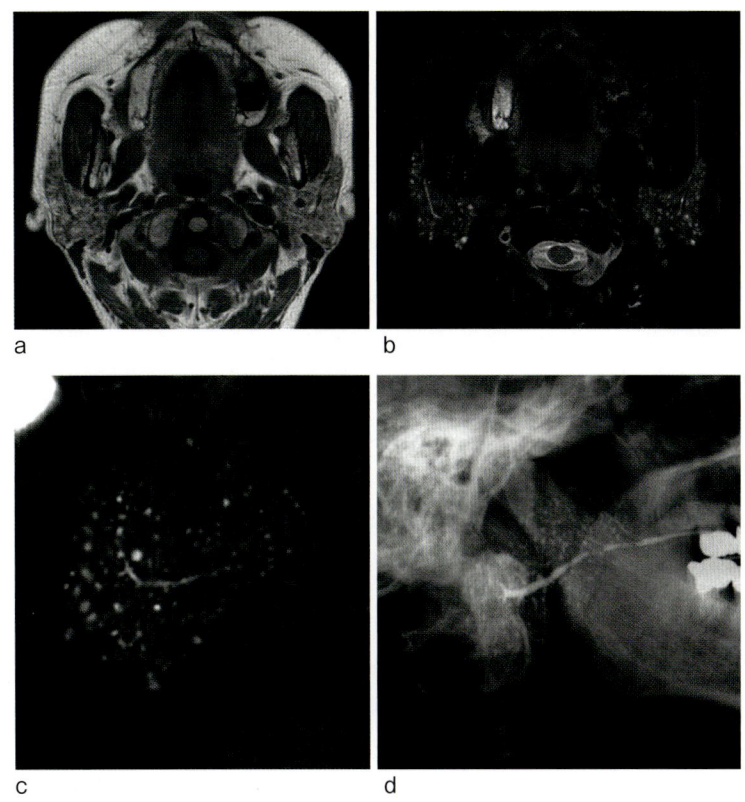

a：T1強調像；左右側耳下腺部全域に高信号と低信号が混在し（Salt & pepper appearance），腺体内主管の拡張を認める

b：T2強調脂肪抑制像；左右側耳下腺部に点状高信号の散在と腺体内主管の拡張を認める

c：MR-Sialography；右側耳下腺腺管は狭窄傾向を示している．耳下腺全体に1〜2mmの顆粒状高信号の散在が確認される

d：唾液腺造影像；右側耳下腺腺管および腺体内主管は，拡張傾向を示し，1〜2mm程度の顆粒状陰影の散在を認める（Rubin & Holt'sの分類：Stage 2）

図8　Sjögrem症候群（68歳・女性）

5. 腺管形態の変化（唾石症）

症例3：22歳，女性

右側顎下部の無痛性腫脹を主訴として来院した．10年前にも同部の無痛性腫脹を自覚するも自然寛解．最近，右側顎下部に無痛性腫脹自覚したため，開業医を受診，パノラマにて唾石を指摘され，本学を紹介されて来院（図7）．

唾液腺造影像は，造影剤の注入による唾液腺および腺管の可視化であり，MR-Sialographyは，外圧などが作用しない自然の状態で，水の信号を画像化するため，両者の間で若干画像の表現の差異が生じる．MR-Sialographyで，腺管，分枝の状態および唾石の位置が確認できる．

6. 腺体内の変化（Sjögren症候群）

症例4：68歳，女性

口腔乾燥感を主訴として来院した．1年前より口腔乾燥感を自覚．最近，目の乾きも発現したた

め，耳鼻科を受診し，本学へ紹介され来院．唾液量：0.2g/2分（Saxon試験），血液検査：抗SS-A抗体（＋），抗SS-B抗体（＋）（図8）．

MR-Sialographyと唾液腺造影像は，抹消部の表現にはほとんど差異はみられないが，唾液腺造影検査は，術者の習熟度や施設間の撮影法が異なることにより，検査の均一性がはかれにくい．一方，MR-Sialographyは検査の均一性が確保しやすい利点がある．

（古跡孝和）

参考文献：

1）藤林孝司，菅井　進，宮坂信之，他：シェーグレン症候群改訂診断基準，厚生省特定疾患免疫疾患調査班，平成10年度研究報告書，135〜138．1990．

2）大林尚人：MRシアログラフィーを用いたシェーグレン症候群の診断，歯科放射線，44：43〜48．2004．

3 顎関節のMRI診断

顎関節の画像診断はパノラマ，CT，MRIいずれも矢状断像で行われることが多い．そこで，顎関節の正常解剖構造，MR画像を理解し，実際の症例で診断をしてみよう．

1. 顎関節の正常解剖構造（矢状断面）

顎関節は側頭骨の関節隆起，下顎窩と下顎骨の下顎頭（関節突起）と，その間に挟まる関節円板とが主な構造である．関節円板の上下には滑膜で被覆された関節腔があり，内部に滑液を含んでいる．関節円板は前後では外側翼突筋，後部組織（神経・血管）などの結合組織で固定されている（図9）．

関節隆起，下顎窩，下顎頭は硬組織でありエックス線検査で診断可能だが，その他の構造は軟組織でありエックス線検査では描出されず，診断にはMRIが必須となる．

2. 顎関節のMR像解釈（矢状断像）

MR像（T1強調像）で，皮質骨や空気（外耳孔・道）は低（無）信号＝黒く，正常な成人骨髄（脂肪髄）は高信号＝白く，関節円板は低（無）信号＝黒く描出される（図10）．

開口位で下顎頭は関節隆起より前方に移動し，下顎頭上方に関節円板が位置する（図11a）．関節腔内の滑液は正常な場合描出されないが，円板転位やその他要因で，関節腔内の成分変性が生じると，T2強調像で関節腔は高信号を呈し，関節腔内の貯留物（joint effusion）を確認できる．

図11bでは，上関節腔前方に高信号を示す領域を認め（白矢印），関節円板はわずかに前方へ転位している（黒矢印）．この所見は，顎関節痛との関連性が高いと報告されているが，経過観察中に自然に軽減・消失する場合もある．

3. 顎関節のMRI診断

1）関節円板障害（顎関節症）

顎関節疾患の中で発現頻度が高いのは顎関節症

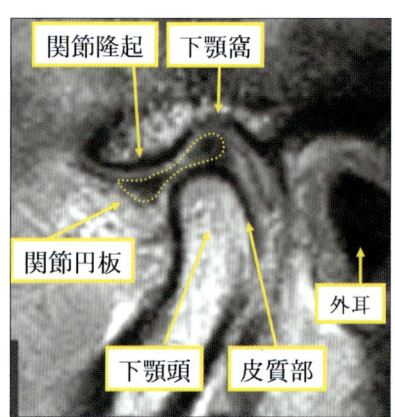

図10　顎関節のMR像（矢状断）
黄色の点線で囲まれている部分が関節円板．正常な場合，閉口位で関節円板（後方肥厚部）は下顎頭上方に位置している

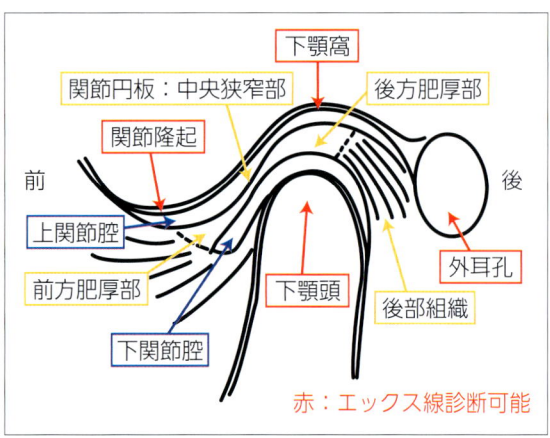

図9　顎関節正常解剖：矢状断

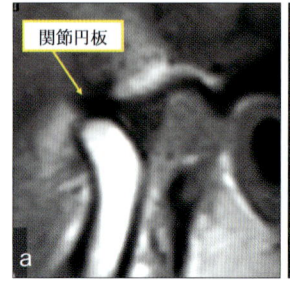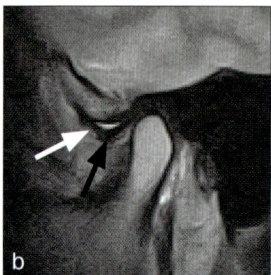

図11　MR像解釈（矢状断像）
　a．開口位
　b．T2強調像

である．日本顎関節学会では顎関節症を4つに分類している[1]．

　　Ⅰ型：咀嚼筋障害
　　Ⅱ型：関節包・靱帯障害
　　Ⅲ型：関節円板障害
　　Ⅳ型：変形性関節症

画像診断の手順は，他の鑑別疾患を除外診断するためパノラマエックス線写真を行う．Ⅰ型，Ⅱ型は関節円板の位置異常はなく，Ⅲ型は関節円板の位置異常が診断の決めてとなり，MR画像検査が必須となる．

(1) 症例1：23歳，女性

口を開けると音がすることを主訴として来院した．

開口時にクリック音を認め，顎関節痛はなく，開口距離は43mmであった．パノラマエックス線像で骨変化はなかった．MR画像を図12に示す．

MR所見：閉口位，関節円板後方肥厚部は下顎頭関節面の前方に位置し，関節円板中央肥厚部は下顎頭から離れている．開口位，下顎頭は関節隆起直下よりわずかに前方に移動し，下顎頭と関節隆起との間に関節円板が見られる．

MR診断：復位を伴う円板前方転位

(2) 症例2：46歳，女性

口が開きにくいことを主訴として来院した．以前カクカク音がしていたが，その頃は口は開けられたという．

関節音はなく，咬筋部と顎関節部に開口時痛を認め，開口距離は36mmであった．パノラマエックス線像で骨変化はなかった．MR画像を図13に示す．

MR所見：閉口位，関節円板は前方転位している．開口位，下顎頭は関節隆起直下より後方に位置し，開口障害を認め，下顎頭の前方に関節円板を認める．

MR診断：復位を伴わない円板前方転位

(3) 症例3：52歳，女性

口を開けると耳の前が痛み，ゴリゴリ音がし，口が開かないことを主訴として来院した．

クレピタス音と顎関節部に圧痛，運動時痛を認め，開口距離は33mmであった．パノラマエックス線像で下顎頭外形は不明瞭であった．MR画像を図14に示す．

MR所見：閉口位，関節円板は前方転位している．下顎頭頭頂部の皮質骨は断裂している．開口位，下顎頭は関節隆起直下より後方に位置し，開口障害を認め，下顎頭の前方に関節円板が見られる．

MR診断：変形性関節症＋復位を伴わない円板前方転位．

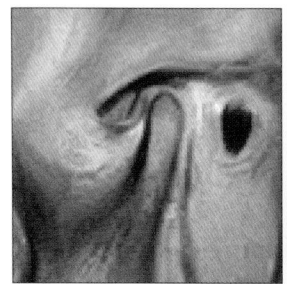 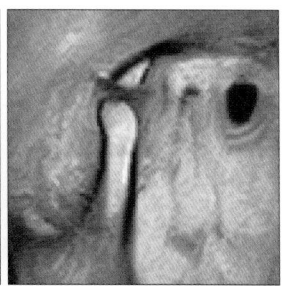

図12　症例1　MR画像

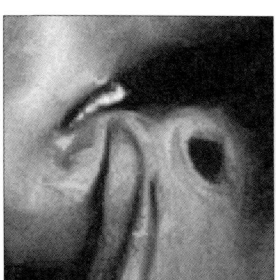 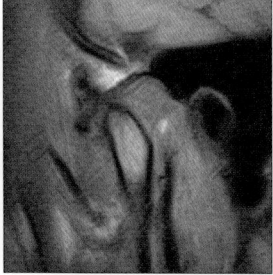

図13　症例2　MR画像

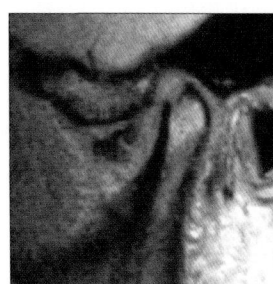 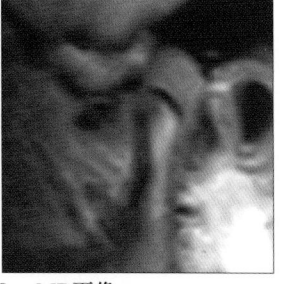

図14　症例3　MR画像

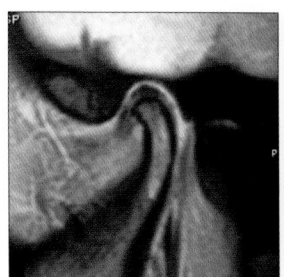 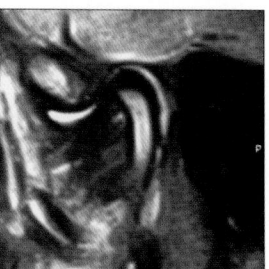

図15　症例4　MR画像

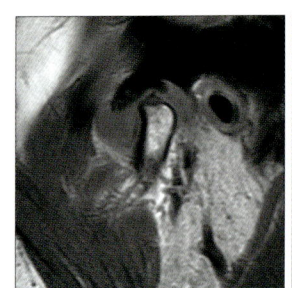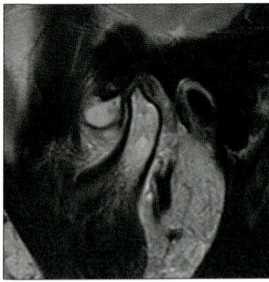

図16　症例5　MR画像

(4) 症例4：64歳，男性

右側顎関節部の自発痛と腫れを主訴として来院した．症状は1週前から急に悪化したという．

関節音はなく，顎関節部に腫脹，自発痛，圧痛，運動時痛を認め，開口距離は14mmであった．パノラマエックス線像で骨変化はなかった．MR画像を図15に示す．

MR所見：閉口位，関節円板は正常位置で，T2強調像で上関節腔の全体の拡張と高信号像を認める．

MR診断：化膿性顎関節炎

(5) 症例5：50歳，男性

開口時，咀嚼時の顎関節痛を主訴として来院した．

関節音はなく，顎関節部の腫脹，圧痛，運動時痛を認め，開口距離は32mmであった．パノラマエックス線像で骨変化はなかった．MR画像を図16に示す．

MR所見：閉口位，関節円板は前方転位はなく，下顎頭周囲に筋肉と同程度の信号を示す腫瘤性病変を認め，T2強調像で上関節腔は著明に拡張し，内部に低信号を含む高信号像を認める．

MR診断：滑膜性骨軟骨腫症

4. まとめ

著明な骨変化を認めた場合はCT検査を追加し，関節腔内病変（穿孔，癒着，腫瘍）を疑う場合は顎関節腔造影検査も必要となる．いずれの症例も適切な画像検査を行うことで早期発見，治療につながり，患者の苦痛・負担は軽減される．

（五十嵐千浪）

参考文献

1) 顎関節症診療に関するガイドライン：日本顎関節学会，2001.

4 放射線被曝と防護

1 放射線被曝とは

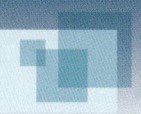

人びとは生活環境の中でさまざまな放射線源から被曝しており，これらの放射線源は自然放射線と人工放射線に大別される．人工放射線としては原子力発電の稼動と事故，核兵器の実験と製造，放射線の医学利用，および放射線の工業利用などがある．放射線はエックス線診断，核医学検査，および放射線治療などに医学利用され，社会に大きく貢献している．

一方，人工放射線による被曝では，放射線の医学利用が最も大きく，中でもエックス線診断に伴う被曝が大部分を占めている．ここでは，歯科におけるエックス線診断時の患者被曝線量の，自然放射線および医科におけるCT検査に対するレベルについて解説する．

1. 放射線の人体への影響

放射線の人体への影響は，被曝部位にのみ発生し，その影響は確定的影響と確率的影響の二つがある．確定的影響はしきい線量が存在し，しきい線量以下では症状は現れないが，これを越えると発症する．また，線量が増加すると影響の重篤度も増加する．確定的影響には皮膚の紅斑，白内障，および胎児の奇形などがある．これに対して確率的影響は，しきい線量は存在しないと考えられる影響で，被曝線量の増加とともに影響が発生する確率がしきい線量なしに増加するが，重篤度は線量によって変化しない．確率的影響には放射線で誘発される悪性腫瘍と遺伝的影響がある．

エックス線検査の被曝線量レベルでは，正当な検査を行っている限り確定的影響は起こることはほとんどなく，放射線防護や管理の対象となるのは主に確率的影響となる．

2. 実効線量

実効線量は，確率的影響である悪性腫瘍や遺伝的影響の発生する確率の大きさを表す．例えば，実効線量が2倍になれば，それに伴って放射線によって誘発される確率的影響の発生する確率も2倍になることを意味している．

実効線量の単位はシーベルト（Sv）といい，1ミリシーベルト（mSv）は1シーベルトの1,000分の1，1マイクロシーベルト（μSv）は1ミリシーベルトの1,000分の1あるいは1シーベルトの100万分の1ということになる．

本項で取り扱う実効線量は，2007年の新勧告によるものではなく，1990年の国際放射線防護委員会（International Commission on Radiological Protection：ICRP）勧告に従った．理由は新勧告による実効線量に関するデータはいまだ少ないため，各種検査および自然放射線などの異なった放射線源における被曝線量を，現在から過去にさかのぼって統一された実効線量で比較することが困難なためである．

3. 自然放射線による被曝

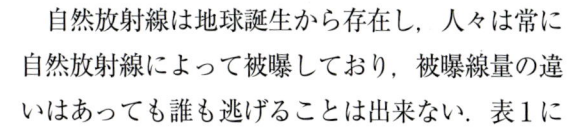

自然放射線は地球誕生から存在し，人々は常に自然放射線によって被曝しており，被曝線量の違いはあっても誰も逃げることは出来ない．表1に

表1 自然放射線による世界における1人当たりの年平均実効線量

線源	実効線量（ミリシーベルト／人／年）	
	平均	範囲
宇宙線と宇宙線生成核種	0.39	0.3～1.0 [1]
地球に存在する放射性核種	0.48	0.3～0.6 [2]
吸入による被曝（主にラドン222）	1.26	0.2～10 [3]
食物の摂取による被曝	0.29	0.2～0.8 [4]
計	2.4	1～10

[1] 海面高度から標高の高い地域までの範囲
[2] 土壌と建材の放射性核種の成分構成に依存
[3] ラドン222の屋内濃度に依存
[4] 食物と飲料水の放射性核種の成分構成に依存

国連科学委員会（United Nations Scientific Committee on the Effects of Atomic Radiation：UNSCEAR）2000年報告書に報告された，世界において自然放射線から1年間に1人当たりが被曝する平均実効線量を示す．自然放射線による被曝は外部被曝と内部被曝に分類される．外部被曝は宇宙線と地球に存在する放射性核種からのガンマ（γ）線によるものであり，地球起源の放射性核種としては，主としてウラン系列，トリウム系列およびカリウム系列がある．また，これらの放射性核種は吸入や食物の摂取によって体内に取り込まれ，ガンマ線と同様にアルファ（α）線およびベータ（β）線によって様々な臓器が内部被曝している．

自然放射線による被曝は，世界で1人当たりの年平均実効線量で2.4ミリシーベルトであり，内部被曝が外部被曝より約40％高い値を示している．ラドン222とその短寿命壊変生成物の吸入による内部被曝は自然放射線の約50％を占めている．ラドン222の吸入は肺がんを誘発するといわれており，喫煙との相乗効果やラドン222濃度が人間の活動に依存することから，ラドン222は自然放射線源のなかでも重要な線源の一つと考えられている．

表1の3列目の範囲に示すように，自然放射線による被曝は生活地域の自然環境，生活習慣，および活動パターンによって大きく変わってくる．例えば，外部被曝による1人当たりの1年間の平均実効線量は世界全体では0.87ミリシーベルトであるが，日本では最高が松山市の1.11ミリシーベルト，最低が横浜市の0.52ミリシーベルトとなる．一方，中国の広東省では3.2ミリシーベルト，ブラジルのガラパリでは12.0ミリシーベルト，インドのケララとマドラスでは15.8ミリシーベルトに及び，このような高バックグラウンド地域が世界各地で多く見られる．しかし，これらの高バックグラウンド地域に居住する住民への健康影響の差は認められていない．

4. 歯科のエックス線検査における患者の被曝

表2は口内法撮影，パノラマ撮影，セファロ（頭部エックス線規格撮影），インプラント術前CT，歯科における頭頸部CT，および歯科用コーンビームCTにおける撮影当りの患者の実効線量をマイクロシーベルトで示したものである．値は平均値あるいは中央値，およびその範囲つまり（最小－最大）を示している．範囲の最大と最小の比は，撮影条件の違いによる患者被曝線量の変動の大きさを表している．

1）口内法撮影とパノラマ撮影

口内法とパノラマ撮影の値は，文献検索実測によるものである．撮影当りの実効線量は，口内法

表2　歯科における各種エックス線撮影当りの患者実効線量

検査項目	実効線量（マイクロシーベルト）	
	平均値／中央値	範　囲
口内法撮影	4 [3]	0.40 ～ 40
パノラマ撮影	6 [3]	0.15 ～ 40
セファロ	40 [2]	2.5 ～ 100
インプラント術前CT [1]	450 [3]	150 ～ 1,000
頭頸部CT [1]	850 [3]	250 ～ 4,000
歯科用コーンビームCT	150 [2]	10 ～ 550

[1] 歯学部および歯科大学附属病院での調査結果，15台のCT装置
[2] 平均値
[3] 中央値

とパノラマ撮影でそれぞれ4および6マイクロシーベルトである．最大/最小の値は，口内法とパノラマ撮影でそれぞれ約100および250となり，撮影条件の違いによる患者被曝線量の変動が非常に大きいことが認められる．

現在，口内法とパノラマ撮影はデジタル化が進んでおり，ここに示した結果にはデジタル装置の値も若干含まれるが，大部分はフィルムおよびフィルム/スクリーン系のデータである．口内法撮影に関しては，デジタル化に伴って受像系の感度が高くなることから患者被曝線量は低減すると考えられるが，パノラマ撮影に関しては，フィルム/スクリーン系とデジタルの受像系の感度に差がないため，患者被曝線量の低減は認められないと思われる．

2）セファロ撮影

セファロの値は，1999年に米国で行われた調査結果に基づくものであるが，ここでは相対感度400以上のフィルム/スクリーン系が多く使用され，90％以上の装置ではグリッドが使用されていない．撮影当りのセファロにおける実効線量は40マイクロシーベルトであり，最大/最小の値は40となる．

3）インプラント術前CTと歯科における頭頸部CT検査

インプラント術前CTと歯科における頭頸部CT検査の値は，全国29の歯学部と歯科大学附属病院（CT装置15台）を対象に行ったアンケート調査によって得られたものである．撮影当たりの実効線量は，インプラント術前CTで450マイクロシーベルト，歯科における頭頸部CTで850マイクロシーベルトであり，最大/最小の値は，インプラント術前CTと頭頸部CTでそれぞれ約7および16となる．

4）歯科用コーンビームCT撮影

歯科用コーンビームCTの値は，6社10機種の各メーカーが推奨している撮影条件68件について測定したものである．その撮影条件の範囲はFOV40 ～ 200mmφ，FOV高さ30 ～ 179cm，管電圧60 ～ 120kV，管電流2 ～ 16mA，照射時間6.0 ～ 18.5s，および回転角度は180度と360度であった．歯科用コーンビームCTの撮影当りの実効線量は150マイクロシーベルトであり，また，最大/最小の値は55となるが，インプラント術前CTと頭頸部CTに比べて患者被曝線量の変動が大きいことが認められた．

5. 医科における標準的CT検査あたりの成人患者の被曝

表3に2003年に英国で行われた調査に基づく，CT検査当たりの成人の実効線量を調査件数と変動係数とともに示す．例えば，線量を1ミリシーベルト，変動係数を50％とすると，値は0.5 ～ 1.5

表3　医科における標準的CT検査あたりの成人患者実効線量

検査項目	件数	実効線量（ミリシーベルト）平均	変動係数（%）
頭部	118	1.5	40
腹部	81	5.3	67
腹部 & 骨盤	97	7.1	47
胸部 & 腹部 & 骨盤	98	9.9	40
胸部	110	5.8	47
胸部（高分解能撮影）	108	1.2	87

ミリシーベルトの範囲にあることを意味する．実効線量は胸部&腹部&骨盤撮影では9.9ミリシーベルトと最も高く，頭部と胸部の高分解能撮影ではそれぞれ1.5および1.2ミリシーベルトと低い値を示している．頭部撮影は実効線量では低い検査の部類になっている．これは体幹部には頭部に比べ，放射線感受性の高い臓器が多いためと考えられる．

これによると，医科におけるCTの線量レベルは約1～10ミリシーベルトの範囲であり，歯科のマイクロシーベルトオーダーに比べて高線量であることが分かる．

6. 各種被曝の比較

表2から，口内法とパノラマ撮影の撮影当りの実効線量は，ともに約5マイクロシーベルトと考えられる．口内法あるいはパノラマ撮影の実効線量に対する各撮影・検査の線量は，セファロで8倍，インプラント術前CTで90倍，頭頸部CTで170倍，歯科用コーンビームCTで30倍，および医科におけるCT検査で240～約2,000倍ということになる．

表1からラドン222の吸入や食べ物の摂取による内部被曝を除いた，大地と宇宙からの外部放射線による被曝は世界平均で年間0.87ミリシーベルトである．この値は口内法あるいはパノラマ撮影の約170倍であることが分かる．さらに，内部被曝を考慮すると，自然放射線による被曝は世界平均で年間2.4ミリシーベルトなので，口内法あるいはパノラマ撮影に対して480倍であることが分かる．

（佐藤健児）

参考文献

1) 日本アイソトープ協会：国際放射線防護委員会の1990年勧告，日本アイソトープ協会，東京，1991.
2) 放射線医学総合研究所監訳：放射線の線源と影響—原子放射線の影響に関する国連科学委員会の，総会に対する2000年報告書—，実業公報社，東京，2002.

2 放射線防護とは

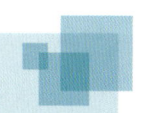

　放射線の被曝は，体外の放射線源による体外被曝と体内に取り込まれた放射性物質による体内被曝とがあるが，これらをどのように防ぐかを考える必要がある．
　通常，歯科診療における被曝はほとんどが体外被曝であり，口腔内にエックス線フィルム，CCDセンサまたはイメージングプレート（IP）などを唾液で濡れないようにビニールなどで包装した放射性受容体を用いた歯科用エックス線装置によるデンタル撮影，頭の周囲をエックス線管とフィルムが約270度回転して得られるパノラマエックス線撮影，および最近では歯科用の小照射野のエックス線CT装置などによる被曝が考えられる．さらに高線量の被曝になる医科用CTも利用されている．
　これらのエックス線装置からの被曝を考える上で，患者の被曝（医療被曝）と医療従事者の被曝（職業被曝）を分けて考えなければならない．どちらの被曝も日常生活の中での自然放射線以外の被曝は少なければ少ない程良いわけである．しかし，歯科におけるエックス線の利用は硬組織である歯の内部や歯槽骨内部などの状態を見る上での唯一の方法であり，歯科治療を行うための診断をする上で必要不可欠の方法である．

1. 防護の基本的な考え方

　適切なエックス線診断のためには，最適な利用方法を考えなければならない．エックス線による被曝の防護のため，基本的には国の機関による法律などが整備されており，適切に運用することが大切である．それらの基本的な柱とされているのが，国際放射線防護委員会（ICRP）からの勧告である．最新のものではICRP Pub.103勧告が2007年になされ，これまで口腔領域の被曝による影響について甲状腺以外は，線量評価の上でなかった臓器である唾液腺，脳，さらに口腔粘膜，鼻腔から咽頭などに及ぶ粘膜の被曝線量についても評価の対象となった．したがって，これらの臓器についての被曝低減を考えなければならない（表4）．
　ICRPは，放射線防護の目的を①放射線被曝で利益をもたらすことが明らかな行為であるならば，その行為を制限することなく，安全を確保すること，②被曝した個人の確定的影響の発生を防止すること，③確率的影響の発生をできるだけ制限することとしている．
　この目的を達成するために放射線防護の基本的な考え方として，第1にエックス線被曝がその被曝者にとって有益なものであり，その被曝による影響（損害）より，大きな利益が得られることとしている（行為の正当化）．しかし，「正味でプラスの便益」をどのように判定するかは，考慮しな

表4　ICRP103とICRP60勧告の組織荷重係数の変化

組織・臓器	組織荷重係数 ICRP103	組織荷重係数 ICRP60
生殖腺	0.08	0.20
赤色骨髄・肺	各0.12	各0.12
結腸・胃	各0.12	各0.12
乳房	0.12	0.05
甲状腺	0.04	0.05
食道・肝臓・膀胱	各0.04	各0.05
骨表面	0.01	0.01
皮膚	0.01	0.01
唾液腺・脳	0.01	―
残りの組織*	0.12	0.05

*ICRP103：副腎，気管外気道，胆嚢，心臓壁，腎臓，リンパ節，筋肉，口腔粘膜，小腸，脾臓，胸腺および前立腺（男）または子宮/頸部（女）の13臓器
ICRP60：副腎，脳，上部大腸，小腸，腎臓，筋肉，膵臓，脾臓，胸腺，子宮の10臓器
―：項目なし

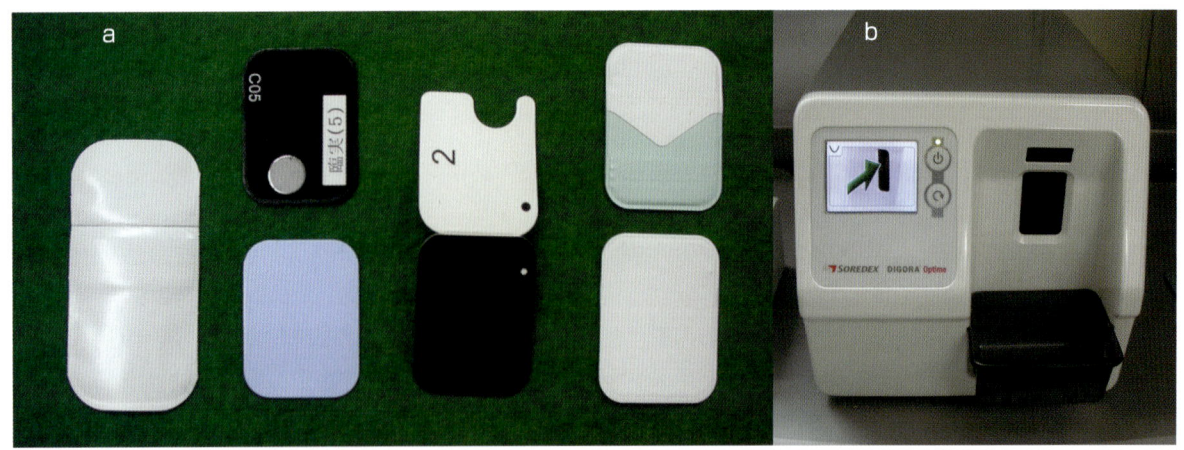

図1 口内法用のイメージングプレート（IP）（a）と読み取り装置（モリタ製）（b）
a：左はIPの包装，IP，保護紙，右は従来のエックス線フィルム．b：IPの読み取り装置．IPは読み取り装置で読み，ディスプレイ上で画像を見ることができる

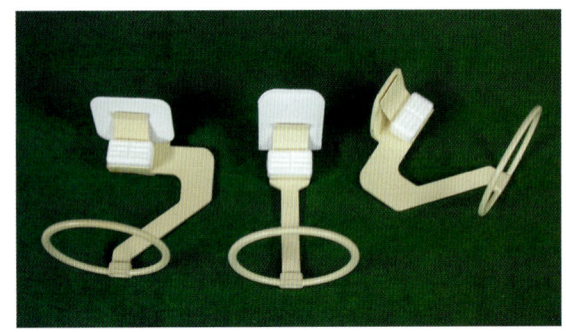

図2 フィルムホルダー（阪神技研製）
3種類の形状で上下顎全歯の撮影を行うことができ，正しい位置にセッティングすることでコーンカットなどの撮影のミスが避けられる

ければならない因子が多岐に及び，また，便益と損害をそれぞれどのように評価すれば合理的な正当化が可能であるかについては，最終的には他の検査方法も考慮し，医師または歯科医師そして患者の判断によるのではないだろうか．

第2に放射線の被曝による確定的影響の防止および確率的影響の低減のために，被曝線量を現在の経済的さらに合理的に達成ができるかぎり低く保つことであるとしている（防護の最適化）．

第3には，医療従事者に関してのエックス線の利用による被曝線量限度（個人線量の限度）である．種々の被曝による個人の受ける被曝線量（実効線量および等価線量）の年線量限度により，放射線の影響を制限することである．

患者の被曝については，第3の線量限度は設けられていないが，特にエックス線の利用に当たっては，その行為が正当化されたならばエックス線検査の防護のために最適化されなければならないのである．

2. 患者の被曝線量を低くするには

診断や治療のためにエックス線検査が必要かどうかを十分に考え，被曝線量をむやみに下げるのではなく，診断に適切なきれいな画像が得られることが重要である．

1）使用しているエックス線装置の管理

エックス線装置の管理としては，使用している装置のエックス線管の劣化や照射時間を制御するタイマーなどが適正な精度で稼働していることの確認により，患者の無駄な被曝を避けることができる．

2）高感度フィルムやデジタルエックス線撮影装置の使用

現在多くで使用されているD感度フィルムに代えて，エックス線感度の高いEまたはF感度のエックス線フィルムを使用することで被曝線量は大きく低減される．最近ではいろいろな機種のデジタルエックス線装置が開発され，パノラマ撮影装置はかなりの施設で使用されてきている．

デンタルでも歯科用デジタルエックス線装置としてはCCDやIPなどが開発され，これを使用した

表5 日本の医療法施行規則の線量限度とICRPの公衆の線量限度

		医療従事者等[1]	一般公衆[4]
実効線量		100mSv/5年	1mSv/年
		50mSv/年[2]	
		女子 5mSv/3月[3]	
等価線量	水晶体	150mSv/年	15mSv/年
	皮膚	500mSv/年	50mSv/年
	妊娠中女子腹部表面		2mSv/妊娠期間

[1] 現在の日本における医療法施行規則等の線量限度
[2] 1年で最大50mSv, ただしその前後5年間で100mSvを超えてはならない
[3] 通年で妊娠していなかった場合
[4] ICRP103通常の生活における線量限度

エックス線検査では高感度フィルムを使用したエックス線撮影と同程度または半分程度の被曝線量でエックス線検査が可能である．デジタルでは現像処理などの操作が不必要であり，安定した画像を得ることが可能となる（図1）．

3）防護エプロンの使用

"防護エプロンで被曝を防げるのか？"または"含鉛入りの防護エプロンは重く患者の負担になり被曝の低減はないのではないか？"などの有用性についていろいろ議論があるが，できるだけ被曝を少なくすることが望ましいと思われる．

歯科のエックス線撮影では防護エプロンの使用で，体中の肺，胃，肝臓，卵巣，体表に近い乳房や精巣などの臓器の線量を10～15％程度低減することが可能とされている．歯科のエックス線検査ではこれらの組織・臓器の線量は非常に低いので問題とはされないが，さらに防護エプロンを使用することでゼロに近づけることによる低減の効果が期待できる．そして，患者の放射線に対する精神上の安心感なども得られると考えられる．

4）撮影技術の向上

患者のエックス線検査でもっとも無駄な被曝は再撮影である．なぜなら，診断に役に立たない被曝となるからである．デンタル撮影での二等分面法のエックス線照射角度，歯列に対しての正放線投影の角度，口腔内のフィルムの位置付け，フィルムの表裏，撮影する歯，照射時間設定などについての誤り，さらには二重撮影などの失敗が再撮影の原因となる．

このような事が起こらないように，撮影前の十分な準備が大切である．フィルムホルダーの使用により，二等分面法や正放線投影の角度の誤りやコーンカットなどをなくすことが可能となる（図2）．

3. 医療従事者の被曝の低減

医療に従事する歯科医師の被曝は，医療法施行規則などにより被曝線量限度が決められており，その規制値を超えることはできない（表5）．患者の被曝は患者自身が利益を受けるために正当とされる（正当化）が，歯科医師や歯科衛生士などの被曝は利益を受けることはない．損害だけが起こりうるわけで，このような職業被曝は表5に示したように定められた規制値より少ないことが望ましく，できるだけ被曝を避けなければならない．

歯科エックス線検査のように，体外からの被曝を低減するには「エックス線装置から距離をとる」

「照射時間を減らす」「鉛の壁などにより遮蔽する」という三つの原則を守る事が基本となる．

「照射時間を減らす」ことは患者の被曝を低減すると共に，歯科医師や歯科衛生士など医療従事者の被曝を減らすことにもつながる．

「エックス線装置から距離をとる」は，かつて歯科診療ユニットにエックス線装置が取り付けられていた時代に考慮しなければならなかったことで，現在エックス線装置のある歯科医院ではエックス線撮影室が基本的には設けられており，その中での検査では歯科医師の被曝は限りなく少ない線量でしかない．小児など介助の必要な撮影では，エックス線撮影室内に入って撮影しなければならないこともあり被曝することとなる．しかし年に数回程度であるならば，特に心配する必要はないと考えられる．

「鉛の壁などにより遮蔽する」はまさにエックス線撮影室がその役目をすることになり，その外からの操作ではほとんど被曝することはない．小児などの撮影で撮影室に入る場合などは，鉛の入った防護衣などを利用して行うなど万全を期すことが大切である．

(岩井 一男)

参考文献

1) 1990 Recommendations of the International Commission on Radiological Protection, ICRP Publication 60, Pergamon Press, 1990.
2) 日本アイソトープ協会：国際放射線防護委員会の1990年勧告，日本アイソトープ協会，東京，1991.
3) J. Valentin：Annals of the ICRP, ICRP Publication 105（日本語版），医療における放射線防護, http://www.ICRP.org/docs/p105_Japancse.pdf

5 口腔内写真の撮影と活用

　目の前に初診の患者が来院したとき，われわれ歯科医師はなにをするか．主訴を聞き，口腔内を診て，瞬時に判断し治療の方策を探ることになる．問診では必要事項を聴取し，必要な検査を行い患者の訴えの原因を特定するのがルーティーンワークであるが，ここでいう検査とは，一般的にエックス線撮影や歯周ポケットの記録，またはスタディモデル作製のための印象採得となろう．ここまででおおよその治療計画や方針は仮にたてられるが，口腔内写真による診査は，これらの断片的な情報をさらに繋げるものとなり治療計画の精度を上げる重要なツールであることに疑う余地はない．

　筆者は日常的な業務として，歯科治療を開始したばかりの研修歯科医の治療計画立案に携わるが，口腔内写真の重要性を説明する際のたとえ話として，「仮に24時間，自分の傍らで患者が口を開いていてくれるなら，異常所見をとらえ正確な治療計画が立てられるか」を問うている．これを実現するのが記録としての口腔内写真であり，パソコンを開けばバックヤードでいくらでも計画を試行錯誤できる．ある程度臨床経験を積めば各種専門医取得などに必要な資料として，撮影の重要性を再度認識させられるが，詳細なテクニックは成書に譲るとして，本稿では日常臨床に口腔内写真撮影を呼び戻すヒントを考える．

1. 銀塩フィルム式カメラからデジタルカメラへ

　経験年数を問わず，口腔内写真を撮影することの意義や大切さを知らない歯科医師はいないが，いざ自身の日常臨床において「どの程度頻繁に撮影していますか？」と問われれば，意外に撮影から遠のいていることに気づかされるのではないだろうか．

　筆者の関が1997年に大学を卒業した当時は，当然アナログカメラ（図1）しか存在しなかったが，民生用に続き歯科用カメラもようやくデジタルに移行し，実用に耐えうるようになったのは2000年を過ぎてからであるかと思われる．よって筆者のアナログ時代は5年程度であったわけだが，それでも初診時からすべて撮りためた35mmスライドフィルムは800枚程度あり（図2），専用のスキャナーで読み込みデジタル保存するには，診療の合

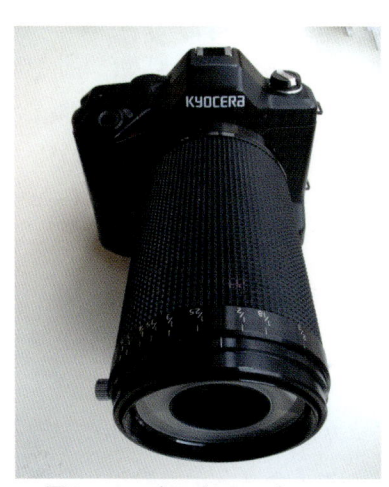

図1　1997年に初めて手にした
KYOCERA DENTAL EYE 2
（当時9万円程度）

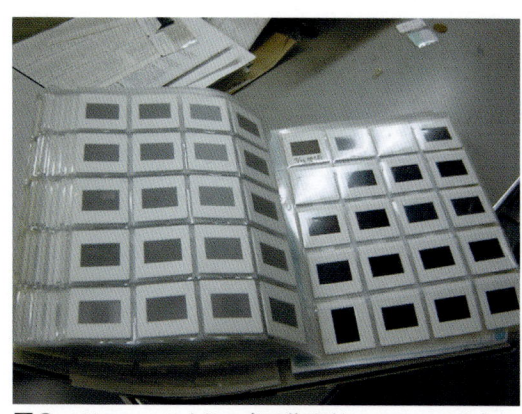

図2　35mmスライドの束は物理的にスペースをとる

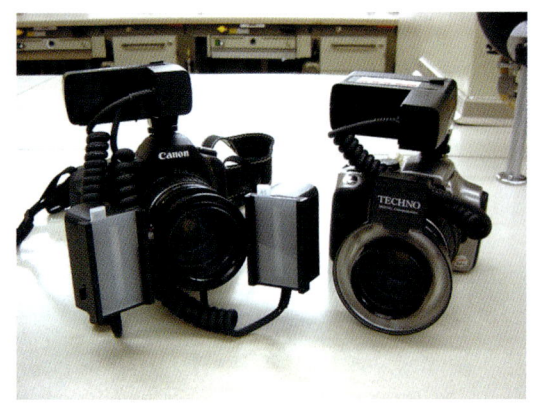

図3　Canon10D（左）とEOS Kiss Digital（右）
（2003年，ソニックテクノ社）

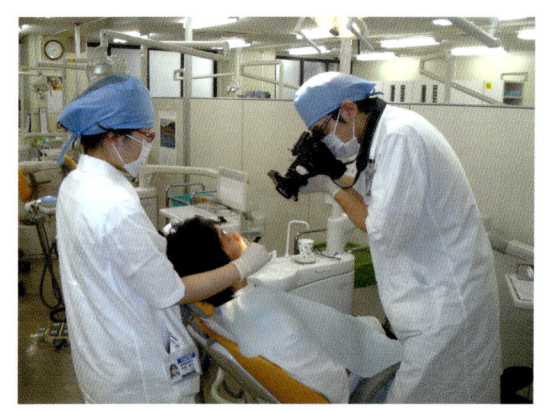

図4　研修歯科医師の相互実習

間を縫いながらでも一年弱はかかった記憶がある．

当時この面倒で時間のかかる作業と並行しつつ，初めてデジタルカメラ（図3）を使用し始めたが，現像を待つことなく即座にパソコン上に保存できるデジタルファイルの写真を管理しながら，この先は制限もなく何枚でも撮影できるのだなと，大きな可能性を感じていた．

このように，アナログからデジタルへの移行期を経験された先生方は，目の前の勤務医や研修歯科医に対してどのポイントから，何をアドバイスしたらいいのか，またもし遠ざかっているのであれば，口腔内写真撮影に対するモチベーションの再喚起という視点に立って口腔内写真について再考したい．

2. 現在の研修歯科医教育

平成18年にスタートした研修歯科医制度では，卒後の歯科医師は相当する施設にて一年間の臨床研修を義務付けられた．当大学においても独自の臨床研修プログラムが策定され，予備教育として口腔内写真撮影実習が採用されている．平成24年までに，約700名の研修歯科医師がこの実習を受講してきた（図4）．

アンケート調査結果によると，「ミラーの使用が特に難しい」，「患者役になったら，痛くて苦痛だった」という意見が多かった．大半の者が正面観，側方面観，咬合面観の計5枚を撮影するのに20分以上もかかっていた．経験を積んだベテラン歯科医師にとっては当然クリアされている注意点ばかりだが，新人なら誰しもがこのようなところからスタートするのだろう．

3. カメラ本体＋マクロレンズ＋リングフラッシュ

1）デジタルカメラの種類

市販のコンパクトデジタルカメラは，安価かつ簡単であり一見導入しやすいと思われるが，撮影条件に大きく左右されるため，基礎資料となる規格写真の作製には向いていない．やはりデジタル一眼レフカメラが望ましいが，撮像素子（フィルムカメラでいうところのフィルム）の違いに注目したい．

一番高価なフルサイズ（36×24mm）が最も大きく，APS-C（23.4×16.7mm），1/1.8（6.9×5.2）の順に小さくなる．Nikon製やCanon製での10万円以下，いわゆるエントリーモデル（一般コンシューマー向け）のセンサーはAPS-Cサイズが一般的であり，口腔内撮影専用に使用するなら無難であろう．数十万円を超えるミドルクラス～フラッグシップモデルでは，フルサイズのセンサーが採用されているが，歯科臨床での必要性はそれほど大きくない（図5）．

デジタルカメラのモデルチェンジは早く，2年もすると大分スペックが古めかしく感じられるが，エントリーモデルといっても新しいものであれば常に高機能かつ安価であるため（図6），後

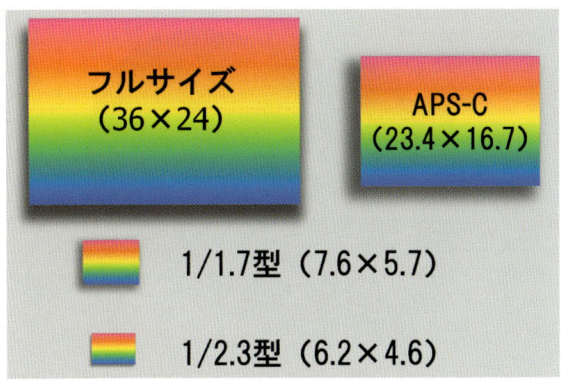

図5　各種センサーサイズ
いわゆる「デジイチ」のセンサーはAPS-C．一方ほとんどのコンパクトデジカメは1/2.3型（ほぼ原寸大：mm）

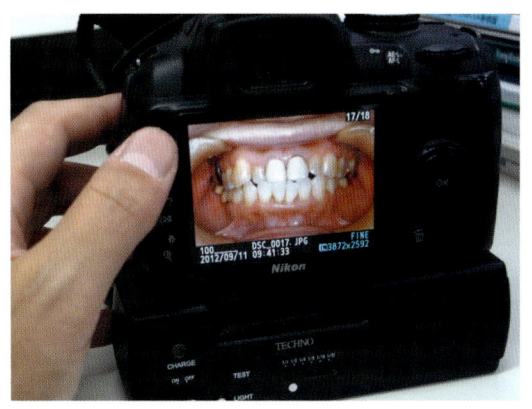

図6　3型液晶モニターは大きく確認がしやすい（Nikon D3000）

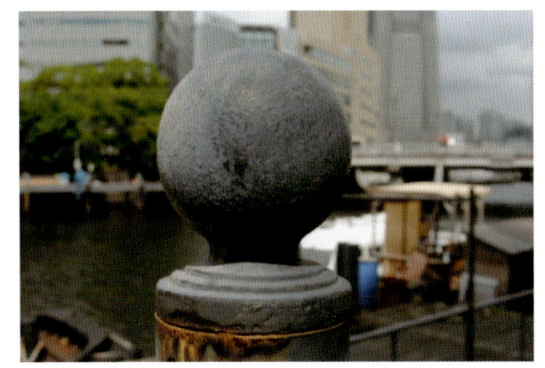

図7　桟橋のポールにピントを合わせるとバックがぼける（レンズ：タムロンSP AF28-75mmF/2.8 XR Di・絞りF5.6・ISO 200・1/800秒・Nikon D3000）

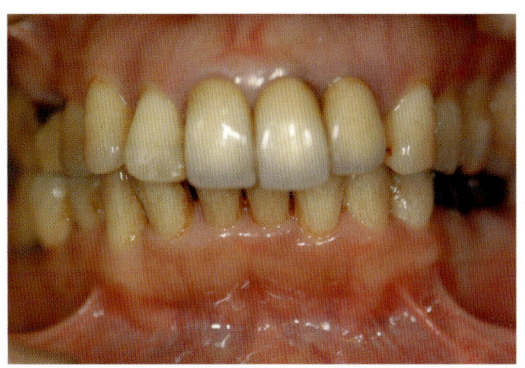

図8　間違ってF/6.3で撮影した例
下顎前歯にのみピントが合っていて，それ以外はボケてしまった

述するマクロレンズをどんどん新しい機種に乗せ換えていく，というのもリーズナブルな方法かもしれない．

2）マクロレンズ

本来，花や昆虫をアップで撮影したいときに使用するのがマクロレンズである（図7）．一般写真では前述したセンサーが大きいほど被写界深度が浅くなる，つまりピントが合う範囲が狭くなるため背景をぼかして撮影することができる．歯の撮影もれっきとしたマクロ撮影だが，背景をボケさせて味を出す上記の対象と違い，口腔内では前歯から臼歯のすべてにピントが合っている必要があり，この点が一般写真との大きな違いである（図8）．

絞り値とは，焦点の合う範囲を調節するものでF値で表す．1/2倍で撮影する咬合面観や正面観は最低でもF22，一歯だけの等倍（もしくはそれ以上）撮影ではF32以上まで絞り込めるレンズが望ましい（表1）．焦点距離は70〜100mm程度のものを選択する（図9）．

3）リングフラッシュ

リングフラッシュはマクロ撮影（接写）時に光を均一にし，影が写りこまないようにするために欠かせないシステムである．レンズ（鏡筒）先端部に取付け，本来小さなジュエリーやポートレート撮影時等に使用される．ELECTRONIC FLASH MACRO EM-140 DG（SIGMA 4万円弱），MF18デジタルマクロ（ニッシンデジタル39,800円），ミニリングMark-2（IHS社 37,905円）などがある．

4）組み合わせ例

現在の筆者らのシステムは前述したM18（リングフラッシュ）＋Micro Nikkor 105mm（マクロレンズ）＋Nikon D3000（カメラ本体）である（図10）．カメラやレンズ、スピードライト各種を自

表1　口腔内撮影に使用するレンズ

製品名	最小F値	画角
タムロン SP AF28-75mmF/2.8 XR Di	22	咬合面観まで
タムロン SP AF90mmF/2.8 XR Di	32	2～3歯まで
Nikon AF MICRO NIKKOR 105mm	32	1歯の拡大

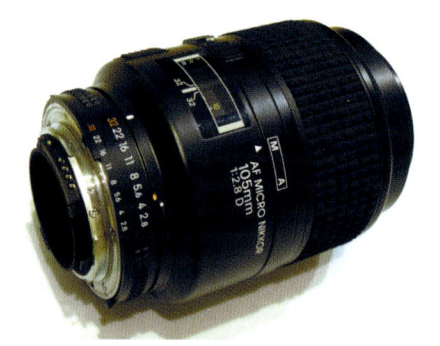

図9　マクロレンズ
（Nikon AF MICRO NIKKOR 105mm 1：2：8 D）

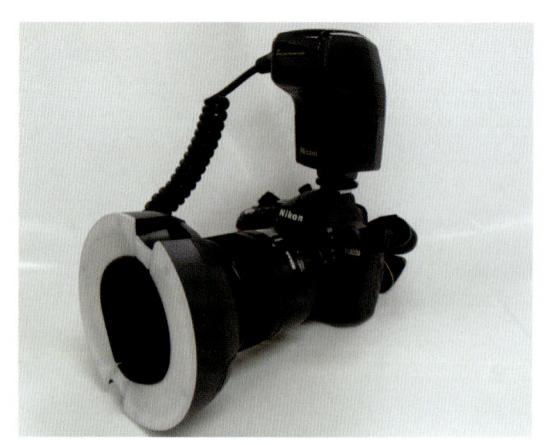

図10　ニッシンデジタル社のリングフラッシュM18（Nikon用）は操作パネルがカラーでわかりやすい．「オート」で使用

身で選択し組み合わせるのは調整が難しいのではないかと敬遠されがちであるが，なんら問題はない．また撮影する写真もほぼワンパターンなので二，三の注意事項さえ覚えてしまえばカメラの知識も深まりより効果的である．一例ではあるが，このようなシステムが10万円程度で揃うという価格は特筆すべきポイントである．

またモデルチェンジの速いカメラ本体を，その都度バージョンアップさせていくという楽しみもある．歯科臨床の精度を上げるためには道具にも是非こだわりたい．

4．どの時期に撮影したらよいか

規格性のある口腔内写真は正面観，左右側方面観，上下咬合面観の計5枚が必要になる．基本的にはこのれらのみで口腔内の所見が書けるくらいの精度が望まれ，必要な範囲が盛り込まれていないといけない．

しかしさらに詳細を知るためには上顎臼歯部口蓋側面観，下顎臼歯部舌側面観，上下顎切縁観と正面観の拡大の計7枚を含めた12枚法が必要である（図11）．撮影手技の詳細はここでは割愛するが，どの時期に何を撮影するかについては今までの成書でも案外触れられていないので，ここで一度まとめてみる．

1）初診時（2008年10月）

まずは，初診時の状態を記録する（図12）．TBIの後ではプラークの付着程度が分からず，プロービング後では出血が，スタディモデルの印象採得後で残留した印象材のカスなどが写るため，なるべく自然な状態を撮影するためには可能な限り最初に行いたい．ちなみに保険請求の面に触れておくと，口腔内写真撮影検査（1枚10点で5枚まで）は初診時の歯周基本検査と同時にのみ算定可能である．算定要件は撮影日，カルテ番号，患者氏名や所見などを記載するもので，パワーポイント等を用いて簡単なテンプレートを作製しておくと便利である．

2）基本治療終了時（2009年6月）

特に歯周病治療などで，歯周基本治療は長期間に及ぶことが多い．古い補綴物を外した後に根管治療を行い，歯肉に炎症があればこれを改善しなくてはならない．結果，テンポラリークラウンなどに置き換わって口腔内の状況が初診時と大きく変わる．

歯周外科治療に移行する場合は，直前の再評価

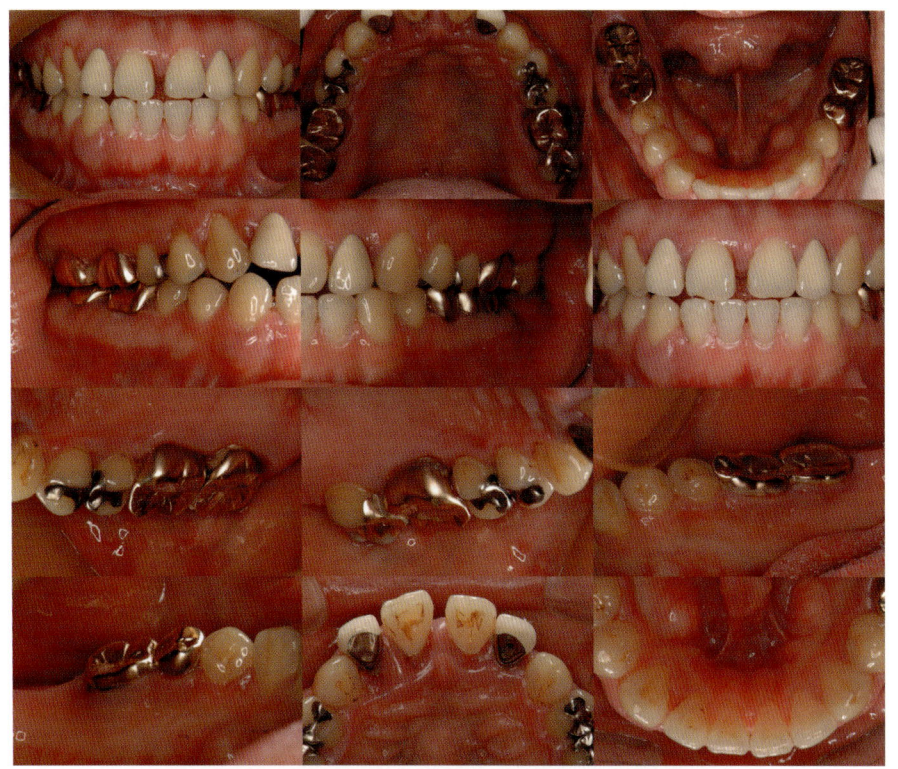

図11　12枚法（正面観は倍率をかえて2枚撮影）

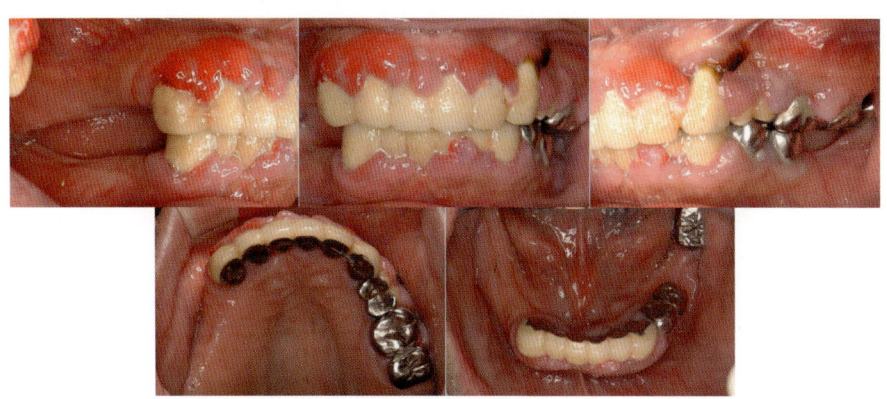

図12　42歳，女性
抗てんかん薬を服用し，歯肉の腫れを改善したいという希望で来院

がこのタイミングに相当する．確認のためのフルマウスエックス線撮影や，スタディモデルを再作製して治療計画の見直しや修正を行う時期と等しい，と解釈してもよいであろう（図13）．

3）補綴物装着時またはメインテナンス移行時（2010年7月）

最終補綴物の装着などいわゆる口腔機能治療後は，今後長くメインテナンス治療を行っていく上でのスタート地点であるため，しっかり記録をとる（図14）．この際，補綴物なども特徴的な点を記録したければセット前に撮影しておく．

4）メインテナンスおよびSPT治療期間中（2012年8月）（図15）

下顎左側犬歯部間は歯肉の再増殖を認め，上顎左側大臼歯部は歯の移動が認められる．初診時から通してすべて同じ構図，倍率で撮影する．

5．意外にシンプルな撮影設定

撮影条件は案外ワンパターンかつシンプルである（表2）．口腔内写真には特に芸術性は必要な

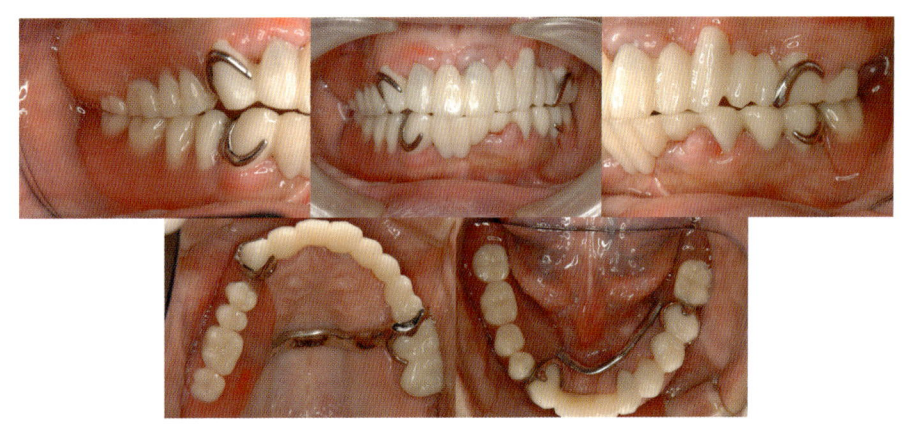

図13　不適合修復物は全て除去しテンポラリーブリッジと局部床義歯をセット
　　　浮腫性の歯肉増殖は治まった

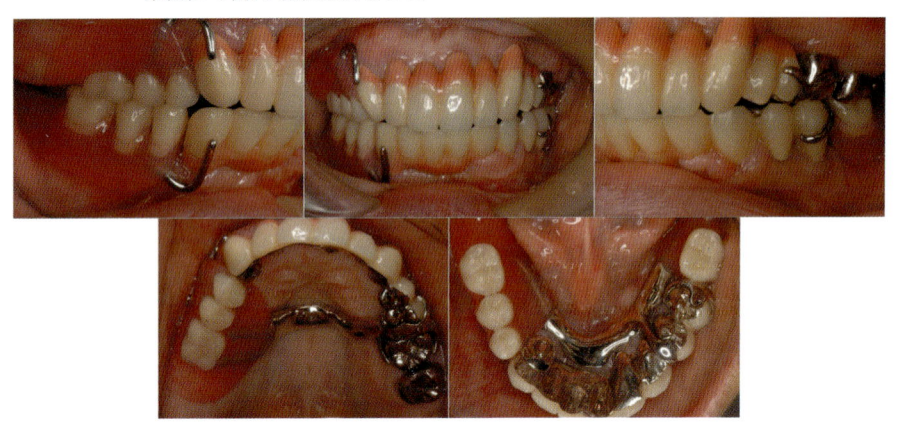

図14　歯肉切除術後は再増殖しないことを確認後，調整したプロビジョナルの形態を最終
　　　補綴物に反映させた

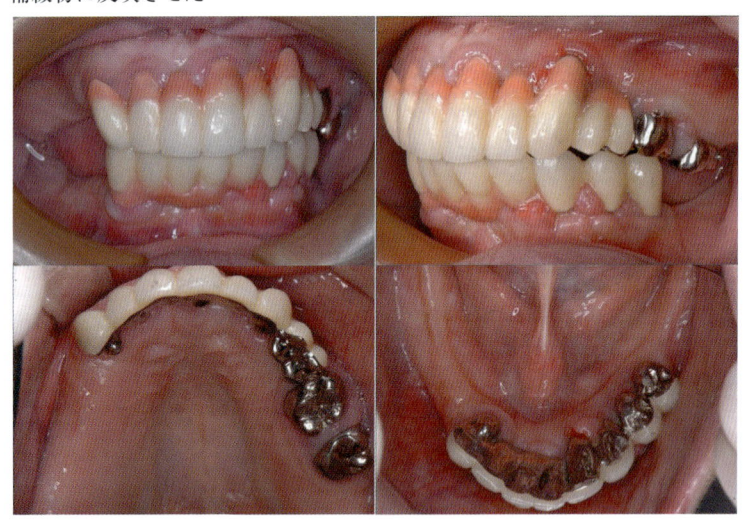

図15　SPT開始から約2年後

いかわりに，定点観測が可能な規則性が求められる．口腔内写真ほどじっくりと比較される専門写真は他にはなく，一定化した構図と倍率で長期間に渡り記録をとり続けることは，なにか変化が起こった部位の判別を容易にする．

表2　カメラの設定条件

頻用する倍率	1/2 − 1/1.5倍または等倍（以上）
ミラー使用の有無	ほとんどミラー使用（正面観以外すべて）
シャッタースピード	1/250秒（固定）
ISO感度	100 − 250（固定）

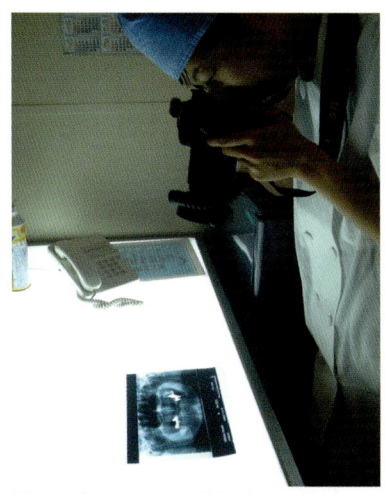

図16　接写用レンズを外し，鏡筒は「lensless」に，絞りはF/5に設定する（ソニックテクノ社製）

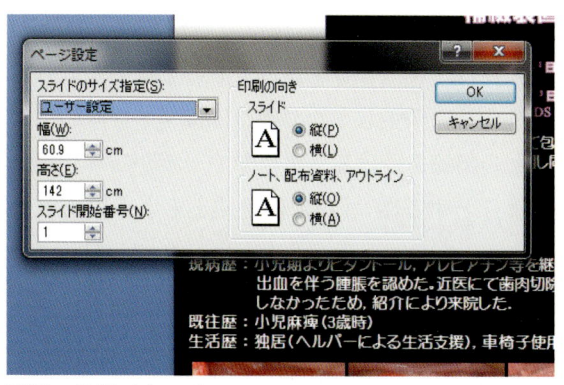

図18　作製予定のポスターは90×210cmだが，原寸に近付けたいため可能な範囲で最大値を入力する．ユーザー設定では高さ142.22cmが上限なため幅は比率を計算した値を入力する（図は60.9×142cm）

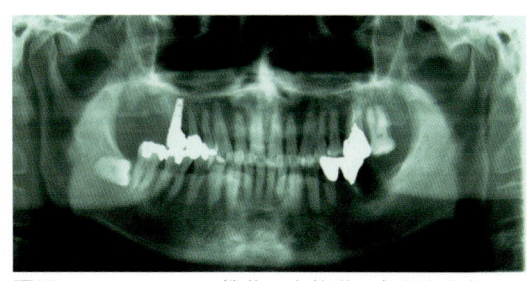

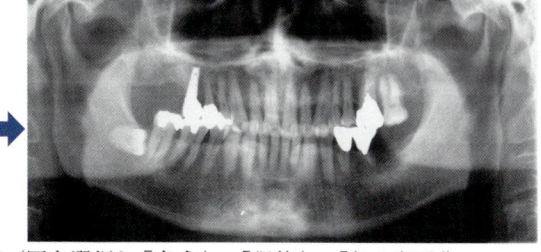

図17　Powerpointの機能でも簡単に色調を変化できる（図を選択し「書式」→「調整」→「色の変更」）

6. アナログエックス線写真の活用法

　アナログのエックス線写真をデジタルデータ化したい場合はどうするか？専用のスキャナーでデジタル化することも可能だが，簡便法としてはシャウカステン上においたエックス線フィルムを直接デジタルカメラで撮影することも有効である（図16）．

　もっともPhotoshopやパソコンの「ペイント」機能を使用して，微妙な角度調整やトリミングが必要になるが，撮影したカラー情報のままだと緑がかってしまうことが多いため，グレースケール化して調整する（図17）．

7. 症例報告やポスター発表に利用しよう

　各種学会の専門医申請や更新時は，必ずといっていいほど症例写真の整理が必要になる．また学会発表としてポスター作製を行う際には，鮮明かつ詳細が判別可能な写真が求められる．

　特に大判のポスターを作製する場合，指定されるサイズは外形でおおむね90×180cm程度が一般的である．このとき口腔内写真は10数枚程度掲載するとして，一枚の写真は，はがき大からB5判程度になる．外形はあらかじめパワーポイントなどでのサイズ設定を大きく取っていないと（図18），PDF化し大判として印刷する際，サイズの小さな写真は大きく引き伸ばされてしまうためドットが目立ち，ギザギザな線の写真になってしまう．

　パソコンモニター上で作りこんでいた時には気付かなかったエラーが，完成したときに判明し，期限直前に修正を迫られることがあるので注意したい．

8. おわりに

　筆者の関がまだ歯周病科の医局員になったばかりの1990年代後半は，当時助教授であった伊藤公一先生の歯周外科手術の見学についた際，カメラ

を渡され術中の写真を撮ることがしばしばあった．翌日，現像の仕上がったものを提出しに行く時は非常に緊張し，なおかつほぼダメなものばかりとの指摘を受ける．ようやく一年か二年が経過しようとする頃，「なんとか使えるようになってきたな」の言葉を頂いたことは，今でも忘れていない．

今後，自身の臨床においても一つの写真をめぐって評価し，評価され……というのが継続することを考えると，一枚といえど撮影はおろそかにできない．

（関　啓介，升谷滋行）

参考文献

1) 関　啓介，中田智子，原田大輔，他：日本大学歯学部歯科病院歯科医師臨床研修における口腔内写真撮影実習に関するアンケート調査，日歯教誌，24：322〜329，2008．

6 摂食・嚥下療法（VE, VF）

　摂食・嚥下機能，つまりものを食べる機能は脳血管障害やパーキンソン病などの疾患のみならず，老化によっても低下する．そのような機能低下は，噛めない，食べづらいといった口腔の問題だけではなく，高齢者の主たる死因の一つである誤嚥性肺炎を引き起こす．
　そのため，われわれ歯科医療従事者がそのような患者に接する際には，食べる機能を正しく評価しなければならない．ここでは，VE（嚥下内視鏡）およびVF（嚥下造影）といった摂食・嚥下機能の精査に加えて，簡単なスクリーニング法やその他の新しい知見を紹介したい．

1. 背景

　超高齢社会である日本においては，在宅や施設などで療養するいわゆる要介護高齢者数が増加している．われわれ歯科医療従事者にとっても，従来の外来診療のみならず訪問診療の必要性は今後さらに高くなるであろう．
　また，2012年6月5日に厚生労働省が発表した人口動態統計で日本人の死因は，多い順にがん，心疾患，肺炎となった（図1）．肺炎が死因の3位となるのは1951年以来であり，その理由として，高齢者に多い摂食・嚥下障害に起因した誤嚥性肺炎が重要視されている．また，摂食・嚥下障害は誤嚥のみならず窒息や低栄養，脱水といった問題を引き起こす危険性が増し，さらには薬を飲むことが難しくなるなどさまざまな問題が生じる．そのような問題は患者本人および家族のQOLにも大きく影響するため，食べる機能の正しく評価できる医療職の存在が今後さらに重要となる．

2. スクリーニングテスト

　摂食・嚥下障害をスクリーニングするための標準化されたテストは，いくつか考案されている．それらは誤嚥のスクリーニングテストと，誤嚥してもむせが起こらない状態である不顕性誤嚥のスクリーニングテストに大別される．各テストは摂食・嚥下障害を診断するために必要な断片的な情報を得るために有効であるが，これらの限られた

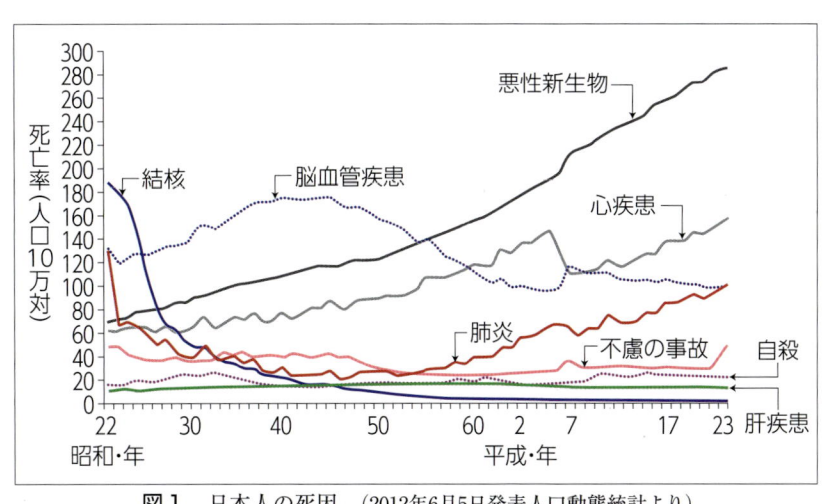

図1　日本人の死因　（2012年6月5日発表人口動態統計より）

表1　反復唾液嚥下テスト

甲状軟骨を触知し，30秒間に何回嚥下できるかをみる．
3回/30秒未満を陽性とする．
嚥下障害患者では嚥下の繰り返し間隔が延長すると報告されている．

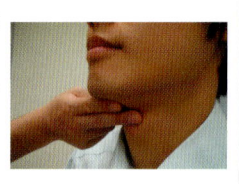

表2　改訂水飲みテスト

冷水3mlを口腔底に注ぎ嚥下を命じる
嚥下後反復嚥下を2回行わせる
評価基準が4点以上なら
最大2施行繰り返し，最も悪い場合を評点とする

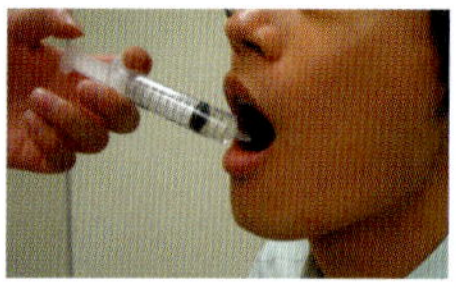

評価基準
1. 嚥下なし，むせる and / or 呼吸切迫
2. 嚥下あり，呼吸切迫（Silent Aspirationの疑い）
3. 嚥下あり，呼吸良好，むせる and / or 湿性嗄声
4. 嚥下あり，呼吸良好，むせない
5. 4に加え，反復嚥下が30秒以内に2回可能

表3　フードテスト

プリン茶さじ一杯（約4g）を舌背前部に置き嚥下を命じる
嚥下後反復嚥下を2回行わせる
評価基準が4点以上なら最大2施行繰り返す
最も悪い場合を評点とする

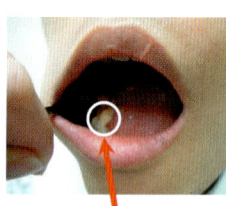

評価基準
1. 嚥下なし，むせる and / or 呼吸切迫
2. 嚥下あり，呼吸切迫（Silent Aspirationの疑い）
3. 嚥下あり，呼吸良好，むせる and / or 湿性嗄声，口腔内残留中等度
4. 嚥下あり，呼吸良好，むせない，口腔内残留ほぼなし
5. 4に加え，反復嚥下が30秒以内に2回可能

情報のみで，食事方法や訓練方針といった断定的なものを決定しないように留意しておくことも併せて重要である．

1）反復唾液嚥下テスト（RSST: Repetitive Saliva Swallowing Test）

誤嚥のスクリーニングとして，最も簡便な方法は反復唾液嚥下テスト（RSST）である（表1）．甲状軟骨を触った状態で患者に空嚥下を繰り返すように指示して，30秒間カウントする．甲状軟骨が検者の指を乗り越えたら1回嚥下できたと数えて，30秒間で3回以上嚥下できた場合には誤嚥なしとスクリーニングするのがこの方法である．特別な環境，器具，もしくは物品などを要しないために簡便であること，実際に口から食物を食べさせるわけではないので，テスト時に食物を誤嚥させる危険性がないことがこのテストの利点としてあげられる．ただし，感度は非常に高いが特異度が低いという特徴があるため，誤嚥がある患者をスクリーニングするのに優れているが，誤嚥がない患者を"誤嚥なし"と判定することが難しい場合がある．また，認知症などの影響により指示が入らない患者に対しては利用が難しい．

2）改訂水飲みテスト（MWST: Modified Water Swallowing Test）

誤嚥のスクリーニングテストとして，水飲みテストは従来頻用されている．そのうち，少量の水分を用いて評価基準を標準化したものが改訂水飲みテスト（MWST）である（表2）．3mlの水分をシリンジから患者の口に入れて嚥下を促し，その際に嚥下反射が起こったか，呼吸の乱れや喘鳴があったか，むせたか，湿性嗄声（ガラガラ声）になったかなどを評価する．評価は5段階で行われる．テストは合計で3回行い，3回中1回でも1点から3点までの点数がついた場合を誤嚥あり，3回とも4点もしくは5点が取れた場合を誤嚥なしと判定する．感度も特異度も比較的良好なテストである．

3）フードテスト（FT: Food Test）

茶さじ一杯，約4gのプリンを食させて評価する誤嚥のスクリーニング法である（表3）．評価の方法は前述のMWSTとほぼ同様で，テストを合計3回繰り返して3回中1回でも1点から3点までの点数がついた場合を誤嚥ありと判定する．感度は比較的よいが，特異度はあまり高くない．

4）咳テスト（CT: Cough Test）

刺激物をネブライザより噴霧して口から吸入させ，咳反射を誘発させるスクリーニング法である（図2）．

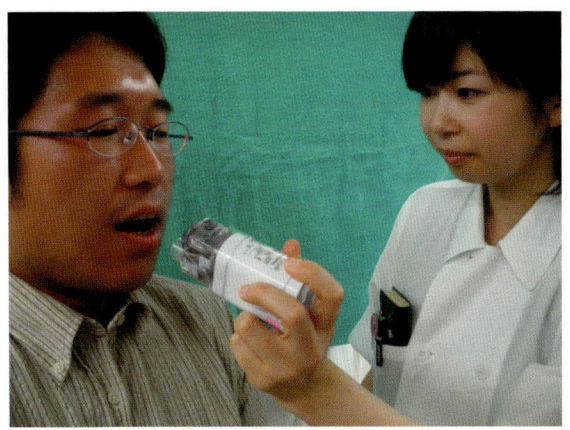

図2　咳テスト
不顕性誤嚥のスクリーニングテスト
1.0重量％のクエン酸生理食塩水を超音波ネブライザより経口的に吸入させて，30秒以内に1回でも咳が出たら陰性と判定する

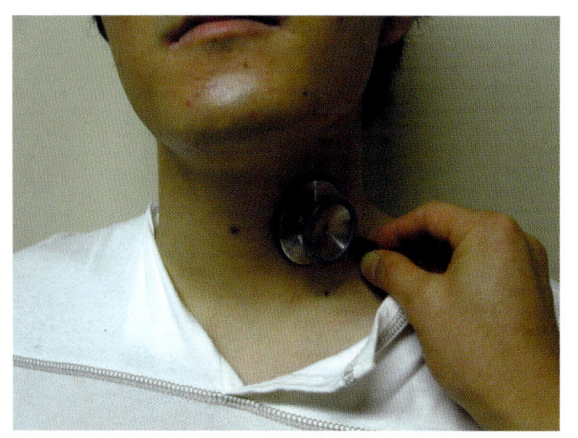

図3　頸部聴診法

　1％濃度のクエン酸生理食塩水溶液を用いた咳テストが，不顕性誤嚥検出に有用であったと報告され，さらに，嚥下障害の原因となる主な疾患別の不顕性誤嚥も概ね良好に検出されたとの報告もある．また，従来は1分間に5回の咳反射が起こるかどうかを観察するものであったが，30秒以内に1回でも咳が起こった場合を不顕性誤嚥なしと判定する，簡素化された咳テスト（SCT: Simplified cough test）も考案されている[1]．感度も特異度も高いテストである．繰り返すが，前述のテストとは異なり誤嚥有無の判別ではなく，誤嚥した場合にむせるかどうか，つまり不顕性誤嚥の存在を評価していることに留意する．

5）頸部聴診法

　聴診器を，喉頭挙上運動を妨害しないように喉頭の側方にあてて，呼吸音および嚥下音を聴診する方法である（図3）．接触子は膜型，ベル型のいずれを用いても評価可能だが，乳児用など小型のものを用いたほうが扱いやすい．また，嚥下時産生音の検出には輪状軟骨直下気管外側上皮膚面が適し，比較的大きなレベルで嚥下音を検出することが可能で，かつ頸動脈の拍動や喉頭挙上に伴う雑音が少ないとされる．

　健常例の嚥下では清明な呼吸音に続き，嚥下に伴う呼吸停止，嚥下後の清明な呼気が聴診される．異常がある場合には，嚥下反射前に咽頭へ食物（通常は液体）が流れ込む音，喘鳴，咳，咳払い，湿性嗄声などが聴診される．ただし，明らかな咳や湿性嗄声を聴診器で聞くと痛みを感じるほどの大きな音で聞こえる場合があるため，聴診時には注意が必要となる．使用に際してトレーニングが必要であるが，患者の呼吸音，嚥下音の状況をよく聴取して，何も食べない時と何か食べた後の音が明らかに違うかどうかから聴取の練習を始めるとよいであろう．

3. 精査

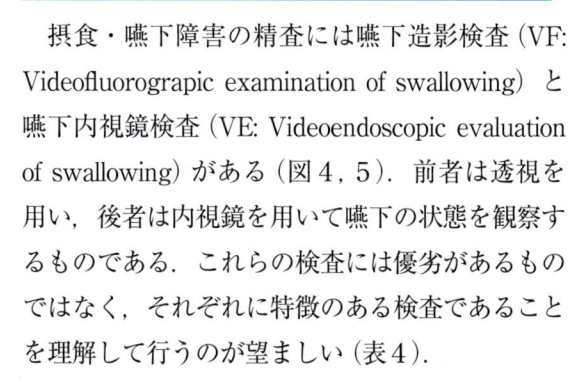

　摂食・嚥下障害の精査には嚥下造影検査（VF: Videofluorograpic examination of swallowing）と嚥下内視鏡検査（VE: Videoendoscopic evaluation of swallowing）がある（図4，5）．前者は透視を用い，後者は内視鏡を用いて嚥下の状態を観察するものである．これらの検査には優劣があるものではなく，それぞれに特徴のある検査であることを理解して行うのが望ましい（表4）．

　VFとVEの誤嚥の検出率は同程度であるとの報告は数多いが，VEはVFよりも喉頭内侵入，誤嚥および咽頭残留の程度もより重症に判定するとの報告もあることから，誤嚥や咽頭残留の観察に際してはとても鋭敏な検査であるといえる．また，特別な検査室を要せず在宅訪問診療場面などでの検査が可能であること，被曝がないので必要に応じて検査時間を長く取ることができること，咽喉

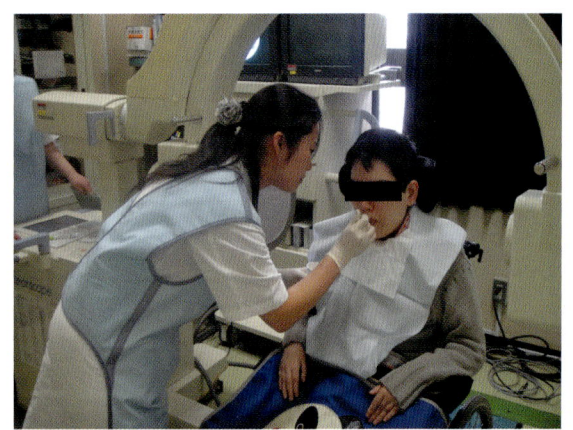

図4 VF：造影剤を含んだ食物を食べさせて嚥下の状態を診断する方法

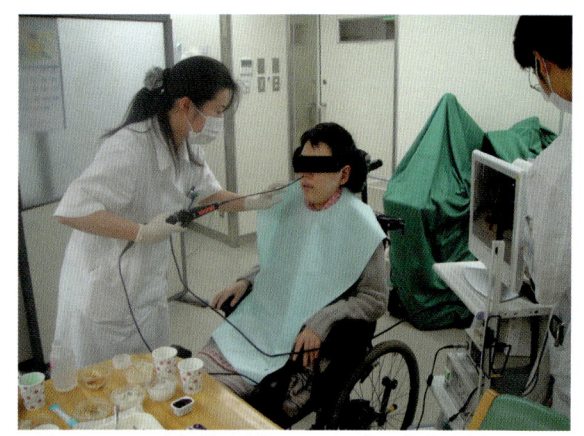

図5 VE：内視鏡を挿入して通常の食物を摂取させ嚥下の状態を評価する方法

頭部の直視が可能で唾液や痰の貯留などの咽頭の衛生状態を観察できること，通常の食物が使えることなどが利点としてあげられよう．

それに対しVEには口腔や食道の観察ができないという欠点がある．つまり，咀嚼時の口腔内での食塊の動態や，嚥下後の食道蠕動の状態を観察する必要がある場合には，VFを行うのが望ましい．また，嚥下反射中は内視鏡の先端に粘膜が近接して視野がなくなるホワイトアウトという現象が存在するために，再度視野が確保できるまでの間の観察ができないことに注意する．できるだけ観察しやすい色調の食物を検査に使用し，嚥下反射直前および直後の状態を良く観察すること，また必要に応じて嚥下後に発声を促してみることなどにより，ホワイトアウトが検査に及ぼす影響を最小限に抑えるように心がける．内視鏡の挿入による痛みや不快感を極力与えないように行う．

また，過去にはVEによる咀嚼の評価は困難とされてきたが，近年，咀嚼時の舌根の動きや咀嚼された食塊を観察することで評価可能といった報告もあり，VEを用いた咀嚼機能の評価方法の確立は今後に大きく期待される．

1）嚥下造影（VF: Videofluorograpic examination of swallowing）

透視下で造影剤を含んだ食物を摂取させて，嚥下機能を評価する方法である．誤嚥の有無だけではなく，実際にどのように食べれば安全かまたは危険かを判断し，摂食・嚥下機能を細かく診るこ

表4 VFとVEの比較

	VF	VE
誤嚥の検出率	VEと同程度	VFと同程度
持ち運び・携帯	できない	できる
検査室	必要	不要
被ばく	あり	なし
咽喉頭部の直接観察	できる	できない
被検食品	造影剤入り	通常の食品
口腔や食道の観察	できる	できない
嚥下反射中の観察	できる	できない
検査の不快感	なし	あり
食塊動態の観察	できる	部分的にできる
咀嚼・食塊形成の観察	できる	結果を観察できる

とができるため，訓練方針を決定するために大きく役立つ．

図6はいずれも嚥下障害患者のVF像である．図6aは嚥下反射後にバリウムが気管に流入し誤嚥している様子，図6bは嚥下後にバリウムが喉頭蓋谷と咽頭に多量に残留し，なおかつ食道入口部の開大不全が認められる．このような所見がみられた場合には，異常所見を消失もしくは軽減できるような食形態や食べさせ方，さらには食事時の姿勢などを考えるとともに，有効な訓練方法について検討する．

2）嚥下内視鏡（VE: Videoendoscopic evaluation of swallowing）

内視鏡にて咽頭を直視しながら食物を摂取させ，摂食・嚥下機能を評価するのがこの方法であ

る．VEも誤嚥の有無のみならず，適切な食事方法や訓練方針の決定にも有用である．また，近年では特に在宅や施設への訪問診療時にVEを行うことで嚥下機能の評価を行うといった報告がみられるようになっている．通院が困難な要介護状態にある患者に対しては，とても有効な検査方法であると言える．

図7aは食塊形成が不良な症例である．嚥下反射前に，白飯が咀嚼されずにばらばらの状態で咽頭に入ってきていることが確認される．図7bは嚥下後の画像であるが，喉頭蓋谷と左右の梨状窩に食物の残留が多量に観察される．図7cは嚥下後の画像で，梨状窩への食物の残留と声門下に食物が観察される，いわゆる誤嚥像である．異常所見がみられた場合には，VFと同様にそれらを軽減する方法や，訓練方法を考えていくようにする．いずれにおいても，たとえば軽微な異常所見が見つかった場合には，その異常所見が患者にどの程度影響を及ぼすような出来事であるのかを考えて方針を検討するようにする．

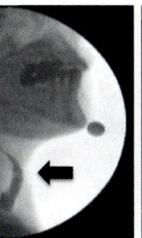

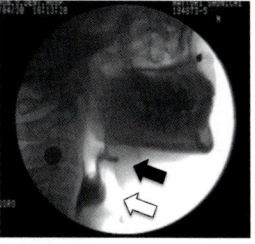

4．新しい知見

嚥下障害患者に対する訓練のうち舌骨上筋，つまり喉頭挙上筋を鍛えるために従来頭部挙上訓練が頻用されてきた．寝たまま頭を起こすことによって同部を鍛える訓練であり，実際に有用であるものの，虚弱な高齢者には実施が困難なことや，実際に同様の訓練を行った場合にも胸鎖乳突筋が疲労しないと舌骨上筋には負荷がかからないことなどが報告された．そのような背景と開口筋が舌骨上筋であることに着目してわれわれは"開口"を訓練として用いることにより嚥下障害を改善することができるかを試みた（図8）[2]．10秒間最大開口位を保持して10秒間休憩するのを5回で1セットとし，1日2セット嚥下障害の患者に対して適用したところ，舌骨の上方移動，食道入口部開大量，食塊の咽頭通過時間などに有意な改善を認めた．この訓練は簡便かつ有用であるが，顎関節症もしくは習慣性の顎関節脱臼のある患者には使用しないことが望ましい．

では，開口力が実際にどの程度なのかを測定す

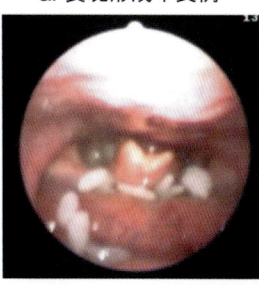

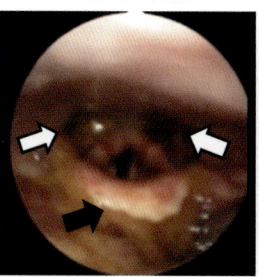

図6　VFでみる異常例
a. 嚥下反射中の画像である．気管の前壁に誤嚥が確認される
b. 嚥下後の画像である．喉頭蓋谷（矢印）および梨状窩（白抜き矢印）に残留物が確認される

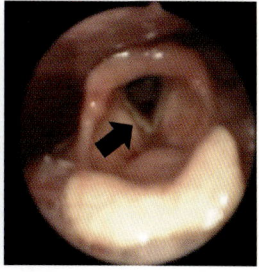

図7　VEでみる異常例
a. 嚥下反射前の画像である．食塊が形成されず食物がばらばらの状態で咽頭に侵入していることが確認される
b. 嚥下後の画像である．喉頭蓋谷（矢印）および梨状窩（白抜き矢印）に残留物が確認される
c. 嚥下後の画像である．誤嚥が確認される（矢印）

閉口時　　　　　　　最大開口時

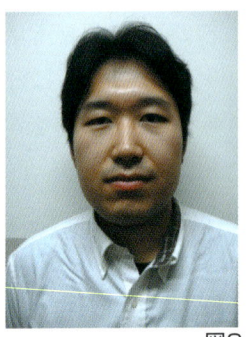

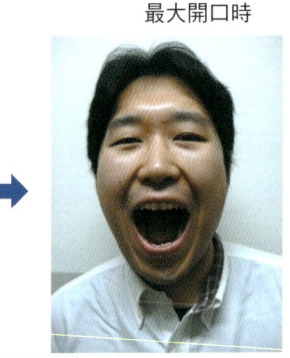

図8　開口訓練
最大開口位まで開口させた状態で10秒間保持する
これを1回とし，5回1セットで1日2セットの訓練を
毎日行わせる

るために開口力測定器を作成した[3]．等尺性筋力計（ミュータスF1，アニマ㈱）をオトガイ下に固定するバンドを作成して，頭部に固定する方法をとり，開口力の測定を行った．健常者に対して開口力と握力を測定したところ，男性の開口力は女性よりも有意に高かった．開口力は加齢による筋肉減少症の判断基準の1つにもなりえる握力との相関は高かった．また，開口力と年齢との相関は認められず，20代から60代までの開口力は低下しないことがうかがわれた．今後"噛む"力だけではなく，口を"開く"力を測定することが，嚥下機能の一端を評価することに結び付く可能性がある．

5. まとめ

摂食・嚥下障害の評価法について概説した．訪問診療の場面においては，患者の"食べる機能"を評価することは重要である．

介護保険の改訂により，今まで医師による指示が必要であった経口維持加算や経口移行加算が，歯科医師の指示があれば算定できるようになり，介護スタッフの歯科医に対する期待はますます大きくなった．つまり，介護スタッフは，われわれに対して口腔内の管理だけでなく，食事方法から訓練方法，介護環境まで口に関するあらゆることについて相談できることを望んでいるのである．とかく歯科医師，歯科衛生士は他職種との連携を嫌厭しがちであるが，今後も続く社会の高齢化に対して，われわれの果たすべき役割は大きい．

（戸原　玄，中山渕利，阿部仁子）

文献

1) Sato M, Tohara H, Iida T, et al : A Simplified Cough Test for Screening Silent Aspiration, Archives of Physical Medicine and Rehabilitation, 93, 1982～1986, 2012.
2) Wada S, Tohara H, Iida T, et al : Jaw Opening Exercise for Insufficient Opening of Upper Esophageal Sphincter, Archives of Physical Medicine and Rehabilitation, in press. 93, 1995～1999, 2012.
3) 戸原　玄，和田聡子，三瓶龍一，他：簡易な開口力測定器の開発—第1報：健常者の開口力，握力および年齢との比較—，老年歯学，26：78～84, 2011.

7 歯周治療における抗菌療法

　抗菌療法は歯周治療における原因除去療法の一つであるが，あくまで補助的治療法であり，適応される場合も，侵襲性歯周炎や全身疾患を伴う重度歯周炎など，局所や免疫に問題があり，および必要に応じて行う血液検査などの根拠をもとに必要な症例にのみ行われるべき治療法である[1]．抗菌療法は抗菌薬の全身投与など，全身に影響する治療法であるため，患者の内科的診断が必須となる[2]．内科的診断が歯科医師で十分にできない場合は，医科歯科連携および病診連携のもと，糖尿病専門医や循環器専門医などとの対診や連携も必要である．

　投与方法は抗菌薬の内服によるものを中心に，抗生物質の局所投与（Local Drug Delivery System: LDDS），抗菌薬の静脈経路による点滴，光線抗菌力学的療法（Antimicrobial-Photodynamic Therapy: a-PDT）などがある．原則として繰り返しの投与は行わないため，投与期間は，炎症の応急処置や疼痛緩和と異なり，除菌を目的とするので一般に長く10日〜4週以上である．抗菌療法を終了する根拠は，対象となる感染源の細菌が検出されなくなったことによるため，術前術後の最低2回の細菌検査が必要である．

1. 抗菌療法に対する期待と誤解

　現在，歯周病に対する"抗菌療法"や"歯周内科"という言葉が一人歩きしている．歯周治療のゴールは，感染症である歯周炎を治療することによって，その後の補綴治療などによって安定した歯列を獲得し，もって得られた咬合によって，永続性の高い健全な咀嚼，嚥下，呼吸そして発音に加え，人間の尊厳にまつわる審美性も得ることである．現在では，発達した再生治療とインプラント治療によって，限りなく破壊される前の天然歯の機能に近づくことも可能になりつつある．

　本来，歯周治療の原則はメカニカルなプラークコントロールが原則中の原則であり，抗菌薬の投与のみで歯周炎を治療すること，いわんや歯周炎を治すことは不可能であるし，行ってはならない．歯周炎という感染症の特徴は，セメント質，象牙質などの脈管性の乏しい硬組織に細菌感染が起こることによって，同部に細菌の内毒素や外毒素など，毒性を有する物質が付着や侵入が起こることであり，仮に抗生物質の大量長期投与を行って歯周病原細菌を完全に排除したとしても，熱に強いのみならず抗生物質では分解されない細菌内毒素であるLPS等の毒素が，歯石としてあるいはセメント質中に包埋されてしまうので，これらをメカニカルに除去をしなければ炎症は消退しないのである．

　よって，プラークコントロールに引き続いて行うSRPまでの治療，即ち歯周基本治療が必要かつ重要であり，そのリスクコントロールとして，下記に述べる歯周病原細菌が，ある基準以上に多く存在している場合など，抗菌療法も歯周治療の選択肢の一つとして候補に挙げられるのである．それでは，抗菌療法を選択する，とはいかなる場合であろうか？

2. 抗菌療法選択の基準

　そもそも，抗菌療法ありきの歯周治療ではないので，いかなる状況で抗菌療法を選択するかの判断がまず行われなければならない．この場合の抗菌療法とは狭義の解釈であり，急性症状の回避のための細菌検査なしで行われる広い抗菌スペクトルの抗菌薬を用いた，いわゆる応急緊急処置は含

まないことを留意して頂きたい．抗菌療法を選択する基準としては，

① 特異的歯周病原細菌の感染があり，これが重度歯周炎を惹起している．重度広汎型慢性歯周炎，侵襲性歯周炎，重度インプラント周囲炎など．
② 特異的歯周病原細菌の感染があり，発症はしていない，あるいは軽度であり，ピロリ菌の除菌のごとく発症前診断と発症前治療が必要と考えられる場合．家族に重度慢性歯周炎患者や侵襲性歯周炎患者が存在する場合．
③ 再生療法やインプラント治療のための骨再建外科など，無の空間に組織再生を行う場合，リスクコントロールとして，特異的歯周病原細菌が基準値の高い低いに関わらず排除する必要がある，と判断した場合．
④ 糖尿病などの全身疾患によって宿主の免疫機能が低下し，特異的歯周病原細菌の有無に関わらず，抗菌薬によって歯周病感染のリスクコントロールが必要と判断した場合．
⑤ 血清抗体価検査によって，ある特定の歯周病原細菌に対する抗体の産生が不十分であり，それによって歯周炎が悪化していると判断した場合．
⑥ 免疫抑制剤，抗癌剤，放射線治療によって，あるいはAIDS等で後天的に免疫不全になり，弱毒菌でも歯周治療のリスクとなって抗菌薬によって歯周治療のリスクを下げる必要がある場合．
⑦ その他，免疫低下（白血病など）で，歯周炎が生命に危険を伴う全身疾患を惹起する可能性がある場合．

となる．即ち日常臨床において，抗菌療法が必須となる症例はあまり多くない，と考えられる．種々の疫学調査から通常の初期治療に反応しない群，あるいはメンテナンス中に予後不良の経過を辿る群は，概ね15％程度の値を示すことが多く[3]，抗菌療法が必要となる対象者は，前述のデータに加え発症前治療が必要となる者を加えたとしても多くとも20％程度ではなかろうか．

つまり，きちんとした歯周基本治療が行われれば，抗菌治療が不必要な群は8割以上ということを認識されたい．安直な歯科医師の判断，あるいは抗生物質を投与すると治療が楽だから，また，よく歯周炎が分からないからとりあえず抗菌薬を使用して……という勉強不足の歯科医師の勝手な理屈で抗菌薬を投与することは医学的にも倫理的にもあってはならない．

3. 細菌検査と免疫検査

一般に，すべての感染治療では，感染源の特定なくして抗菌療法はあり得ない．例えばピロリ菌の除菌治療では，尿素の入ったカプセルを服用する前と服用後10数分後に，呼気を採取してそこに含まれる二酸化炭素の量を調べる「呼気検査」，および血液を採取しそこにピロリ菌に対抗する血清抗体が含まれているかどうかを調べる「血液検査」を行う．これらによって，ピロリ菌の存在が確定された場合，胃酸分泌抑制薬（PPI），アモキシシリンおよびクラリスロマイシンの抗生物質をあわせて1週間服用する，という抗菌療法が行われる．

性感染症である梅毒の場合，抗原にカルジオリピン-レシチン抗原を用いてワッセルマン反応で診断する．しかし，この反応では梅毒以外の疾患でも陽性となる場合がある（偽陽性）ため，梅毒トレポネーマの抗原を用いて病原体に対する抗体を測定するトレポネーマ抗原検査をあわせて行い，診断がなされる．つまり，生命に重篤な状態を引き起こしている急性感染症を除き，慢性の感染症では予想や勘，あるいは経験にたよった抗菌薬の投与を行うことはあり得ない．

これを歯周治療で当てはめれば，上記対象となる症例に対して，細菌検査と免疫検査を行うことによって，①感染源の特定とその感染の度合い，②生体がどの程度感染源を認識し，かつ戦う能力を有しているか，を調べ，その上で抗菌薬の選択というステップに進むのである．わが国は，歯周病の細菌検査に関しては大変恵まれた環境下にあ

る．例えば，遺伝子の増幅を図るPCR系の検査，歯周病原細菌が分泌した酵素を測定する検査，また簡易培養法などのいくつかがわれわれ臨床家が安価で自由に行える．ここで，顕微鏡による生きた細菌の直接の観察（位相差顕微鏡や実体顕微鏡）は，細菌検査では無いことを強調しておく．

特に，位相差顕微鏡での顕微鏡で細菌を観察することは，あくまで形態による分類や比率の測定，また患者のモチベーションのためには有用であるが，21世紀である2012年において，"○○菌が検出されたので，○○という抗菌薬を投与する"という根拠のために位相差顕微鏡を用いることは，学問的にも倫理的にも間違いである．もし，そうであれば前述のピロリ菌や梅毒スピロヘータなどの外因性感染も顕微鏡で診断できることになってしまう．顕微鏡で細菌を特定し，さらに抗菌薬を決定するためには，各種培養法などによって分離同定されたものを，さらにこれも各種染色固定によって確定診断したときによらなければ不可能である．

歴史的にこれら顕微鏡による検査プロセスを経た結果，診断をしている間に感染が進行してしまうことを避けるため，酵素による診断やDNAプローブ，そしてPCR系など，迅速診断する方法が開発されてきたのである．歴史の時計を逆回しすることはできない．即ち，抗菌療法を念頭においた歯周治療を行う場合は，すくなくとも顕微鏡を除くこれら細菌検査を行うことが現在では必須である．できれば，免疫検査も廉価で行えるので同時に行うことが推奨されるであろう．あくまで，位相差顕微鏡を用いた顕鏡は，術者・患者ともに細菌叢の目視による確認とモチベーションのためであり，医学的に投与すべき抗菌薬を決定せしめるツールではない．

4. 各種歯周病原細菌と感染の度合いの基準

細菌検査結果によって得られたおよび免疫検査結果から，現在の歯周病原細菌の感染の種類と程度，生体の免疫応答を診断する．

表1に現在考えうる歯周病原細菌の感染の基準

表1 細菌検査のリスク判定基準

	菌数	対総菌数比率
A. a.	$<10^2$	<0.01%
P. g.	$<10^3$	<0.50%
T. f		<1.00%
T. d.		<0.50%
Red-Complex (P. g. +T. f.+ T. d.)	$<10^4$	<1.00%
P. i		<2.50%
F. n.		<5.00%

（OMTL（培養）のデータを台湾の高尾医科大学のDr.頼の指導の下，吉野らが改変したもの）

を，そして表2に血清抗体価から得られた診断の基準を示す．もちろんこれに先立って行われるプロービング値，BOP，動揺度などの歯周組織検査，およびエックス線検査などは歯周炎による破壊の程度と進行を診断するために必須である．これらを包括的に診断し，抗菌療法の必要の有無を決定する．

5. 抗菌薬選択の基準

まず，抗菌薬の選択の誤解について正したい．抗菌薬は，「○○菌が検出されたら，何の抗菌薬を投与する」という方法の基準はない．もちろんある程度のガイドラインは存在する．しかし，2つの点でわれわれ一般臨床家には誤解があるので，先ずこの点を解説したい．

第一の誤解は，上述のように，ある菌が検出されたら，その菌に対して特定の抗生物質を使用する，という考え方自体が外科治療の延長線上にあり，内科治療の思考ではないということである（内科的治療と内科治療は異なる点に留意されたい）．歯科治療はその分類上外科治療に属し，教育も外科的な発想と思考の元に行われている．保存できない歯を抜歯する行為，う蝕を除去する行為，歯石を除去する行為，痛みで抜髄する行為，などすべて症状の原因を切除あるいは除去する思考で日常診療を行っている．外科の分類は解剖学

表2　歯周病原細菌に対する血清抗体価の評価基準

Ⅰ　抗体価が高い場合（2.5以上）

	細菌種	
Ⅰ-①	A.a（アクチノミセテムコミタンス菌）	若年層の侵襲性歯周炎の罹患の疑いあり．中年以降の慢性歯周炎でもまれに抗体価の上昇が見られる．
Ⅰ-②	P.g（ジンジバリス菌）	慢性歯周炎の罹患の疑いがある．抗体価が5以上ならば，重症である疑いが強い．
Ⅰ-③	P.i（インターメディア菌）	急性期の危険性が高い．特に急性発作や腫瘍形成などの場合に抗体価の上昇が見られる．
Ⅰ-④	E.c（コローデンス菌）	嫌気と好気の条件が共存する状況に多い．軽度の歯周炎や歯周炎の再発の時に抗体価の上昇が見られる．

Ⅱ　抗体価が低い場合（2.5未満）

	細菌種	
Ⅱ	A.a（アクチノミセテムコミタンス菌）	〈治療前〉 ・歯周病原菌の感染度が低い．臨床症状を確認して，治療の必要性を考える． ・まれに個人差によって抗体価が上昇しない場合がある． 〈治療後〉 ・歯周病原菌の感染度が減少．臨床症状を確認して，治療（SPT含む）の終了を考える． ・すべての細菌の抗体価が低くなり，かつ，歯周組織検査において異常がなければ，治療は終了となる．
Ⅱ	P.g（ジンジバリス菌）	
Ⅱ	P.i（インターメディア菌）	
Ⅱ	E.c（コローデンス菌）	

前回〜今回の測定値の増減について

	細菌種	増加した場合
Ⅲ-①	A.a（アクチノミセテムコミタンス菌）	歯周炎の初発や再発を疑う．
Ⅲ-②	P.g（ジンジバリス菌）	慢性歯周炎の進行を疑う．
Ⅲ-③	P.i（インターメディア菌）	歯周腫瘍等の急性症状発症リスクの上昇を疑う．
Ⅲ-④	E.c（コローデンス菌）	歯周炎の再発を疑う．根面う蝕の危険性も増加．

	細菌種	減少した場合
Ⅳ	A.a（アクチノミセテムコミタンス菌）	細菌感染度の減少を示すので，歯周炎の病状は改善傾向にある．
Ⅳ	P.g（ジンジバリス菌）	
Ⅳ	P.i（インターメディア菌）	
Ⅳ	E.c（コローデンス菌）	

的部位で行うので，脳外科，整形外科，耳鼻科，皮膚科，眼科そして歯科などされ，感染源や腫瘍などはすべて切除して取り除くことが原則である．一方，内科は臓器毎の分類であり，消化器内科，神経内科，血液内科などで治療は検査に基づいて診断し，投薬や指導などが原則である．内科が検査に基づく診断による治療を行うため，検査→診断→治療という各々が独立した流れになるのに対し，外科とりわけ直接臓器である口腔内を目視できる歯科では，"診査"という言葉が存在し，"検査しながら診断"する．しかも，これは疾患の原因を除去する診断ではなく，治療行為（多くは除去や切除）するための診断である．内科治療が不可能な場合は内科医の紹介にて外科治療が行われる（癌の治療などが典型）．即ち，われわれ歯科医師が抗菌療法を行いたいのであれば，内科治療の概念を念頭にパラダイムシフトし，次の流れを行う．

① 細菌検査によって，感染源の特定と程度を把握する．
② 抗体価検査などによって，感染源に対する免疫応答を診る．
③ 全身の免疫状態そのものを血液検査・生化学検査，アレルギー検査などで診る．場合によってはここで全身疾患が発見される．
④ 患者の病歴などの問診，患者一族の病態問診

表3 AAPのポジションペーパーによる，抗菌薬投与のレシピの一部．最長で21日の投与期間がある

抗菌薬	成人量
メトロニダゾール	500mg/分3/8日
クリンダマイシン	300mg/分3/8日
ドキシサイクリン／ミノサイクリン	100〜200mg/分4/21日
シプロフロキサシン	500mg/分2/8日
アジスロマイシン	500mg/分1/4〜7日
メトロニダゾール＋アモキシシリン	250mg/分3/8日；両薬とも
メトロニダゾール＋シプロフロキサシン	500mg/分2/8日；両薬とも

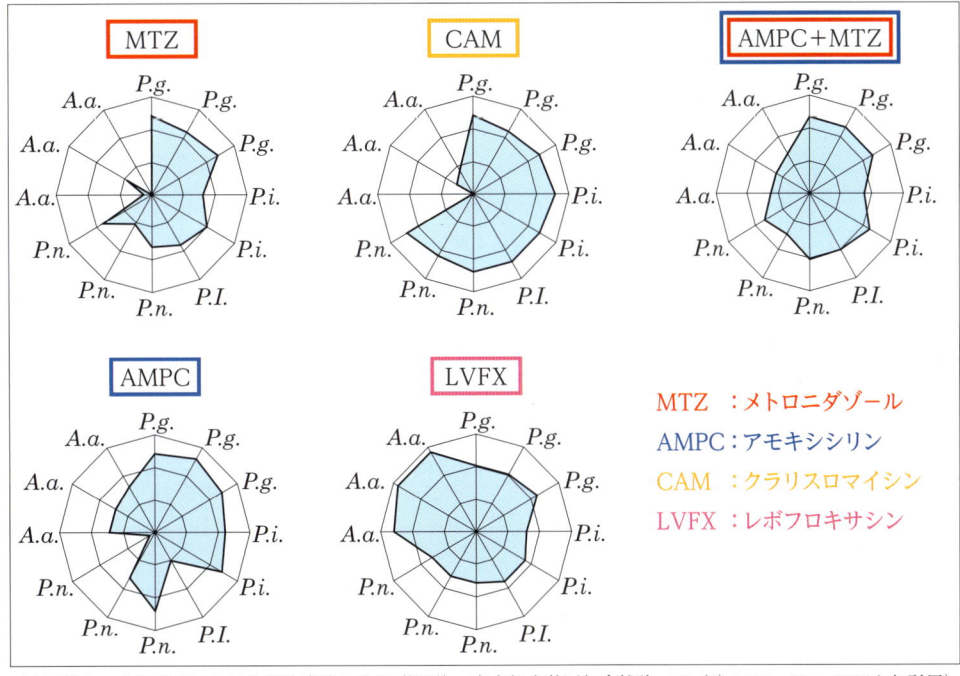

MTZ ：メトロニダゾール
AMPC：アモキシシリン
CAM ：クラリスロマイシン
LVFX：レボフロキサシン

（小川智久：歯周治療における薬物療法の応用（解説），東京都歯科医師会雑誌，52（7）：450，451，2004より引用）

図1 各種抗菌薬に対する，抗菌スペクトル

から，遺伝的先天的疾患傾向と家族内感染の疑いと程度を診て，投薬のリスクを診断する．
⑤ 患者個人の生活状態や精神状態から，投薬の方法などを検討する．
⑥ 投薬の反応によって，必要あれば追加の薬剤（整腸剤，胃粘膜保護剤など）や投薬そのもの変更や中止，代替療法への転換などを検討する．

以上のプロセスをもって投薬することが，内科的思考による歯科医師が行う抗菌療法である．具体的に述べると，①によって検出された細菌によって，抗菌スペクトルの範囲で選択されるべき薬剤が多数存在する（表3，図1）．そして②によって，すでに抗体価が高いものは生体が異物として認識しているので，むしろ抗体価が低いものをより抗菌する対象として見ていく．③で，糖尿病・循環器系疾患などの歯周疾患関連の全身疾患の発見と把握，そして投薬のリスクを診断し，④によって投薬禁忌の薬剤を除外する．⑤によって，患者の生活のなかで，無理をしないで内服が続けられるスケジュールを組み（例えば，夜勤などで一日三回食後という内服が困難であったり，パイ

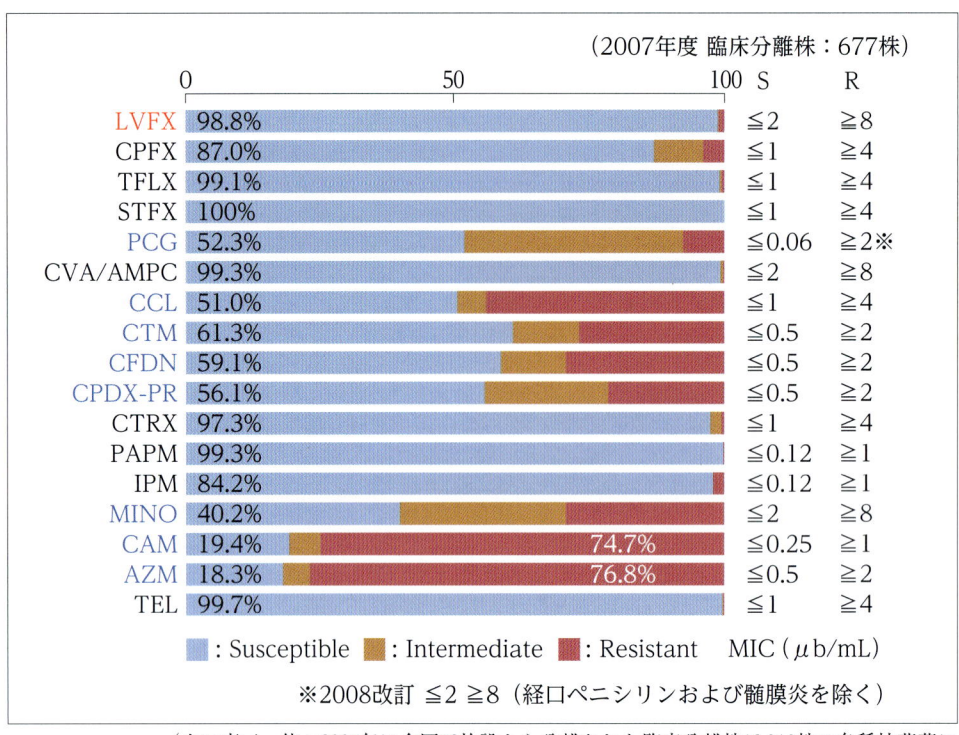

		S	R
LVFX	98.8%	≦2	≧8
CPFX	87.0%	≦1	≧4
TFLX	99.1%	≦1	≧4
STFX	100%	≦1	≧4
PCG	52.3%	≦0.06	≧2※
CVA/AMPC	99.3%	≦2	≧8
CCL	51.0%	≦1	≧4
CTM	61.3%	≦0.5	≧2
CFDN	59.1%	≦0.5	≧2
CPDX-PR	56.1%	≦0.5	≧2
CTRX	97.3%	≦1	≧4
PAPM	99.3%	≦0.12	≧1
IPM	84.2%	≦0.12	≧1
MINO	40.2%	≦2	≧8
CAM	19.4% / 74.7%	≦0.25	≧1
AZM	18.3% / 76.8%	≦0.5	≧2
TEL	99.7%	≦1	≧4

（2007年度 臨床分離株：677株）

■：Susceptible　■：Intermediate　■：Resistant　MIC（μb/mL）

※2008改訂　≦2　≧8（経口ペニシリンおよび髄膜炎を除く）

（山口惠三，他：2007年に全国72施設から分離された臨床分離株12,919株の各種抗菌薬に対する感受性サーベイランス．Jpn. J. Antibiotics 62（4）：346-370, 2009）

図2　各種抗菌薬に対する肺炎球菌の感受性分布
肺炎双球菌に対する，耐性菌化の比率．われわれ歯科医師もよく用いるAZM（アジスロマイシン）は，8割近くが耐性化している

ロットのように一度勤務すると途中で睡眠などができず，日数という概念で投薬を履行すること自体が難しいなど），⑥によって投薬を調整していく，ということになる．

第二の誤解は，日本の保険医療制度では歯周治療に対する抗菌療法は基本的に認められていない，ということである．わが国の保険医療制度では，急性症状の回避のための一次投薬および外科処置後の感染予防のための投薬しか認められておらず，一部LDDS（ペリオクリン®，ペリオフィール®等）のように局所応用薬のみが抗菌療法として認められている．エビデンスレベルがたとえ高いとしても，AAPのPosition paper[4]（図2）に書かれているような，3週間や4週間といった抗菌薬の投与は保険治療制度では認められていないのである．よって，歯周炎に対する抗菌療法は自由診療で行う治療であり保険請求は不可能である．保険で抗菌療法ができると誤解しているのは主に患者であるが，加えて保険医療制度で認められた治療が，エビデンスレベルが高いとは限らないことも日本社会には衆知されていない．この点を十分に患者にカウンセリングして同意を得なければ，薬を飲む，あるいは注入や注射するという行為は時として健康に甚大な被害を及ぼすことがあり，最悪の場合は死亡することもあるので十分に理解してから治療に当たって頂きたい．

6. 症例　（図3,4，表4,5）

患者は41歳男性，数件の歯科医院にて受けた度重なる歯科治療にもかかわらず，歯の自然脱落を含む喪失を繰り返していたため，従来の歯科治療に疑問をもって精査加療を希望して来院した．患者自身のプラークコントロールは良好で，口腔清掃とともに歯科受診も真面目に努めていた．初診時に行った細菌検査の結果，*Actinobacillus actinomycetemcomitans*，*Porphyromonas gingivalis*，*Tannerella forsythia* が基準値を超えて検出された．また，これに対して行った血清抗体価検査の結果が図5である．結

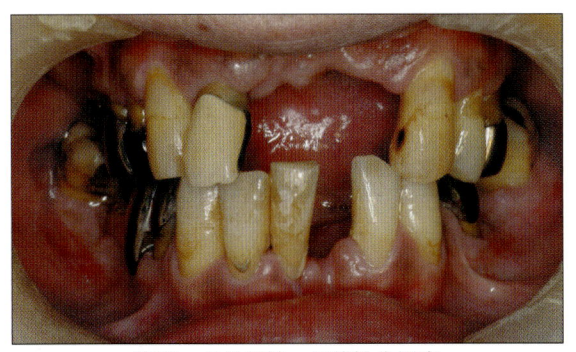

図3　41歳男性，侵襲性歯周炎
良好なプラークコントロールにもかかわらず，これだけの歯を歯周炎で失ってしまった

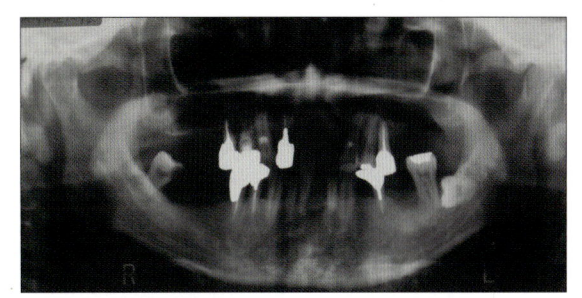

図4　全顎的に重篤な骨吸収像を認める
左右の上顎洞と歯槽骨との距離は1〜2mmほどしかない．上顎前歯部は前鼻棘まで骨が吸収している

表4　細菌検査とともに行った歯周病原細菌に対する血清抗体価
A. a.が基準値以上に検出されているのにもかかわらず，抗体価が上昇していない

2008年5月31日	細菌検査			免疫検査	
	細菌数	対総菌数比率	基準値	血清抗体値 IgG	基準値
総菌数	49,000	—	—		
A. a	510	1.041%	<0.01%	− 0.4	<0
P. i	<10	0.00%	<2.5%	− 0.4	<0
P. g	76,000	15.51%	<0.5%	1.9	<0
T. f	4,000	8.16%	<0.5%		
T. d	430	0.88%	<5.0%		

表5　FMDと経口抗菌療法によって除菌を確認

	2008年8月30日		2012年11月6日	
	細菌数	対総菌数比率		免疫検査
総菌数	33,000	—	A. a	− 0.5
A. a	0	0%	P. g	0
P. g	0	0%	P. i	− 0.3
P. i	0	0%		
T. d	0	0%		
T. f	0	0%		

　果と重篤な骨破壊を含むエックス線像からわかる通り，診断名はA. a., P. g., T. f.感染を伴う侵襲性歯周炎である．*Prevotella intermedia*のように検出されていない菌に対して抗体価が上がらないのは当然であるが，A. a.は細菌が基準値以上検出されているのにも関わらず，抗体価が上がっていない．即ち，生体が免疫応答していない，あるいは病原として認識していない，といえよう．つまり，本患者ではA. a.とP. g.を生体が除去できないことを抗菌薬で補って除去することが，抗菌療法の目的となる．

　本症例では，複合感染のため，メトロニダゾールとアモキシシリンの合剤とし[5, 6]，抗菌スペクトルが非常に広くなること，長期投与によって必要な常在腸内細菌も減じて下痢や偽膜性大腸炎などの消化器疾患を予防するため，抗生物質耐性の腸内細菌剤も併せて投与した．これら薬剤の投与期間中，細菌のRecontaminationを抑止する目的でFull Mouth Disinfection[7〜9]を行い，realtime-PCRでの検出限界以下までの除菌に成功した．

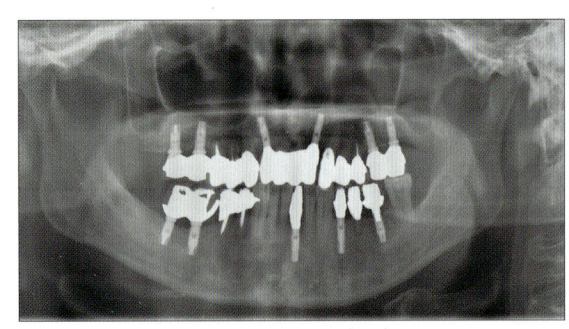

図5 抗菌療法後3年
現在，再生・再建した硬組織は経過良好である．歯周炎の再発もない

術後は経過良好であり，発赤・腫脹や急性発作などは一切みとめない．抗菌療法併用の歯周基本治療後，全顎の再生療法，GBR，両側のサイナスリフト，インプラント埋入を終え，上部構造の構築に移行し，現在メンテナンス中である．治療開始より3年以上経過しているが，歯周組織と再生・再建した組織ともに問題はない．

7．まとめ

繰り返しになるが抗菌療法は，その適応と術式を正確に理解して実践できるようにしてから患者に適応しなければならない．安易な薬物の投与は，世界に耐性菌を広めるだけでなく患者の健康と生命に支障を来す可能性がある．かつてのブレードインプラントから現在のインプラント周囲炎まで，これまで経営的見地から行われた医療行為が歯科医師の地位を貶めたことが繰り返し行われてきた歴史を鑑みるべきである．

薬物の投与自体は技術的手技を伴わない簡便な行為であるが，投与によって招く結果がアナフィラキシーや癲癇様発作など全身に対して重篤な結果を招く場合があることも熟知し，その医学的社会的対策が取れるように診療所内の人的設備的環境整備を行ってから適応すべきである．

(吉野敏明)

文献

1）特定非営利活動法人日本歯周病学会編：歯周病患者における抗菌療法の指針，医歯薬出版，東京，2011.
2）三辺正人，吉野敏明：細菌検査を用いた歯周治療のコンセプト，医学情報社，東京，2009.
3）Listgarten MA and Loomer PM：Microbial identification in the management of periodontal diseases, A systematic review, Ann Periodontol, 8 (1)：182〜192, 2003.
4）Systemic antibiotics in periodontics. J Periodontol, 75 (1)：1553〜1565, 2004.
5）Winkel EG, van Winkelhoff AJ and van der Velden U: Additional clinical and microbiological effects of amoxicillin and metronidazole after initial periodontal therapy, J Clin Periodontol, 25 (11 Pt 1)：857〜864, 1998.
6）van Winkelhoff AJ, Rodenburg JP, Goené RJ, et al.：Metronidazole plus amoxycillin in the treatment of Actinobacillus actinomycetemcomitans associated periodontitis, J Clin Periodontol, 16 (2)：128〜131, 1989.
7）三辺正人，山内理恵，田中真喜，他：FMDのエビデンスを考える（2）文献的考察，歯界展望，109 (3)：518〜524, 2007.
8）田中真喜，吉野敏明，他：重度広汎型歯周炎患者に対する治療法の検討—長期経口抗菌療法およびOne-Stage Full Mouth Disinfectionの併用療法と従来型SRPの治療効率の比較検討—，日歯周誌，49 (suppl-spring)：107, 2007.
9）吉野敏明，三辺正人，他：侵襲性歯周炎に対する抗菌療法とOne Stage Full Mouth Disinfectionの併用療法—リアルタイムPCR法による細菌学的考察および臨床有用性—，日歯周誌，47 (suppl-2)：141, 2005.

8 口腔内科

歯科二大疾患であるう蝕と歯周病以外にも，数多くの疾患が口腔内には存在するとともに，さまざまな全身疾患が口腔内に症状を呈する．一方，高齢者人口の増加に伴う疾病構造の変化や新しい医療技術の発達などを背景として，従来のような外科的治療ではなく，非観血的治療を必要とする口腔疾患を有する患者も増加してきている．このことから，歯科医師には歯や歯周疾患に対する知識や治療技術だけではなく，全身疾患に関する正確な知識がますます必要とされるようになっている．

このような社会状況を反映して，最近全国の歯学部および歯学部附属病院に口腔疾患の内科的治療を主として担当する口腔内科，さらには，その研究，教育を担当する口腔内科学講座が設置されてきている．本稿では，わが国における口腔内科の必要性とその役割，将来性について概説する．

1. わが国の社会的状況

わが国の最大の社会的特徴は少子高齢化である．2010年のわが国の人口構成を人口ピラミッドで見ると，第1次ベビーブーム（1947〜1949年）と第2次ベビーブーム（1971〜1974年）に生まれた2つの世代に相当する膨らみが，それぞれ60歳代前半と30歳代後半に認められることを特徴として，その後は出生率の低下を反映して若い世代の人口が次第に減少しているのがわかる（図1）．

2年後の2015年には第1次ベビーブームの国民が65歳以上となるため高齢化はさらに進行し，高齢者が全人口の1/4を占めることとなり，名実ともに世界に類をみない超高齢社会となることが確実である．またわが国の高齢化の特徴として，他の欧米先進諸国に比較して高齢化の進行速度がきわめて速いことが挙げられる（図2）．

高齢者医療においては，その身体的，精神的特性に配慮した医療を提供することが必要であることから，歯科医療においても，今後臨床，教育，研究のすべてにおいて高齢者に適切に対応していくことが強く求められてくるものと考えられる．

2. 歯科医療への国民の期待

口腔顎顔面疾患の中にはう蝕，歯周病はもとより，口蓋裂などの先天異常，顎変形症などの発育障害を含む後天異常，外傷，歯性感染症などの炎症性疾患，腫瘍（良性および悪性），嚢胞（顎骨および軟組織），顎関節症を中心とした顎関節疾患，さらには種々の口内炎を含む口腔粘膜疾患，さまざまな原因による口腔乾燥症（ドライマウス）や唾液腺疾患，神経疾患，口腔（歯科）心身症，睡眠時無呼吸症候群など数多くの疾患が含まれると

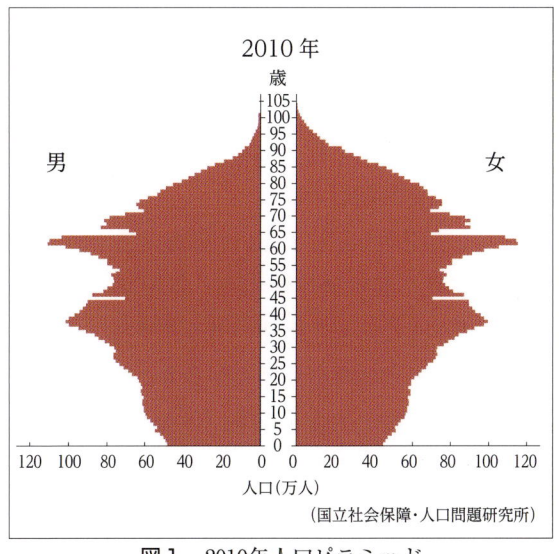

図1 2010年人口ピラミッド
（国立社会保障・人口問題研究所）

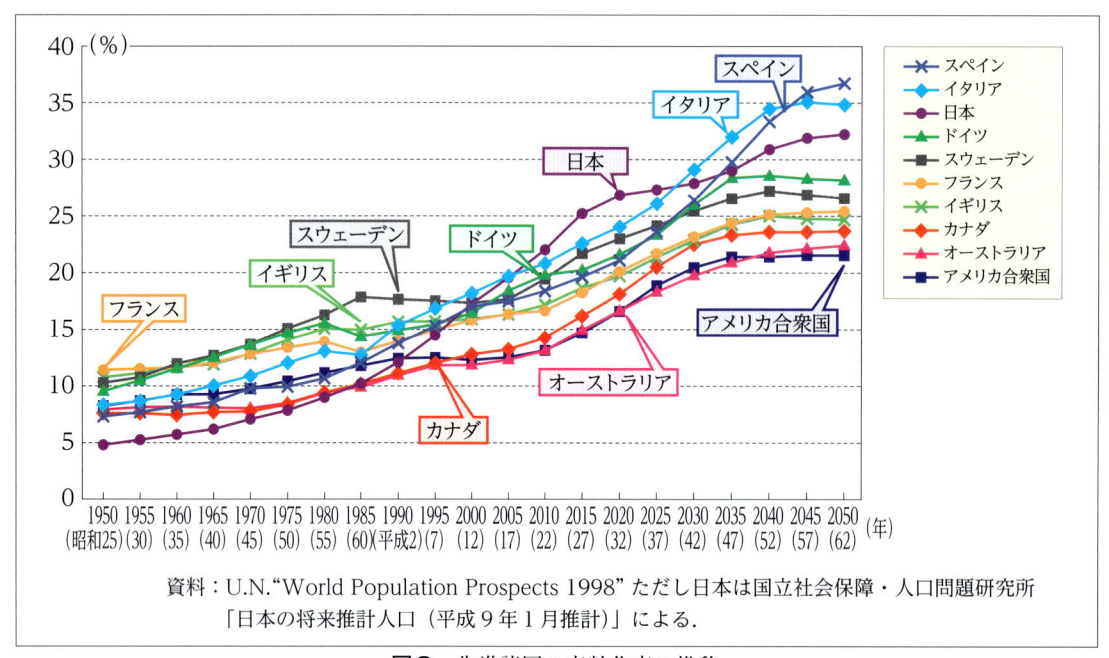

図2　先進諸国の高齢化率の推移

ともに，さまざまな全身疾患が口腔内に症状を呈する．

部分症状として口腔症状を呈し得る疾患や病態の代表的なものとして，白血病や悪性リンパ腫などの血液腫瘍，鉄欠乏性貧血や悪性貧血，糖尿病やAddison病，Basedow病などの代謝・内分泌疾患，麻疹，風疹，水痘などのウイルス感染症，多形滲出性紅斑やStevens-Johnson症候群などのアレルギー性疾患，天疱瘡や類天疱瘡，Sjögren症候群などの自己免疫疾患，さらには栄養障害や脱水，抗菌薬の長期投与による菌交代現象，副腎皮質ステロイド薬投与中の日和見感染などが挙げられる（表1）[1]．また全身のさまざまな臓器に発生した悪性腫瘍に対して，化学療法を施行した際や造血幹細胞移植を行った場合には，重篤かつ難治性の口内炎が発症する．

一方，歯周病などによる口腔環境の悪化が，虚血性心疾患，動脈硬化性疾患，糖尿病，早産など，さまざまな疾患・病態の進行や予後に密接に関与しているという研究結果が数多く報告されてきており，口腔の健康が全身の健康の維持，増進という観点からも大きく注目されてきている．このことから，これからの歯科医師には歯や歯周疾患に対する知識や治療技術だけではなく，さまざまな全身疾患やそれらに対する専門的治療，先進的治療に対する正確な知識がますます必要とされるようになるものと考えられる．

今後未曾有の超高齢化が進行するわが国においては，これらの全身疾患，口腔疾患を有する患者のさらなる増加が予想されている．これからの歯科医師は，単に歯および歯周組織の専門家という枠を超えて，全身疾患に関する正確な知識と診断能力を身につけることにより，全身の健康を守るという医療の一翼を積極的かつ責任を持って担っていかなければならない．

3. 超高齢社会における口腔内科の役割

厚生労働省患者調査による年齢別歯科外来受療率と医科外来・入院受療率をみると，医科においては75歳以降外来での受療率は減少するものの，それを補うように入院受療率が増加し，高齢者に対しても適切な医療が提供されていることがわかる．これに対し歯科においては，入院下での十分な治療が行えないため，高齢者が適切な歯科医療の恩恵を享受する機会が奪われていることがわかる（図3，4）．このことは，わが国の高齢者においては，適切な歯科医療サービスが受けられないために，全身状態の悪化，全身疾患の発症や進行

表1 口腔内に部分症状を発症する全身疾患

全身疾患	口腔症状
感染症	
猩紅熱, 麻疹, 風疹, 川崎病	イチゴ舌
麻疹	Koplik 斑
水痘	水疱, びらん
手足口病, ヘルパンギーナ	水疱, アフタ
AIDS	口腔カンジダ症, 毛状白板症, Kaposi 肉腫
内分泌・代謝性疾患	
Basedow 病	口腔乾燥
糖尿病	〃
Addison 病	メラニン沈着
アミロイドーシス	舌の腫大
自己免疫疾患	
Sjögren 症候群	口腔乾燥症
Behçet 病	再発性アフタ
天疱瘡	水疱, びらん
類天疱瘡	水疱, 潰瘍
ITP	紫斑
血液疾患	
悪性貧血	平滑舌（Hunter 舌炎）
鉄欠乏性貧血	平滑舌（Plummer-Vinson 症候群）
血友病, 白血病	紫斑, 歯肉出血
遺伝性疾患	
Peutz-Jeghers 症候群	メラニン沈着
von Recklinghausen 病	〃
Osler 病	紫斑
アレルギー	
多形滲出性紅斑	紅斑, びらん
Stevens-Johnson 症候群	〃
サルコイドーシス	舌の腫大
栄養障害	
ペラグラ	舌乳頭の萎縮
食物摂取の減少	舌苔
脱水	口腔乾燥
その他	
菌交代現象	黒毛舌
日和見感染	口腔カンジダ症

が助長されているという可能性を示している.

このような観点からすると，現在各都道府県歯科医師会，郡市区歯科医師会，地方公共団体等を中心として進められてきている在宅歯科医療（訪問歯科診療）の果たすべき役割は大きく，今後も積極的に推進していくことが望ましいと考えられる．しかしながら，現時点では，患者の合併基礎疾患の状態，診療可能時間の制限，人的・物的資源の不足などにより，治療内容は処置が複雑にならない歯周疾患処置，歯槽膿瘍切開などの比較的低侵襲の口腔内消炎処置，義歯調整などに限定さ

れざるを得ないのが実情と考えられ，多数の残根や歯根嚢胞など口腔顎顔面領域の慢性感染病巣が適切な治療を受けることなく放置されていることが多い．

ADLが低下し，在宅医療の対象となっている患者は，そもそも基礎疾患の存在等により感染防御能をはじめさまざまな生体機能が低下しており，将来にわたってもそれらが徐々に低下していく．このような患者において慢性感染病巣を長期に放置することは，持続的な菌血症を惹起するとともに，急性化の繰り返しなどにより，患者の身

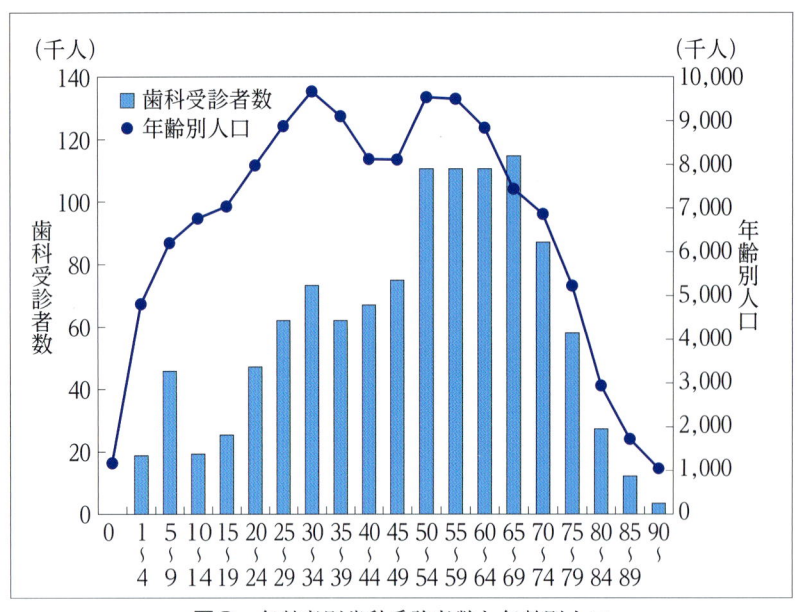

図3 年齢者別歯科受診者数と年齢別人口
(厚生労働省保健局調査課：老人医療事業年報．2004　厚生労働省大臣官房統計情報部
人口動態・保健統計課：人口動態統計．2004)

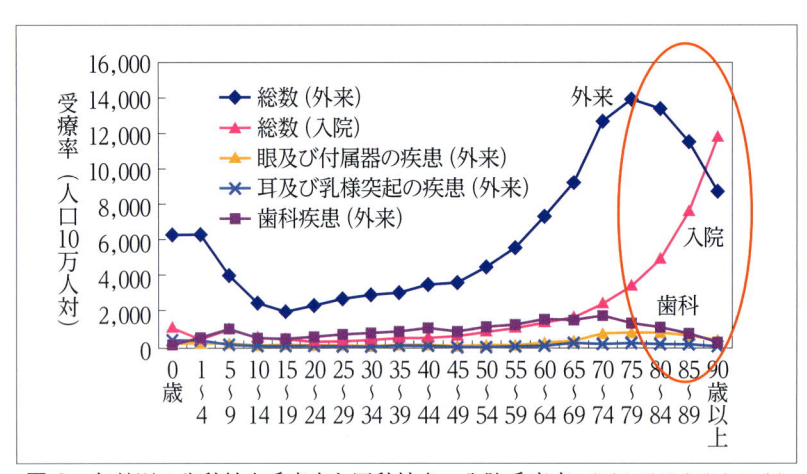

図4 年齢別の歯科外来受療率と医科外来・入院受療率　(厚生労働省患者調査)

体的・精神的負担を増やすことにつながる．このことから，このような患者においては，むしろ比較的早期の適切な時期に感染病巣の外科的除去などの根本的治療を適切に行うことにより，結果的により長期にわたって良好なQOLを保障することができるようになる．

　今後は口腔ケアも含め，このような観点からの歯科医療（例えば，病院歯科における入院下での歯科治療など）を展開することにより，高齢者や有病者の全身疾患の発症予防や進行抑制，重篤化の回避を図ることができると考えられる．このことから，少なくとも現時点においては，口腔内科および口腔内科学講座が歯科口腔外科あるいは口腔外科学講座を母体として設置されてきていることは意義のあることと考えられる．

4. 有病者に対する安全な歯科医療の確立

　平成22（2010）年10月1日現在，わが国には8,670の病院（入院床20以上の医療施設）が存在しており，そのうちの1,556施設（全体の17.9％）が300床以上の大規模病院である．このような大規模病院では，集学治療病棟（ICU）や脳卒中センター（SCU）が設置され，造血幹細胞移植をはじめとするさまざまな先進的治療が行われている

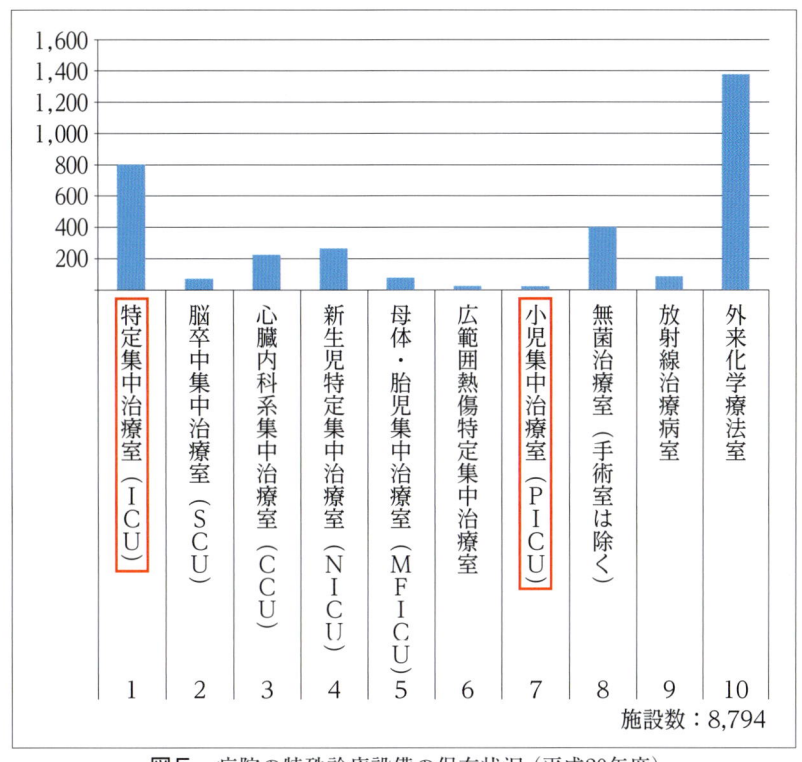

図5　病院の特殊診療設備の保有状況（平成20年度）
（厚生労働省：平成20年医療施設（静態・動態）調査・病院報告の概況）

施設数：8,794

1. 特定集中治療室（ICU）
2. 脳卒中集中治療室（SCU）
3. 心臓内科系集中治療室（CCU）
4. 新生児特定集中治療室（NICU）
5. 母体・胎児集中治療室（MFICU）
6. 広範囲熱傷特定集中治療室
7. 小児集中治療室（PICU）
8. 無菌治療室（手術室は除く）
9. 放射線治療病室
10. 外来化学療法室

（図5）．これらの治療の過程では口内炎が発症することが多く，口腔が本来きわめて複雑な常在細菌叢を有していることや，成人では多くの場合すでに歯肉炎や歯周炎が存在していることから，多くの症例で口内炎が重篤化し，ときに敗血症を併発することもある．また，ICUや介護施設への入院，入所中に生じる口腔衛生環境の悪化を背景として，口腔内常在菌によるVAP（人工呼吸器関連肺炎）や誤嚥性肺炎のリスクが常に存在している．このような重篤な合併症を発症すると，患者にとって心理的，肉体的，経済的負担となるばかりでなく，本来の治療の休止や中止を余儀なくされることにつながる．

このことから，口腔の健康状態を把握し，健全に維持するための専門的技術を持ち，このような病態の発現をできる限り予防，あるいは適切に管理することのできる専門家の存在は重要である．この点からも，口腔の構造や機能，口腔疾患の予防，治療，管理はもとより，全身疾患，化学療法，放射線療法，栄養療法等に関する十分な知識を有した専門医により構成される口腔内科の果た

すべき役割は重要と考えられる．

欧米では，口腔内科（Oral Medicine）という概念はすでに古くから存在しており，歯科医学の一分野として定着している．米国口腔内科学会（The American Academy of Oral Medicine）のホームページに記載されている口腔内科の定義には，"Oral Medicine is the discipline of dentistry concerned with the oral health care of medically compromised patients and with the diagnosis and non-surgical management of medically-related disorders or conditions affecting the oral and maxillofacial region"と示されている．すなわち口腔に限局した病変，あるいは全身疾患の部分症状として口腔内に発現した病変を診断し，外科的手法によらず治療を行う歯科医学の一分野とされており，さらに医学的にさまざまな問題点を有している，いわゆるmedically compromised patientsの歯科治療を含めて口腔内科が担当するとしている[2]．口腔内科学関連の名著として知られる「Little and Falace's Dental Management of the Medically Compromised Patient 第8版」には，歯

表2 歯科治療において配慮すべき全身疾患

1. 循環器疾患
   a. 感染性心内膜炎
   b. 高血圧
   c. 虚血性心疾患
   d. 不整脈
   e. 心不全（うっ血性心不全）
2. 呼吸器疾患
   a. 肺疾患
   b. 喫煙と禁煙
   c. 睡眠関連呼吸障害
3. 消化器疾患
   a. 肝疾患
   b. 消化器疾患
4. 泌尿生殖器疾患
   a. 慢性腎疾患と透析
   b. 性行為感染症
5. 内分泌・代謝性疾患
   a. 糖尿病
   b. 副腎機能不全
   c. 甲状腺疾患
   d. 妊娠と授乳
6. 免疫系疾患
   a. AIDS，HIV感染と関連疾患
   b. アレルギー
   c. リウマチと結合組織疾患
   d. 臓器移植と骨髄移植
7. 血液疾患と腫瘍
   a. 赤血球関連疾患
   b. 白血球関連疾患
   c. 後天性止血・凝固系異常
   d. 先天性止血・凝固系異常
   e. 癌と癌患者の口腔ケア
8. 神経・精神疾患
   a. 神経疾患
   b. 不安症，摂食障害
   c. 精神疾患
   d. 薬物・アルコール中毒

（「Little and Falace's Dental Management of the Medically Compromised Patient 第8版」より抜粋，改変）

表3 口腔内科学における教育内容

I. 総論
   1. 診断学
      a. 医療面接
      b. 身体診察
      c. 臨床検査
         (i) 検体検査
         (ii) 生理・生体検査
      d. 画像診断学
      e. 診療録（POMR）の記載法
   2. 症候論
      a. 全身的症候
      b. 局所的症候
   3. 治療学
      a. 治療計画
      b. 薬物療法
      c. 放射線療法
      d. 救急医療
      e. その他の治療法
      f. 患者管理
      g. 機能回復
      h. 緩和医療
      i. 口腔管理
II. 各論
   1. 口腔粘膜疾患
   2. 炎症性疾患（歯性感染症を含む）
   3. 唾液腺疾患
   4. 神経疾患
   5. 顎関節疾患
   6. 口腔顎顔面疼痛
   7. 口腔心身症
   8. その他（睡眠時無呼吸症候群，摂食・嚥下障害を含む）
   9. 各種症候群
   10. 口腔に症状を呈する全身疾患
   11. 全身疾患患者の歯科治療

※11. 全身疾患患者の歯科治療については表2を参照

科治療を行うにあたって配慮すべき全身疾患とその対処方法が詳述されている（表2）[3]．また，最近各学会よりいくつかの診療ガイドラインやポジションペーパーが作成，発行されている[4〜8]．

わが国においては，今後少なくとも当分の間は，口腔外科がこれまでに蓄積してきた数多くの知見と技術に基づきながら，同時に他の歯科医学分野の多くの専門家の協力を得つつ，わが国の社会的状況に応じた新しい学問体系と診療体系としての口腔内科を確立していくことが肝要と考えられる．

5. 口腔内科学教育

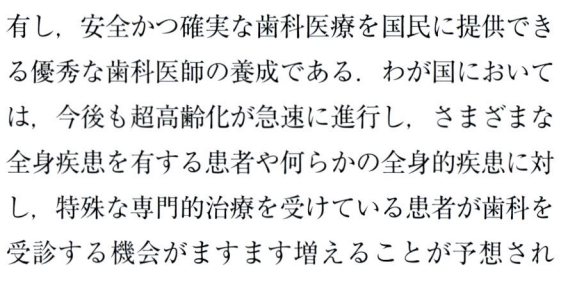

歯学部教育の最重要目標は正確な専門的知識を有し，安全かつ確実な歯科医療を国民に提供できる優秀な歯科医師の養成である．わが国においては，今後も超高齢化が急速に進行し，さまざまな全身疾患を有する患者や何らかの全身的疾患に対し，特殊な専門的治療を受けている患者が歯科を受診する機会がますます増えることが予想される．さまざまな内臓疾患の中には口腔症状を呈するものも多く，これらの口腔症状を有する患者を診療する機会も増加しつつある．

これらの事実は，これまで以上に全身的疾患に

ついての知識を正確に有するとともに，患者の全身状態や治療内容についての情報を医師と共有し，安全かつ適切に歯科治療を遂行できる能力，さらには口腔を通して患者の全身的健康管理に寄与できる能力のある歯科医師が求められているということにほかならない．

このことから，従来口腔外科学で教育されてきた口腔内科的疾患に対する診断，検査，治療に加え，全身疾患（糖尿病，虚血性心疾患，心臓弁膜疾患，不整脈，喘息，肝不全，腎不全，血液疾患など）やその治療（抗血栓療法，副腎皮質ステロイド薬投与など）が歯科治療に及ぼす影響，医療面接，SOAPに基づいた診療録（POMR）の記載・作成，pharmacokineticsおよびpharmacodynamics，AEDの使用方法を含む救急蘇生法がある．さらには歯科医療における院内感染対策などについて，今後すべての歯科医師が臨床上必要とする知識と技術を，より実践的な面から教育することを通して，これまで以上に安全で確実な歯科医療を提供できるとともに全身的健康の維持・増進にも寄与できる歯科医師を養成していくことが口腔内科学の重要な使命である（表3，図6）．このような観点からすると，口腔内科学講座が口腔外科学講座を母体として設置されてきていることは，有意義なことといえる．

その他	社会歯科学	予防歯科学	顎顔面外科学	口腔内科学（狭義）*2	歯科麻酔学	小児歯科学	歯科矯正学	冠橋義歯補綴学	有床義歯補綴学	歯周療法学	歯内療法学	保存修復学

口腔内科学（広義）*1（DENTO-ALVEOLAR SURGERYを含む）
口腔顎顔面画像診断学
薬理学・薬物動態学・薬力学
病理学・口腔病理学
基礎科目 （解剖学，口腔解剖学，組織学，口腔組織学，生理学，口腔生理学，生化学，口腔生化学，微生物学，口腔微生物学，免疫学，歯科理工学，その他）

*1 高齢者・有病者の全身評価法や診断法，安全な歯科治療技術等を教育
*2 口腔内科的疾患の診断・治療や腫瘍等に対する内科的治療を教育

図6　歯学部教育における口腔内科学の位置づけ

6. 研究分野としての口腔内科学

過去数十年にわたり，わが国の医療水準・技術は世界のトップレベルにあり，いくつかの分野では世界をリードし医学の発展に大きく寄与してきた．今後もこれまでのように，わが国が医学分野において指導的立場を維持していくためには，臨床教育のさらなる充実を図るとともに，次世代の標準医療となるような医療技術の確立・開発につながる研究を強力に推進していくことが重要である．

このような観点から口腔内科学においては，高齢化社会の進行と口腔内科的疾患を有する患者の増加に対応するため，口腔内科的疾患の病因・病態の解明を進めるとともに，それらの知見に基づいた新たな診断法・治療法の開発を積極的に推進していくことが重要である．

口腔の健康の維持が，さまざまな全身疾患の予防，進行抑制，予後の改善に重要な役割を果たすことが明らかとなりつつあり，また他の診療分野におけるさまざまな先進医療技術導入に伴う種々の副作用の予防や制御にも寄与していくことが可能と考えられることから，歯科医学の分野だけにとどまらず，広く全身の医学分野と連携した基礎研究，臨床研究を行っていくことが必要であり，またそうして得られた最新の知見を実際の医療へとつなげていくトランスレーショナル・リサーチも積極的に推進していくことが重要である．

7. 日本口腔内科学会の発足とその役割

2011年9月24日に開催された第21回日本口腔粘膜学会総会において，学会名を日本口腔内科学会（Japanese Society of Oral Medicine）に改称することが認められ，正式に日本口腔内科学会が発足した．学会発行の邦文学術誌として「日本口腔内科学会雑誌」が発行され，また英文学術誌として「Journal of Oral and Maxillofacial Surgery,

Medicine, and Pathology」が（社）日本口腔外科学会および（特非）日本臨床口腔病理学会とともに発行されることとなった[9]．

今後，口腔内科という診療体系と口腔内科学という学問体系がわが国に真に定着するかどうかは，ひとえに国民の健康の増進とQOLの向上に，いかに貢献できるかにかかっている．このためには，口腔外科，高齢者歯科，障害者歯科，歯科麻酔科，歯科放射線科，口腔病理診断科など関連する多くの歯科診療科および専門家，さらには日本口腔診断学会や日本口腔科学会などの関連学会，そして関連領域を専門とする医科の各種学会との連携が重要であることはいうまでもない．

口腔外科を専門としてきた歯科医師に加え，今後はさらに多くの専門家からなる口腔内科学会の発展と，口腔内科専門医制度の早期確立が望まれる．

（里村一人）

文献

1) 福井次矢，奈良信雄 編：内科診断学 第2版，医学書院，東京，2008.
2) The American Academy of Oral Medicine. ホームページ (http://www.aaom.com/).
3) Little JW, Falace DA, Miller CS, Rhodus NL, ed.: Little and Falace's Dental Management of the Medically Compromized Patient Elsevier, 2013.
4) 日本有病者歯科医療学会，日本口腔外科学会，日本老年歯科医学会編：科学的根拠に基づく抗血栓療法患者の抜歯に関するガイドライン 2010年版，学術社，2010.
5) ビスフォスフォネート関連顎骨壊死検討委員会編：ビスフォスフォネートの有用性と顎骨壊死，大阪大学出版会，2010.
6) 日本口腔腫瘍学会，日本口腔外科学会編：科学的根拠に基づく口腔癌診療ガイドライン 2009年版，金原出版，東京，2009.
7) 日本顎関節学会診療ガイドライン作成委員会編：顎関節症患者のための初期治療診療ガイドライン，日本顎関節学会，2011.
8) 日本歯科麻酔学会編：歯科診療における静脈内鎮静法ガイドライン，医療情報サービス Minds，2009. (http://minds.jcqhc.or.jp/).
9) 日本口腔外科学会編：口腔外科ハンドマニュアル'12，クインテッセンス出版，東京，2012.

9 メインテナンスとSPT

　歯周病治療にメインテナンスとサポーティブ・ペリオドンタル・セラピー（SPT）の必要性が叫ばれ，現在の歯科臨床に定着したかの様に見受けられる．
　併せてPMTCやPTCなどの用語も氾濫し，何カ月に一度患者を呼んでは超音波スケーラーや回転清掃器具を用いて口腔内の管理を行っているようである．
　PMTCやPTCを否定するつもりはないが，果たしてこの様な医療行為が歯周病の治療にどの程度の効果があるのだろうか？
　本章では歯周病治療になくてはならないステップを整理し，その上で歯周病治療に効果的なメインテナンスとSPTの在り方を考察したい．

1. メインテナンスとSPTの違い

　国民病ともいわれている歯周病．その発症のメカニズムはまだ完全には解明されてはいないが，その治療法はほぼ確立されている．歯周病治療は図1に示すプロトコールに沿って進められる．

　図1のプロトコールの下段に 治癒 → メインテナンス と 病状安定 → SPT（サポーティブ・ペリオドンタル・セラピー） の二通りのプロトコールが存在している．この理由を説明する前に，メインテナンスとSPTについて説明したい．

　日本歯周病学会発行のガイドライン「歯周病の診断と治療の指針」から，メインテナンスとは「治癒した歯周組織を長期間維持するための健康管理．患者自身が行うセルフケアと歯科医療従事者によるプロフェッショナルケアからなる．」とある．そして具体的な実践としては①繰り返しモチベーションを行う．②PTC・PMTCの実践．③生活習慣指導．となっている．一方SPTは「病状が安定した歯周組織を長期間安定させるために行う歯科医療従事者による専門的な定期的治療.」とあり，実践方法としては①プラーク・コントロールの強化．②歯周ポケット内への徐放性薬剤の投与．③SRP．④歯周外科処置．となっている[1]．

　ふたつを比較すると，一見異なるプロトコールの様に解釈できる．このことは日本の医療制度が疾病保険であるため継続的な管理下に置く必要性がある歯周病患者に対して，病状を維持し治癒させることを目的とした「歯周病安定期治療」なる用語を新設した結果，異なる定義づけとせざるを得

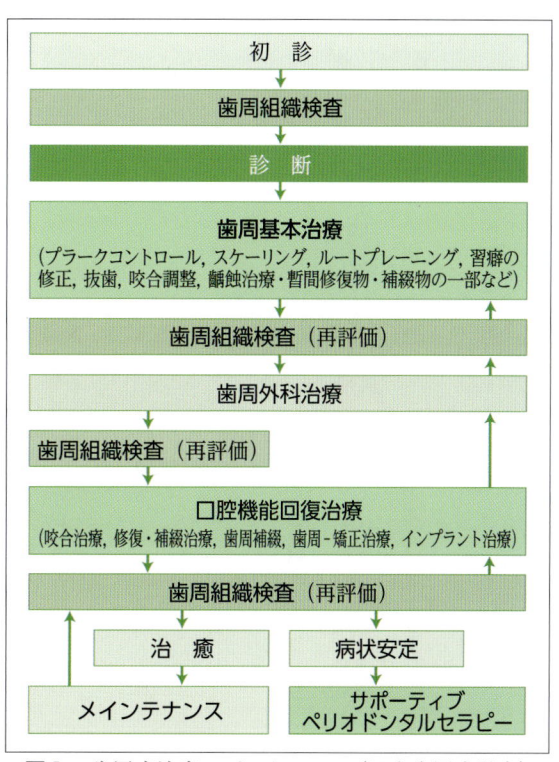

図1　歯周病治療のプロトコール（日本歯周病学会）

なかった経緯にある[2].

その経緯を踏まえてメインテナンスとSPTを整理すると，「歯周病治療におけるメインテナンス治療を"歯周サポート治療（Supportive Periodontal Therapy：SPT）"と呼び，歯周病の感染を患者自身でコントロールするために行う努力を支援する治療方法」と定義しているアメリカ歯周病学会の捉え方が解りやすく的を得ている[3]．以上から，歯周病治療におけるメインテナンスをSPTと呼び，両者は同じ位置づけであり，臨床において区別はないということがわかる（図2）．

2．プラーク・コントロールについて

成人の6割以上が罹患しているといわれている歯周病であるが，現代歯科医学でもまだ完全には解明されてはいない．歯周組織を破壊するであろうと考えられている細菌はほぼ特定できているが，その細菌がどこから来たのか，さらにその細菌を口腔内に保菌している方は必ず歯周炎を発症するとはいえず，何が引きがねとなって付着の喪失が開始されるのかなど未解明である．しかしながら前述した歯周病の治療法と管理法は解明されているにも関わらず，国民の歯周病を的確に治療・管理できていないのはなぜであろうか？

1）歯周病とはなにか

歯周病（慢性辺縁性歯周炎）は，細菌（歯周病原性細菌）の感染と体の抵抗力（免疫反応）の結果，歯を支えている歯周組織を破壊する感染症である．歯周組織の崩壊機序を的確に説明するには細菌学者や生化学者の解説が必要となるが，端的に述べると歯周組織は細菌が直接的に破壊するのではなく，細菌に反応した免疫応答細胞によって破骨細胞が自ら歯槽骨を壊して行くのである．しかし免疫応答細胞は何がきっかけとなって歯周病原性細菌に反応するのかはまだわかっていない．

免疫反応によって歯周炎は発症するため，歯周病原性細菌が口の中に存在しても歯周炎の症状が現われない人もあれば，不幸にして20代という若さで歯周炎になる人もある．このことからも歯周病原性細菌の存在は，歯周炎か否かには関与しないことがわかる．したがって，歯周病治療は免疫反応を引き起こした病因である歯周病原性細菌のかたまり（細菌性プラーク）を取り除くこと，いわゆるプラーク・コントロールが主になる（図3）．

2）歯周病治療におけるプラーク・コントロールの重要性

歯周病治療にはプラーク・コントロールが不可

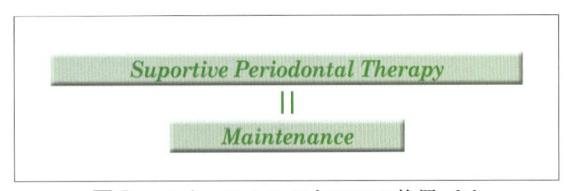

図2　メインテナンスとSPTの位置づけ

Suportive Periodontal Therapy
＝
Maintenance

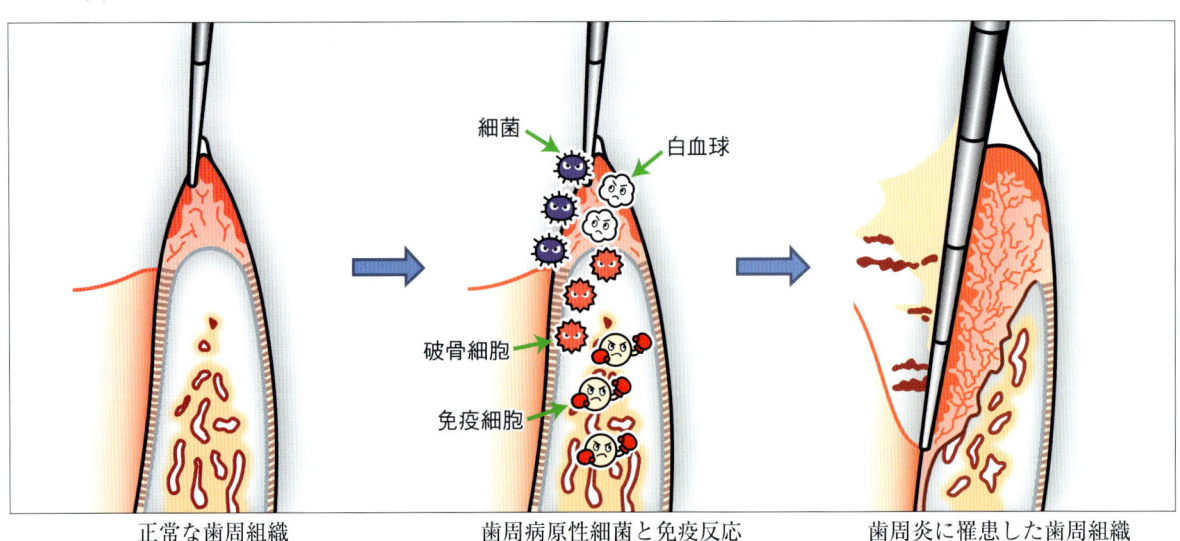

図3　歯周組織崩壊のメカニズム

正常な歯周組織　　歯周病原性細菌と免疫反応　　歯周炎に罹患した歯周組織

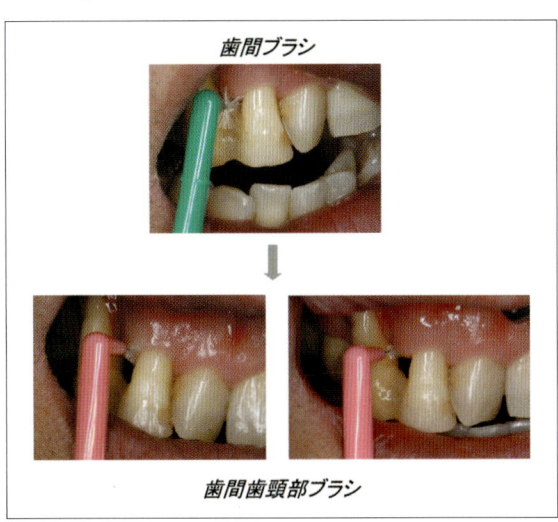

図4　歯間ブラシは歯間ではなく歯間歯頸部を磨くための道具である

欠である．プラーク・コントロールと一口でいってしまえば「歯磨き」と捉えられがちであるが，朝起きたときや食後に行う「エチケットの歯磨き」とは全く異なる．

歯周病治療におけるプラーク・コントロールとは，歯ブラシや歯間ブラシなどを用いて徹底的に細菌性プラークを取り除くことを意味している．この徹底的な細菌性プラークの除去は，言い換えれば「歯周病治療の歯磨き」といえる．しかし臨床の場では「歯周病治療に必要なのは歯磨きです」と説明すると，ほとんどの患者は「私の歯磨きがいけなかった」とか「私の歯磨きが下手だったから」など，自身の行ってきた歯磨きを否定的に考えてしまう．しかしこのことは患者の今までの歯磨きが悪かったのではなく，患者が歯周病治療の歯磨きを知らなかったことが本質である．同様に「私は歯周病を気遣って歯間ブラシを使っていたのに」とか「電動歯ブラシでしっかり磨いていたのだけど……」などと，頑張っていた自分の歯磨きが否定された感を持つ患者も多く見受けられる．しかし，歯間ブラシは我流では効果が得られにくいのが実状であり（図4），電動歯ブラシは効率良く磨けるのがキャッチコピーであるが，歯周病治療の歯磨きに求めているのは「効率的」ではなく「徹底的」なのである．

さらに医療者側は，「歯周病治療にはプラーク・コントロールが大切である」と患者に理解させるだけでは効果は全く得られないことを知るべきである．病因と治療法を理解させるだけでなく，歯周病治療の歯磨きを身に付けさせることが重要である．そして歯周病治療の歯磨きを身に付けることを例えるなら，かなづちのひとが泳げるほどの練習が必要であること．さらには，自転車に乗れない人が乗れるようになるほどの練習が必要である．といった心構えを持たせなければならない．泳げるようになった人は溺れないし，自転車に乗れれば転ばないのと同じで，歯周病治療の歯磨きが身に付いたら磨くことができるのである．

このように患者自身で的確に細菌性プラークの除去ができることを著者は，「セルフ・プラーク・コントロールの確立」と呼んでいる．セルフ・プラーク・コントロールが確立した患者の歯周組織は顕著な改善が認められるのである（図5, 6）．

以上から国民病といわれている歯周病が一向に減少しない理由は，歯科医療従事者が歯周炎発症機序の理解に乏しく，結果として患者への的確な指導ができていないことが大きな要因であるといえる．

では，セルフ・プラーク・コントロールが確立した後に歯周病治療を行えば，歯周病は再発もなく治癒が得られるのだろうか？

3. 歯周病治療におけるメインテナンスとは

1）継続したモチベーション

セルフ・プラーク・コントロールが確立した後，スケーリング・ルートプレーニングや咬合調整，暫間固定などの歯周基本治療を進めて行く．そして一連の歯周基本治療を終えたなら，歯周組織再評価検査を行い，歯周基本治療の効果がどの程度認められるのかを評価する．再評価の結果からさらなる歯周病治療が必要と判断されたら，歯周外科処置への移行や，歯列不正や咬合異常，さらには欠損歯列への対応のためインプラントや歯周補綴，歯周矯正治療の適応を検討する（図1）．これらは歯周病の進行度や残存歯の歯列・咬合関係，欠損形態などによって処置方針が決定される

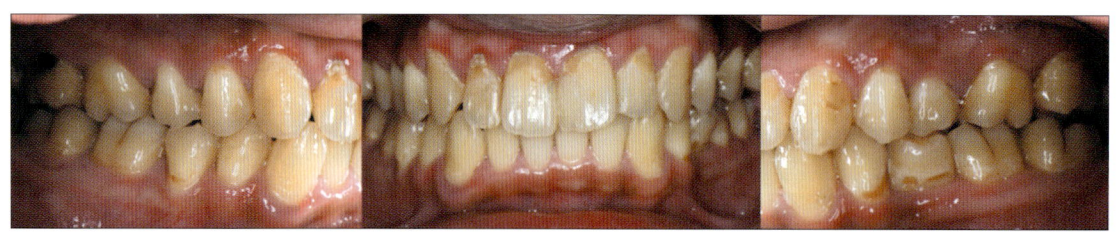

初診時

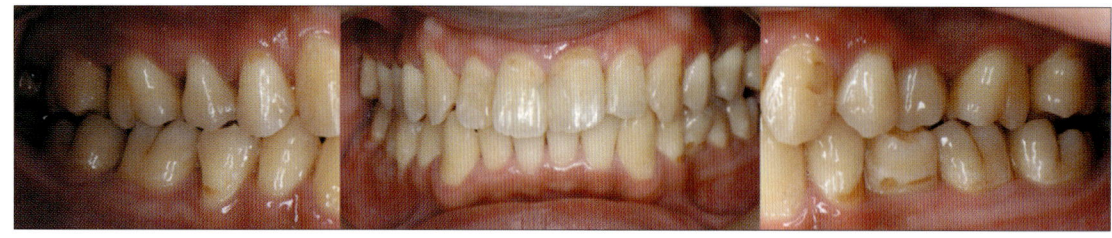

メインテナンス時

図5　歯周病治療前とメインテナンス移行時の口腔内写真
30代の女性．歯肉の出血を主訴に来院された．セルフ・プラーク・コントロールの確立が得られ，歯周組織の顕著な改善がわかる．

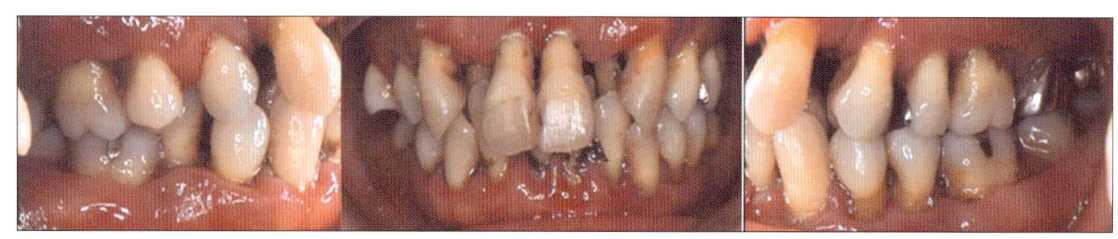

初診時

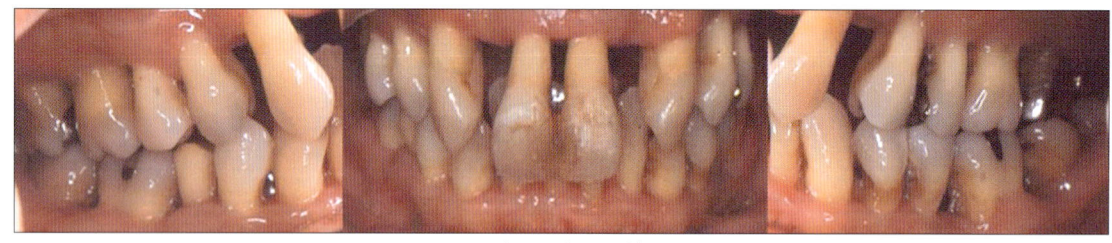

メインテナンス時

図6　歯周病治療前とメインテナンス移行時の口腔内写真
30代女性．歯周病を治して欲しいとの主訴で来院．セルフ・プラーク・コントロールの確立した歯周組織は顕著な改善が確認できる．

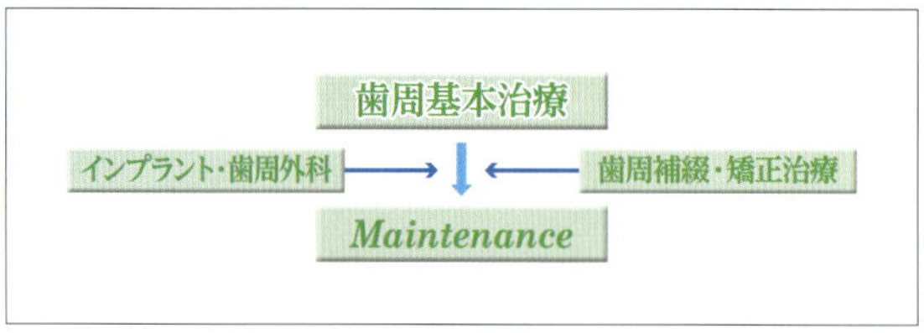

図7　歯周病治療の基本的な流れ

が，歯周基本治療はどのような歯周病症例であろうが必然である．そしてどのような処置経過をたどろうが，歯周病治療に欠かせないステップがメインテナンス（SPT）である（図7）．

では実際にメインテナンスは何を目的に行えば良いのであろうか？

筆者は，若き歯科医師や歯科衛生士から「メインテナンスは何を行えば良いのですか？」と質問を受けることが多い．その時逆に「メインテンスに何が必要なの？」と問い返すと，ほとんどはPMTC（プロフェッショナル・メカニカル・トゥース・クリーニング）・PTC（プロフェッショナル・トゥース・クリーニング）の必要性とリスク部位へのさらなる対応（ディプラーキング等）と回答を受ける．PMTCやPTCおよびディプ

ラーキング等を行うことに反論はないが，これらを行っていればメインテナンスとしては十分であると考えている歯科医療従事者が多く存在しているように感じる．

では，歯周病治療後の歯周ポケット内の細菌はどのように変化するのであろうか？たとえば4mmの歯周ポケットが残存した患者は，良好な口腔清掃でも歯肉縁下へのアクセスは困難なはずである．本来ならこのような残存歯周ポケットは，治療後ごく短期間で細菌の再コロニー形成が起こることがわかっている．その期間は，プラーク・コントロールの不良な患者では数週間ともいわれている[4]．にもかかわらず，残存歯周ポケットを数年～数十年にわたって再発もなく管理されている症例が数多く報告されているのはなぜであろう．この答えは，Socranskyらによると，長期間にわたる極めて優れたプラーク・コントロールが歯周ポケット内細菌叢の微生物構成をゆっくりだが確実に変えることが可能で，特に歯周病原性細菌の割合が低下するとしている[5]．

このことから考えると，メインテナンスはプラーク・コントロールの不良な患者へは数週間以内に歯周ポケット内のディプラーキング等を繰り返さなければならなくなる．そして数カ月に一度のメインテナンス間隔では歯周ポケットは悪化することとなってしまう．

以上を整理して歯周病治療におけるメインテナンスとは，①**セルフ・プラーク・コントロールの低下を防ぐこと** と ②**セルフ・プラーク・コントロールの確立が得られなかった患者への継続したモチベーション** が最も大切な目的であろう．そしてその間隔であるが，これは患者の協力度と疾患の進行度，および患者の希望を踏まえて決定するとしたい．

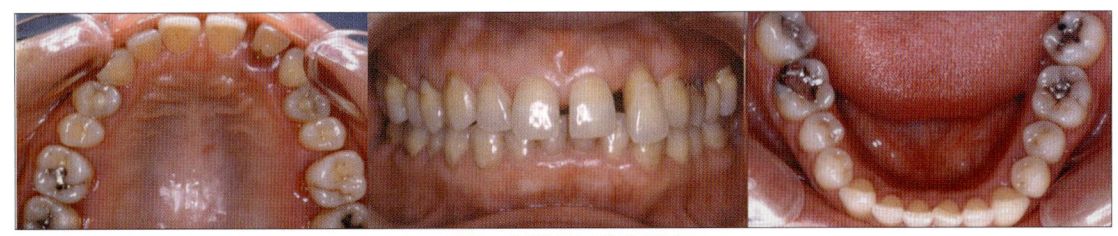

図8　初診時口腔内写真

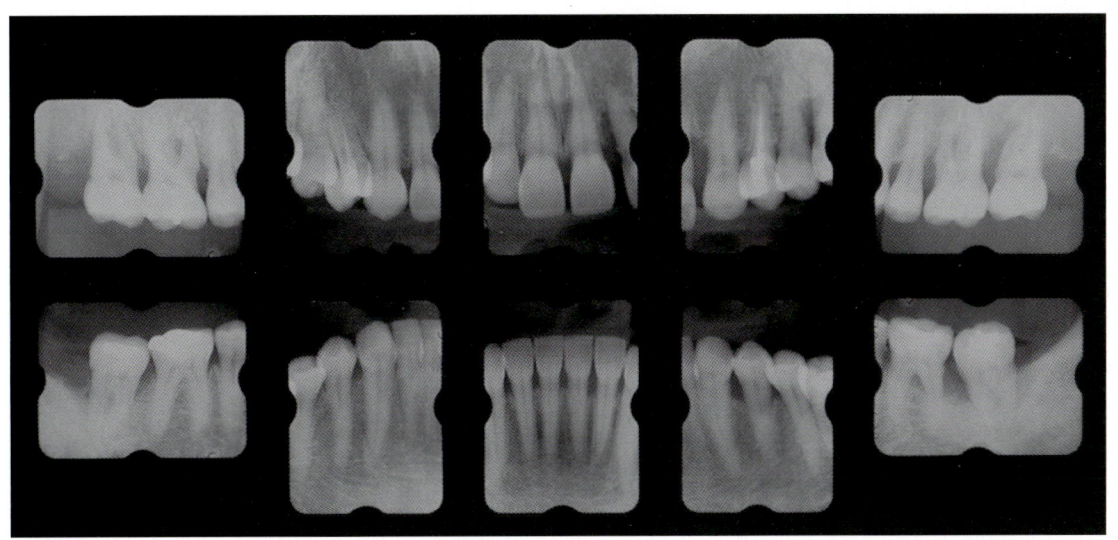

図9　初診時10枚法デンタルエックス線写真

初診時口腔内写真より全顎的な歯肉の腫脹を認める．|2は病的に挺出し，臼歯部の歯間離開も認められる．また，10枚法デンタルエックス線写真より上下左右大臼歯部および|2部に顕著な骨内欠損を認める．

本症例の処置経過は，セルフ・プラーク・コントロールの確立を中心とした歯周基本治療を行った後，骨内欠損への対応として歯周外科処置を行った．また，顕著な付着の喪失に伴う二次性咬合性外傷への対応として歯周補綴治療を併用した．

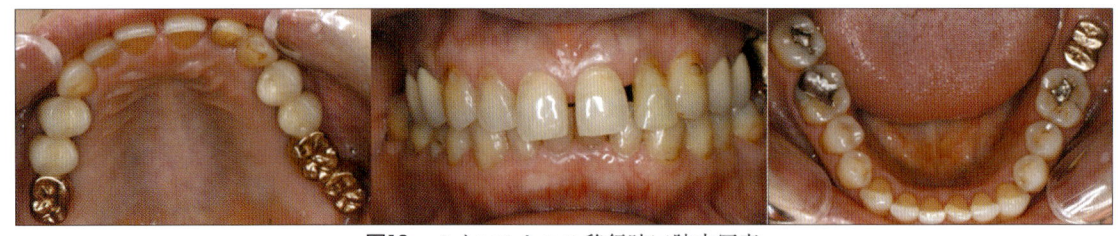

図10　メインテナンス移行時口腔内写真

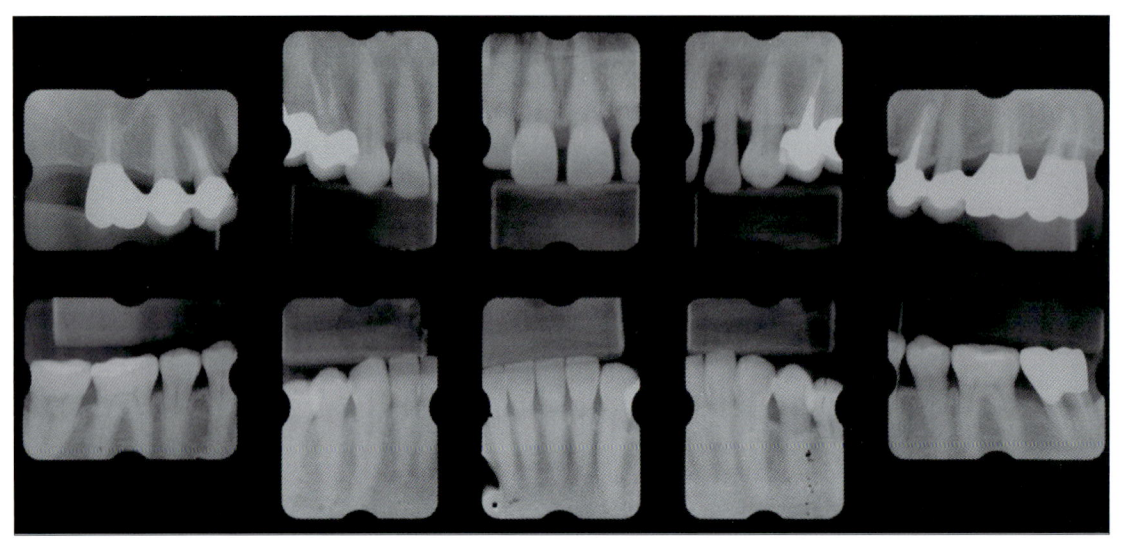

図11　メインテナンス移行時10枚法デンタルエックス線写真

メインテナンス移行時口腔内写真より，歯周組織の顕著な改善が認められる．これは一連の歯周病治療が奏功した結果だが，患者自身によるプラーク・コントロールに委ねるところが大きいといえる．$\underline{2}$は咬合調整とスケーリング・ルートプレーニングのみで歯周組織の改善が認められた．10枚法デンタルエックス線写真からは，$\overline{7}$は残念ながら抜歯となったが$\frac{6|6}{7}$はトライセクションにより骨内欠損の顕著な改善が認められる．$\overline{654}$および$\overline{4567}$は一次固定とし，補綴物のカントゥアもハイジニックな形態となるよう，ストレートカントゥアを採用した．$\underline{7}$はエムドゲイン®を用いた歯周組織再生療法を応用し，エマージェンスプロファイルを配慮した補綴物形態とした．全顎的な骨のレベリングが確認できる．

2）歯周病の再発および二次カリエス・根面カリエスを防ぐ

前述したが，一連の歯周基本治療を終えたなら歯周組織再評価検査を行い，その結果からさらなる歯周病治療が必要と判断されたら歯周外科処置を適応したり，歯列不正や咬合異常，さらには欠損歯列への対応のためインプラントや歯周補綴，歯周矯正治療へと移行する（図1）．そのような症例はメインテナンス時にさらなるチェックが必要である．症例呈示で確認したい（図8〜11）．

呈示した症例のように歯周外科処置や歯根分割を応用したケースでは，象牙質やセメント質の露出が避けられない．また，抜髄やエナメル質の削除も伴った結果，カリエスリスクは大幅に増すことになる．補綴物マージン周囲の二次カリエスのチェックは，シャープニングされた探針を用いてマージン直下を慎重にサウンディングして調べる．さらに歯冠/歯根比が縮小したため歯周補綴により連結固定を設定して対応した．しかし連結固定はセメント溶解のリスクが高くなってしまう．セメント溶解は，探針を用いて補綴物マージン部を浮き上がらないか注意深くサウンディングしてチェックする．もしセメントの溶解が確認できたとしても，有効な対応策はないが，セメントが溶解しているということがわかったことは大きな収穫である．このことは患者と共有してホームケアの強化と，メインテナンス時のチェックポイントとすべきである．

咬合性外傷
過度の咬合力による歯周組織，歯に対する外傷．骨吸収・動揺を起こすが付着の喪失は認めない．

〈組織学的な病変〉

図12　咬合性外傷の定義

日中のクレンチング
夜間のブラキシズム

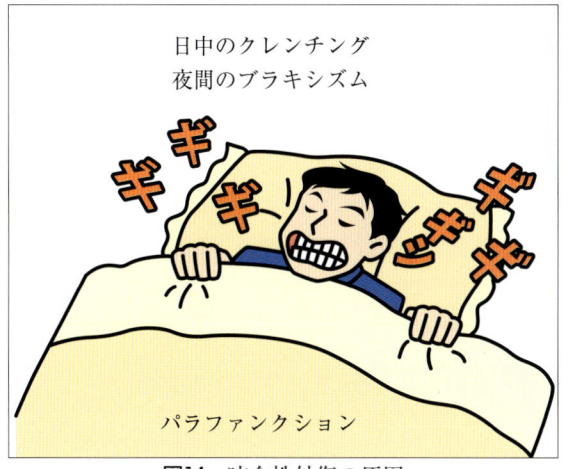

パラファンクション

図14　咬合性外傷の原因

咬合性外傷歯のエックス線所見
1．歯根膜腔の拡大
2．骨の喪失（分岐部，垂直性，全周性）
3．歯根吸収

咬合性外傷歯の口腔内所見
1．歯の動揺度の増加
2．歯の振動（フレミタス）
3．早期接触
4．咬耗（ファセット）
5．歯の移動
6．歯の破折
7．知覚過敏

図13　咬合性外傷歯のエックス線および口腔内所見[5]

Maintenance（SPT）
① セルフプラークコントロールの低下を防ぐ！
② 継続したモチベーション
③ 2次カリエス・根面カリエスの予防！
④ Cement の Wash out（溶解）の Check！
⑤ 歯周病の再発を防ぐ！
⑥ 咬合性外傷！

図15　メインテナンス（SPT）とは

歯周組織の評価も大切である．過去に付着の喪失が存在していたため，歯周病の再発リスクも高いと考えておく必要がある．

以上より，メインテナンスにおいては，③**二次カリエスや根面カリエスを防ぐ** ④**セメント溶解のチェック** ⑤**歯周病の再発予防** に注意を払う必要がある．

3）咬合性外傷

咬合性外傷とは，過度の咬合力による歯周組織，歯に対する外傷のことで，骨吸収・動揺を起こすが付着の喪失は認めない可逆的な組織学的変化である（図12）．過度な外傷性咬合の存在は付着の喪失は起こさないが，すでに発症している歯周炎はその進行を加速させると考えられている．したがってメインテナンスにおいても，⑥**咬合性外傷の存在**を疑うことは臨床上大変意味がある．

咬合性外傷が存在しているか否かは臨床上確認するのが困難である．そこでアメリカ歯周病学会では，咬合性外傷歯のエックス線所見と口腔内所見を挙げているので参照したい（図13）[6]．

咬合性外傷は，咬む力が歯および歯周組織に外傷性因子として働く疾患である．どの位の時間をどの程度の力が加わったのかの診断や，知覚過敏症状や歯の破折なども併発するためカリエスや歯髄疾患と鑑別診断がしにくいなど臨床上とても掴み難い．また外傷性咬合は，機能時なのか非機能時なのかなど臨床家でもその評価が定まっていないのが実状である．著者は無意識下の非機能時の外傷性咬合が因子ではないかと考えている．したがってその対応としては，①日中の無意識下のクレンチングを自覚させ，上下の歯が接触しないよう意識させる．②夜間のブラキシズムへの対応としてマウスピースを装着させる（図14）．

4．まとめ

以上，歯周病治療におけるメインテナンス（SPT）についてまとめを図15に示した．歯周病治療にメインテナンスが必要であることに関して疑いの余

地はない．しかし，歯周疾患の性質を理解しないでただ漠然とPMTCやディプラーキングを繰り返し行っていることは，通院している患者が定期的に通院していることへ安心を得ている可能性が大きいため，再発という危険因子と背中合わせであることを理解すべきである．歯周病は患者の治療への参加が大前提である．そのことを踏まえ，メインテナンスでも患者が参加できるようなケアのあり方を指導する大切なステップとすべきである．

（飯野文彦）

文献

1) 日本歯周病学会編：歯周病の診断と治療の指針 2007，10，医歯薬出版，東京，2007．
2) 伊藤公一：SPTとは？～その背景～，日本歯科評論Vol.68（786）：127，2008．
3) America Academy of Periodontology：Supportive Periodontal Therapy, J Periodontology, 69：502～506, 1989
4) 山本浩正：ペリオな気分でメインテナンス，松風，京都，25，2006．
5) 日本臨床歯周病学会訳：ラタイチャークカラーアトラス歯周病学 第3版，永末書店，東京，238，2008．
6) 若林健史，飯野文彦：患者さんのための歯周病治療，12～15，口腔保健協会，東京，2007．

10 歯周組織再生誘導法：そのフラップ・デザインについて

歯周組織再生誘導法の術式は既に確立されているが，歯槽骨切除外科と歯周組織再生誘導法とでは，幾つかの点でその考え方が異なっている．その大きな相違点は，『1次切開とフラップ（歯肉弁）デザイン』であり，その相違点と注意点を述べてみたい．

1. 歯肉剥離掻爬術（フラップ手術）

1）歯槽骨切除術

歯槽骨切除術（Resective Osseous Surgery）は，文字通り歯槽骨を減少（Reduction）または切除（Resection）する手術である．

これは不揃いな不正形態（Negative Architecture）（図1）を切除整形することで，健康な生理的放物線の形態（Passive [Normal] Architecture）（図2）を構築することで，それに附随して，歯肉形態も健康な形態を獲得することを目的としている．

つまり，歯槽骨切除術は歯槽骨頂の修正を目的とした手術といえる．

そのため，その適応症は，

(1) 歯肉弁を根尖側に移動（Apically Positioned Flap）する場合．
(2) 骨内欠損が幅広く，深さが3mm前後の浅い場合．
(3) 不正な骨形態を健康な形態になる様に切除・整形して修正する場合．
(4) 歯冠長延長術（Crown Lengthing Procedure）が必要とする場合．

となる．特に不正な骨形態を切除整形することは，Carranza（1935年，1942年）とSchluger（1949年）が生理的歯肉形態を維持するためには，正常な骨形態に改変すべきであると提唱したのが始まりである．これは歯周ポケットの再発を予防するには，調和のとれた歯肉と歯槽骨の形態が原則であるという歯槽骨切除外科の治療体系の確立を初めて行った．CarranzaとSchlugerの治療体系の確立後に，FriedmanのOsteoplasty, Ostectomyの概念，Goldman, Cohenの骨内欠損の分類と治療，歯槽骨外科の第一人者であるOchsenbeinの一連の報告等につながり，今日に至っている．

2）歯周組織再生誘導法

歯周組織再生誘導法（Periodontal Regeneration

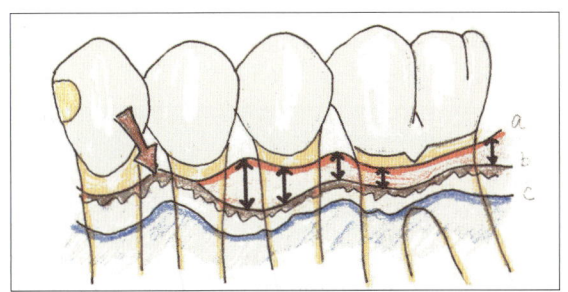

図1　不揃いな不正形態
a. 術前の歯肉レベル
b. 歯肉切除後の歯肉レベル
c. 不正な骨形態

不正骨形態を切除整形しないと，術前の歯肉レベルに戻ってしまう

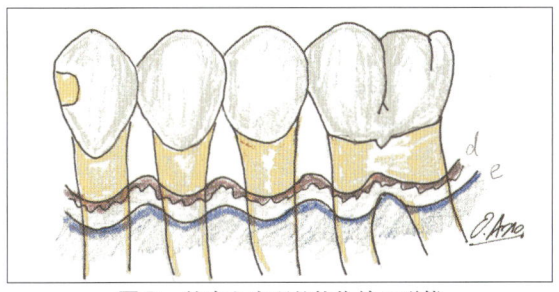

図2　健康な生理的放物線の形態
d. eの歯肉形態が付随する
e. セメント・エナメル境界の湾曲と平行になる様に歯槽骨頂を切除・整形する

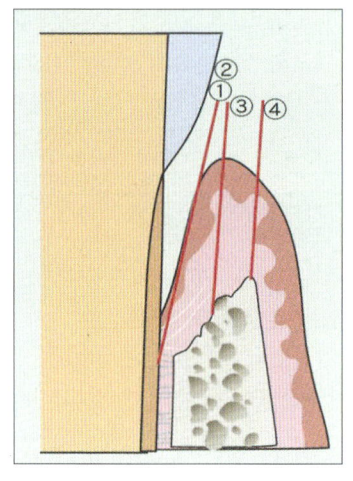

図3　一次切開の種類[1]

(図3～9は安藤　修：裏づけのある歯周再生療法—原理・原則に基づいた臨床のために，クインテッセンス出版，東京，2006．より引用)

Procedure）は，当初は歯槽骨を再生（Regeneration）または修復（Repair）をさす目的，つまり骨を添加する手術として発展してきた．そのために，過去には歯槽骨誘導術，歯槽骨再建術，歯槽骨再生術，骨充塞再生療法，歯周組織再生誘導法など様々な名称が用いられてきた．

歯槽骨切除外科は歯槽骨頂の修正を目的としているのに対して，歯周組織再生誘導法は骨内欠損部内および根分岐部病変部内の修復・再生を目的としている．そのために，歯槽骨切除外科の様に不正な骨形態の修正は行わない．必要な場合は二次手術での対応となる．

適応としては，歯槽骨切除外科では対応しきれない①骨内欠損：歯周ポケット（4mm以上），骨内欠損（4mm）以上の深さ，②根分岐部病変：Class-2，Class-3，③根面被覆術となる．そのために，線維素血餅を保護するために，歯肉弁の完全一次閉鎖が必要となる．

2. 歯槽骨切除外科と歯周組織再生誘導法のフラップ・デザインの相違点

1）一次切開

歯周組織再生誘導法では，歯肉の厚みを温存するために①歯肉溝切開または②軟組織掻爬が先行した歯肉溝切開が行われる．

歯槽骨切除外科では，ポケット上皮と炎症性結合組織を除去するために③歯肉頂切開または④歯肉内斜切開（スキャロップ状切開）を行う（図3）．

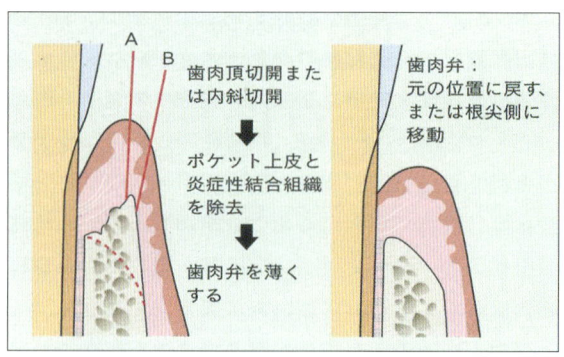

図4　歯槽骨切除術のフラップデザイン[1]

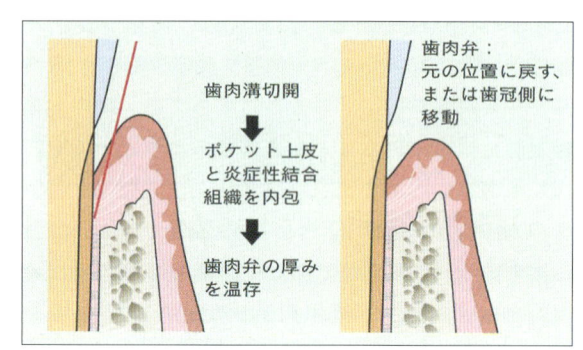

図5　歯周組織再生誘導法のフラップデザイン[1]

2）フラップ・デザイン

歯槽骨切除外科では，一次切開は歯肉頂切開または内斜切開でポケット上皮と炎症性結合組織を除去して，歯肉弁を薄く（Flap Thinnig）する．歯根面の郭清，歯槽骨切除・整形後に歯肉弁は元の位置に戻すか，または根尖側（歯肉弁根尖側移動術）に移動する（図4）．

歯周組織再生誘導法では，一次切開は歯肉溝切開が用いられる．この切開によりポケット上皮と炎症性結合組織を内包した状態で歯肉弁を剥離し，歯肉弁の厚みを温存することとなる．歯肉弁は元の位置に戻すか，または歯冠側（歯肉弁歯冠側移動術）に移動する（図5）．

3. 歯周組織再生誘導法のフラップ・デザインの目的

歯間乳頭組織を最大限保存することで線維素血餅（fibrin clot）を保持し，歯肉弁に緊張を与えることなく，骨内欠損部位を完全に被覆する（full coverage flap surgery）と同時に，歯肉弁の血液供給を最大限確保することで歯肉弁の創傷部一次治癒（一次閉鎖）が得られ，術前の歯間乳頭の形態と高さが維持できるものでなければならない．

1）目的のための注意点

（1）歯間乳頭組織を最大限保存することは，歯肉弁の厚さを温存することであり，歯肉弁を薄くする処置をすると血液供給が十分に得られないために歯肉弁が壊死に陥り易い．

その結果，歯肉弁の分離が起り移植材や骨内欠損部の露出またはGTR膜メンブレンの露出をきたすので，過度に歯肉弁を薄くすることは避けなければならない．可能ならば，歯肉弁の血液供給を確保する上で厚さは2～3mm以上が必要となる．

（2）歯肉弁による完全被覆（一次閉鎖）を得る上で，角化歯肉の厚みが1mm以上で，幅が3mm以上必要であり，骨内欠損部の閉鎖が行える十分な歯肉組織と歯肉辺縁の高さが十分あることなどが必要である．

角化歯肉のない歯槽粘膜で一次閉鎖を得ようとすることは，術後の大幅な退縮を予想しなければならない．

（3）切開が骨内欠損部位上に来たり，G.T.R.メンブレン上に縫合糸が来ざるを得なくなる様な切開は，可能な限り避けなければならない．

4. 歯周組織再生誘導法のフラップ・デザイン

歯周組織再生誘導法に用いるフラップには，歯間乳頭を分離するフラップと歯間乳頭を保存するフラップの2つがある．

1）歯間乳頭を分離するフラップ

このフラップは伝統的フラップと呼ばれ，歯槽骨切除外科に用いられている．歯間乳頭中央部で切開することで，歯肉弁を頬側と口蓋側（舌側）に分離（splitting）して剥離する切開法である．また，隣接間空隙が狭い場合にこの切開法が用いられる．切開法には，幾つかがある（図6）．

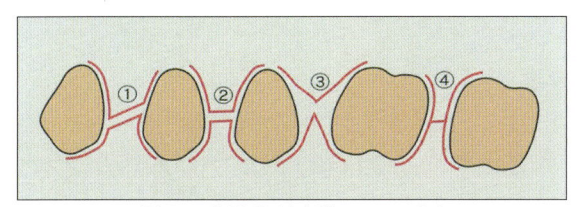

図6　歯間乳頭分離フラップ[1]

2）推奨する歯間乳頭を分離するフラップ

これらの分離切開（split incision）では，頬口蓋（舌側）からの歯間乳頭中央部での2つの切開が行われるため，歯肉弁を戻した時に完全被覆が行えない可能性が出てくる．

そこで筆者は，まず頬側または口蓋（舌）側のどちらかの切開と歯肉弁の剥離を行う．次に対側の剥離を行うことで"歯間乳頭中央部の切開を1つにすることで歯肉弁が短くなることを防ぎ，歯肉弁の完全被覆を行える様にすると同時に，歯間乳頭を保存することで，術後の歯肉退縮を最少限にするpapillary single incisionを行うことが得策である"と考えている（図7）．

3）歯間乳頭を保存するフラップ

このフラップは，trap door incisionを頬側または口蓋側（舌側）のどちらか一方に切開を行い，歯間乳頭を分離することなく，ドアを開けるが如く歯肉弁を弁状に剥離することで歯間乳頭全体を保存するpreserveフラップである．隣接間空隙が広い場合に用いられる（図8）．

（1）特徴

a. 歯間空隙がかなり広く開いていること．

b. 歯根と歯根の距離（隣接間）が最低でも2～3mm必要である．この隣接間の幅が，歯間乳頭分離切開法か歯間乳頭保存切開法か

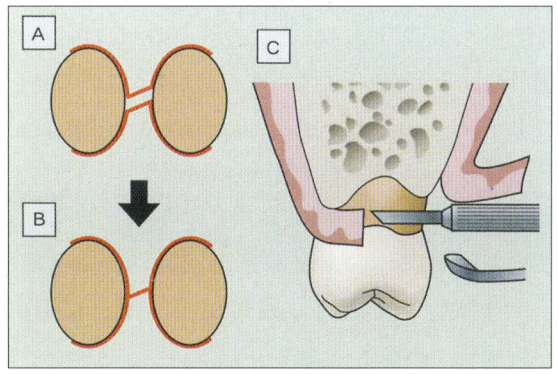

図7　Papillary Single Incision[1]

A: 歯間乳頭中央部での2つの切開を入れると，歯肉弁が短くなり，完全被覆が行えない．
B: 歯間乳頭部の切開を1つにすることで，歯間乳頭の保存が得られ，完全被覆が行える．
C: 歯間乳頭部の切開を1つにして，頬側の歯肉弁剥離を行った後に，他側の剥離を行う．鋭利な器具を用いることで，歯肉弁の外科的侵襲を最小限にできる．

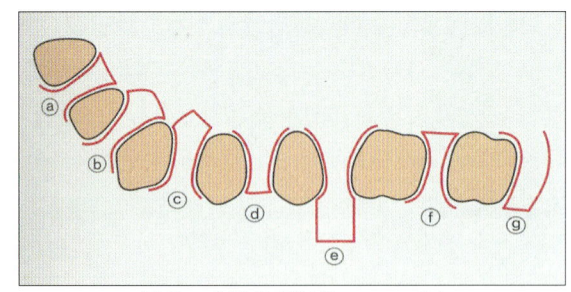

図8　歯間乳頭保存フラップ[1]

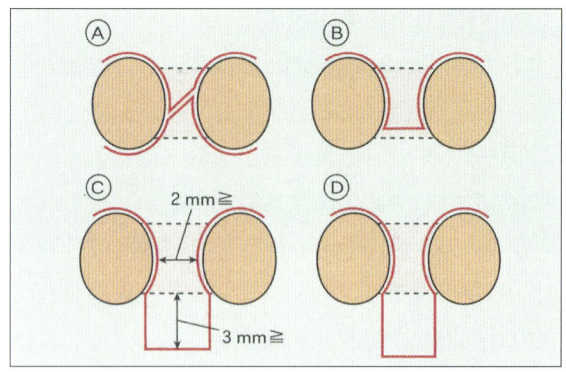

図9　歯間乳頭保存フラップの注意点[1]

の選択基準となる．
c. 前歯部，小臼歯部に用いられるが上顎大臼歯部では歯根が近接しているので用いられない．
d. 骨欠損部を被覆して保護できる．
e. 移植材が漏れ出ることがない．
f. 歯肉クレーターが生じないとされている．

(2) 注意点

図9の隣接間の点線は，隣接間に骨内欠損が存在すると仮定する．(A) 歯間乳頭分離切開．(B) 骨内欠損上に切開線が来たならば，形の上では歯間乳頭保存切開であっても，実際は歯間乳頭分離切開 (A) と何らかわるものではない．そのためには，切開前にbone sounding, bone probingを行い，骨内欠損が頰舌側のどの程度の範囲まで及んでいるかを確認した上で切開を行うことが重要である．(C) 歯肉弁の血流を確保するためには隣接間が2mm以上あることや，歯間乳頭保存歯肉弁が骨内欠損骨縁を最低限2～3mm以上を越えていること，また歯肉弁の厚みが2～3mm以上あることなどが，歯肉弁の血流の確保をする上でも重要である．(D)は筆者が考案したLong buccal trap door incision（Long buccal Papilla preservation technique）である．

5. 抜糸時期

抜糸時期には，術後1週間後，10日後，2週間後など様々ある．

Garrett（1993年）は『創傷治癒部の引っ張り力：Tensile Strength』とは，創傷部辺縁を動かす様な機械的な力に抵抗するための線維素血餅と歯根面の境界の抵抗力を，創傷治癒部の引っ張り力と定義している．

Sabdberg（1963年），Hiatt, Stallard（1968年），Wikesjö（1999年）は，創傷部の引っ張り力は創傷部閉鎖の術後3日の200gから，術後15日の1,700gまで著しく増加するが，術後5～7日では，まだ340g（1,700gの1/5）しかないと報告した．これは，初期治癒期間中の創傷部の安定は，まず最初に緊張のない歯肉弁の設置と縫合のいかんにより決まり，歯根面と歯肉粘膜弁との境界は，術後かなりの期間で機械的破壊力に傷付けられ易いことを示しており，歯肉弁の安定と位置付けの重要性を強調している．

術後1週間後の抜糸では，治癒部位（歯根面と歯肉粘膜弁との境界部分）を破壊する機械的外傷から治癒部位を守ることが難しい．その結果，それを修復するために，長い接合上皮の治癒様式となる．そのために，歯周組織再生誘導法の抜糸は創傷部の安定のために，創傷部の引っ張り力が最も高い時期である術後2週間後が適切である．

6. おわりに

歯周組織再生誘導法では，最新の術式や再生誘導材料に目を奪われ易い．歯周組織再生誘導法を行う上で最も大切なことは，それぞれの術式や再生誘導材料がどの様な臨床的根拠で用いるのかを十分に理解して行うことが，歯周組織再生誘導法の正しい評価につながると確信している．　（安藤　修）

文献
1) 安藤　修：裏づけのある歯周再生療法―原理・原則に基づいた臨床のために，クインテッセンス出版，東京，2006．

11 根面被覆術の概要と応用について

　日々の臨床で良く見かける歯肉退縮，根面露出，楔状欠損などは放置すれば根面う蝕，知覚過敏などを引き起こし，審美的にも問題となる．これらには種々の原因（表1）が考えられるが，できるならば原因を除去し，元の状態に歯肉を戻し諸問題を解決するべく発展してきたのが根面被覆術である．その歴史は古く1926年にNorbergが歯根を被覆するために歯冠側に歯肉を移動する方法を報告したことに始まるが，当初は成功率も低く，後戻りも多くみられた．その後，種々の術式が模索され，1980年以降に口蓋部から採取した結合組織移植が応用される様になると，成功率があがり，それに伴い，ただ根面を被覆するだけではなく新付着の獲得も目的とされる様になってきた．
　より，審美的にしかも再生を得られる様にと現在も種々の報告がなされ，最近では露出したインプラントの被覆と再生に根面被覆のテクニックが応用される様にまでなってきた．この章では，各種ある根面被覆術の診断，術式の紹介と頻度の高い方法をご紹介させていただきたいと思う．

1. 歯根露出とは？

　一般的に歯根露出は解剖学的に歯肉も薄く，歯槽骨も薄いような部位に強いブラッシング圧などが加わることによって起こることが多い．臨床では小臼歯部や唇側転移した犬歯などに良く見受けられる．また，プラークにより引き起こされた歯周組織の炎症によっても起こる（表1）．
　病理的に見ると，本来，上皮によって覆われている歯根面が何らかの理由で露出するということは歯根露出は上皮の断裂を意味し，付着の喪失が起こっている状態である．しかるに歯根露出を治すということは付着を獲得することが最終目標となる．

2. Millerの分類

　1985年にMiller[1]により歯肉退縮の状態が分類された（表2）．classⅠからⅣの4段階に退縮の状態をわけ，どの程度，根面被覆ができるかを予測するのに有効な分類である．
　classⅠとⅡの退縮では，通常完全な根面被覆が可能である．classⅢの退縮では部分的な根面被覆が期待できるが，classⅣの退縮では根面被覆は不

表1　歯根露出の原因

| 1．解剖学的因子 |
| 　1）付着歯肉の不足 |
| 　2）歯の位置異常 |
| 　3）歯槽骨の裂開および開窓 |
| 　4）小帯の位置異常 |
| 2．促進因子 |
| 　1）誤ったブラッシング |
| 　2）プラークによる炎症 |
| 　3）医原性因子 |
| 　4）咬合性外傷 |

表2　Millerの分類[1]

classⅠ	辺縁歯肉の退縮が歯肉歯槽粘膜移行部まで達していないもの．歯間部の歯槽骨や軟組織の欠損はない．（図1-1, 2）
classⅡ	辺縁歯肉の退縮が歯肉歯槽粘膜移行部まで達するか，それを超えているもの．歯間部の歯槽骨や軟組織の欠損はない．（図2-1, 2）
classⅢ	辺縁歯肉の退縮が歯肉歯槽粘膜移行部まで達するか，それを超えているもの．歯間部の歯槽骨や軟組織の欠損があり，乳頭の位置はセメント—エナメル境（CEJ）より根尖側にあるが，辺縁歯肉よりも歯冠側である．（図3-1, 2）
classⅣ	辺縁歯肉の退縮が歯肉歯槽粘膜移行部を超えるもの．歯間部の歯槽骨の欠損が欠損歯肉よりも根尖側におよぶ．（図4-1, 2）

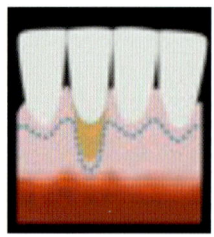

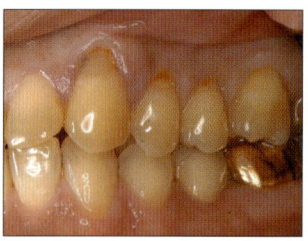

図1-a　class I　　図1-b　3 4 5部位の歯間の退縮

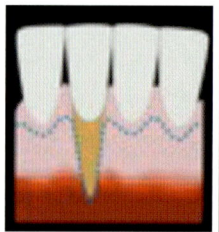

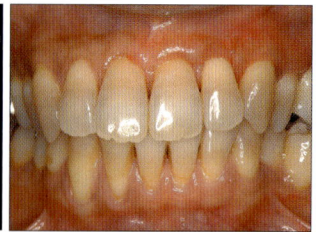

図2-a　class II　　図2-b　3部のMGJを超えた退縮

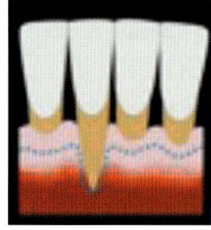

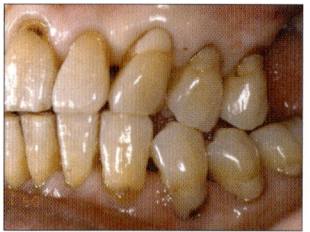

図3-a　class III　　図3-b　3 4, 3部
歯間部軟組織欠損がある

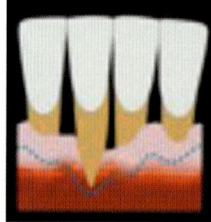

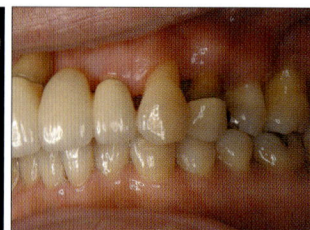

図4-a　class IV　　図4-b　4部の著しい歯肉退縮

可能であるとした．

　1980年代から結合組織移植術が導入され根面被覆術の成功率が高くなったが，これは，このMillerの分類により，診断を誤ることが少なくなったためであると感じる．実際，1980年以前より行われていた遊離歯肉移植術（Free Gingival Graft）も成功率をあげている．また，このMillerの分類により被覆量を予測し，患者への情報を的確に行うことが重要である．

3. Millerの分類のシェーマと実際の口腔内での診断

　I級：歯肉退縮が歯肉歯槽粘膜移行部（MGJ）を超えていないのが確認できる．

　II級：右下犬歯はMGJを超え歯根露出が認められる．右下2番，1番，左下1番はMGJを超えていないのでI級と診断できる．このように臨床では隣在歯で状況の異なることが多い．

　III級：歯間部の退縮が認められる．この歯間部の露出を戻すことは困難であり，根面被覆術は不完全な状態となる．

　IV級：周囲骨の吸収も著しく，根面被覆は望めない．

4. 根面被覆術の実際

　Millerの分類により治療後を予測し，それぞれの状態にあった根面被覆術を選択する必要があ

表3　根面被覆術の種類

1. 有形弁自家移植術
　　歯冠側移動術
　　側法移動術
　　半月状有形弁移動術（Tarnaw法）
2. 遊離歯肉移植術
3. 上皮下結合組織移植術
4. 組織再生誘導法（GTR）
5. パウチトンネル法
6. エムドゲイン法
7. コンビネーション法

る．現在，根面被覆術には表3の様な種類があげられるが，遊離歯肉移植術，上皮下結合組織移植術，また，エムドゲインを併用したコンビネーション法が多く用いられている．

1）遊離歯肉移植術

　歯肉退縮をおこしている歯の周囲組織は角化歯肉が少ないことが多く，この薄い歯肉を歯冠側移動術を用いて根面をカバーしても外的刺激に弱く，後戻りが起こり易い．そこで，周囲組織の状態を術前よりも強い歯肉に変更しながら根面をカバーするために角化歯肉が沢山ある口蓋から必要量を採取して移植する方法が遊離歯肉移植術である．この方法は角化歯肉を移植することから，付着歯肉の増大や口腔前提の拡張をしたい時に適し，多数歯にも応用できるが，手術部位が2カ所となり，しかも受給側が開放創となるため，患者

の不快感が大きいのは困ることである.

では遊離歯肉移植術の症例をご覧頂きたいと思う. 図5は, 同一患者で左右下顎4番部位に知覚過敏を訴えていた. Millerの分類ではclass I と診断でき根面被覆が完全に望める様な状態であるが, 隣在歯と比べ4番相当部には角化歯肉が少ないので, その増大を計るためにも遊離歯肉移植術を選択した. 表4のような術式で進めて行く. 図6のように移植片をしっかり固定することが重要である. 術前と術後(図7)を比較すると露出根面は完全に被覆でき, 角化歯肉の増大もはかれた.

2) 上皮下結合組織移植術

遊離歯肉移植術では, 移植片に血液供給が得にくく壊死を起こしやすい. そのため, 露出根面が大きかったり, 複数歯へ応用すると根面を確実にカバーできないことがある. また, 移植片の色調が周囲歯肉とマッチせず, 審美的に問題を起こすことも多い. これらの欠点を補う様に考案されたのが上皮下結合組織移植術である.

上皮下結合組織移植とは, 口蓋側歯肉の上皮を採取せず上皮下の結合組織のみを採取し, 唇側の骨膜と部分層弁の間に移植する方法である. そのため, 移植片の血液供給が得易く成功率を上昇さ

表4 遊離歯肉移植術の術式

受給側および供給側への浸潤麻酔
↓
受給側の準備
移植片が切開線とバットジョイントになる様に切開線を加え, 剥離した組織を切除する. 根尖部の骨膜は無傷で残す.
↓
供給側からの移植片採取
移植片は上皮とその下の結合組織層を含む様に1〜1.5mmの厚さで採取する. 移植片の厚みを均一し, 余分な脂肪などを取り除く. 採取した口蓋部にはテルダーミスなどのコラーゲン膜を充填し縫合する.
↓
移植片の移植と固定
移植片と下部組織に死腔ができないようにしっかりと縫合する. 縫合終了後, 周囲粘膜を動かしても移植片が動かないことを確認する.
↓
移植部を歯周パックで覆う

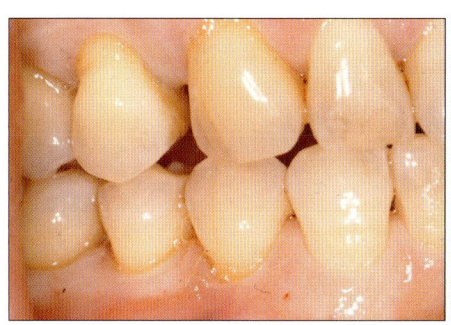

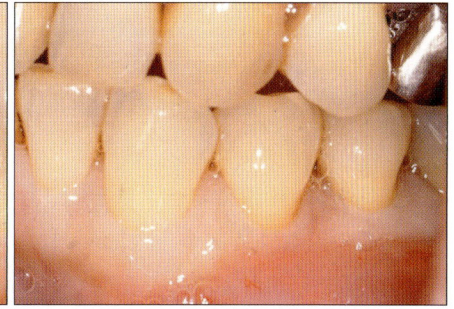

図5 症例1 遊離歯肉移植術:術前
4|4部位にI級の歯肉退縮が認められる. また, 隣在歯に比べ4|4唇側歯肉は角化歯肉が少ないのがわかる

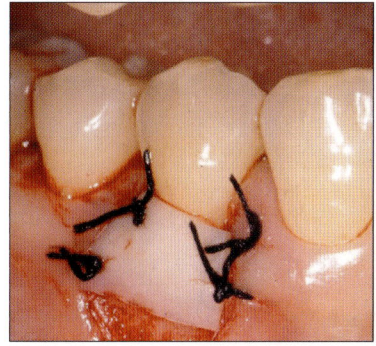

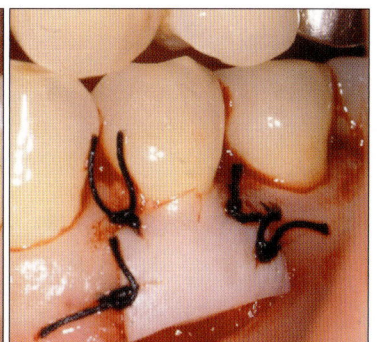

図6 症例1 遊離歯肉移植術:術後
露出した根面を覆いしっかりと固定するように縫合した

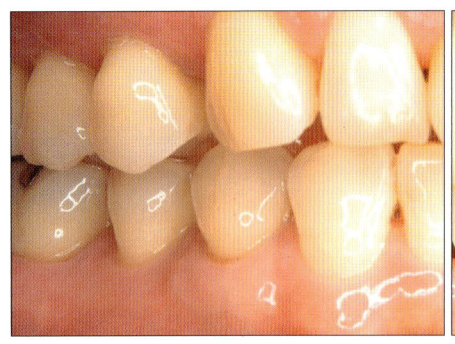

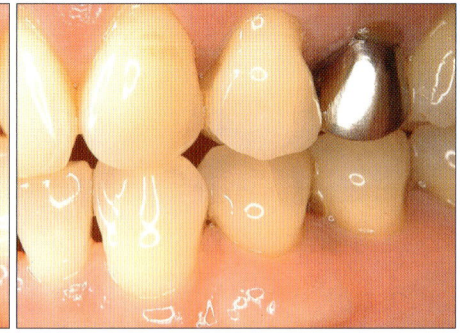

図7　症例1　遊離歯肉移植術：術後3年経過
術後から知覚過敏を訴えることもなく後戻りも見られない

せた．

　また，移植した結合組織の表面は周囲の上皮が伸びて覆うため，歯肉の色が周囲と一体化し審美的に根面被覆ができ，しかも移植片の結合組織により，移植後そこに十分な付着歯肉を形成できることから複数歯や前歯部へ多く用いられている．

　1985年にLanger[2]らにより報告され，現在まで変法などいくつかのテクニックが報告されている．ここではLanger法を紹介させていただく．

　表5のように進めて行くが，日本人は通常口蓋粘膜の厚みが薄く，結合組織の採取が遊離歯肉移植より難しく，口蓋動脈を傷つけないように注意を要する．

　症例2は上皮下結合組織移植術を用いて，露出した補綴物マージンを審美的に改善し，補綴物を保存できたケースである．補綴物マージンをCEJとして想定すると，この退縮はMillerの分類class Ⅰと診断できる．前歯部でしかも複数歯の被覆であるため，上皮下結合組織移植術のLanger変法を選択した．補綴物周囲の歯肉を厚くできたことから，後戻りもなく経過は良好である（図8a〜d）．

　症例3も補綴物マージン部に退縮が起こったが，すでにレジン充填が施されていた．レジン充填をしても問題の解決にならず，むしろ不潔域を増やし問題を複雑化してしまっている（図9a）．この場合は補綴物を保存することは審美的にも無理なため，プロビジョナルに変更後，右上1番から左上6番にかけて上皮下結合組織移植を行い（図9b）4カ月後最終補綴物を装着した（図9c）．

　このように，上皮下結合組織移植術は適応範囲

表5　上皮下結合組織移植術の術式（Langer法）

受給側，供給側へ浸潤麻酔
↓
隣在歯CEJを結んだ線上に水平切開を入れ，部分層弁を剥離する． 根面の徹底したルートプレーニングを行い根面を平坦にする．
↓
上顎大臼歯から小臼歯の口蓋側の歯肉縁4〜5mmに水平切開を入れ結合組織片を採取する．切開創は1次閉鎖で縫合する．
↓
結合組織移植片を露出根面上に置き，吸収性縫合糸で骨膜と縫合し動かないようにする．
↓
フラップを移植片を覆うようにもどし，縫合する．
↓
移植部を歯周パックで覆う．

も広く，供給側の口蓋部の傷が遊離歯肉採取に比べ小さく治癒が早いことなどから，現在最も頻用されている術式である．

3）コンビネーション法

　遊離歯肉移植術や上皮下結合組織移植術は歯肉の厚みを増し，角化歯肉を増加させることはできるが，被覆された根面と移植片との付着は新付着ではなく，ほとんどが上皮性付着といわれている．そのため，根面を被覆するだけではなく骨の再生を目的とした，GTR，エムドゲイン®，PRPなどの併用が行われるようになった．

　現在，歯周組織の治癒促進がのぞめ，取り扱いが容易なエムドゲイン®と上皮下結合組織移植の併用による症例[3]が多く報告されている．また，

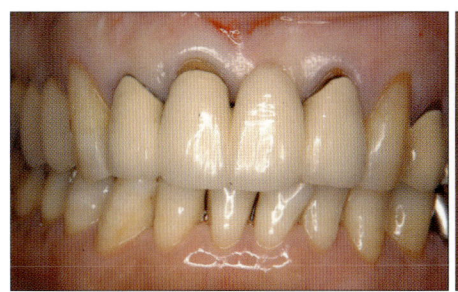

a. 補綴部の歯根露出が認められる 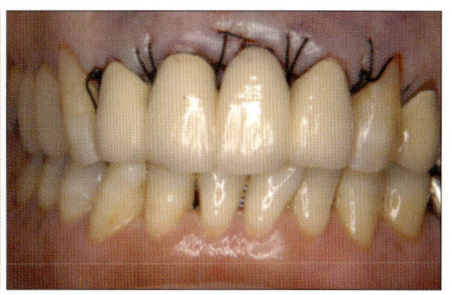　　b. 2|から|2までに上皮下結合組織を置き，フラップで覆い縫合した

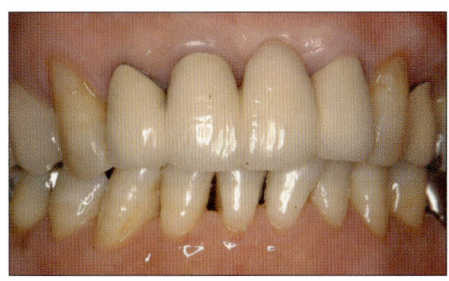

c. 術後1年 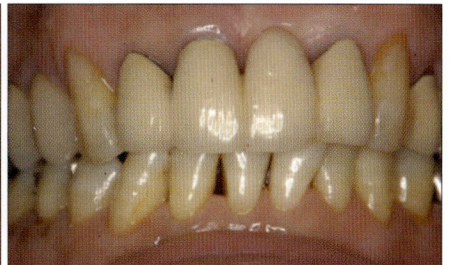　　d. 術後5年

図8　症例2　上皮下結合組織移植術

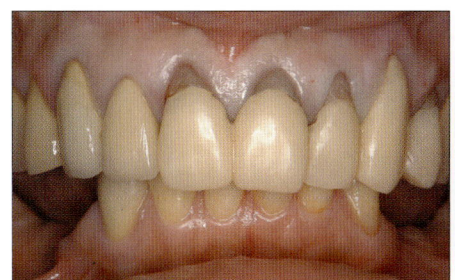

a. 退縮部にレジン充填が施されていた 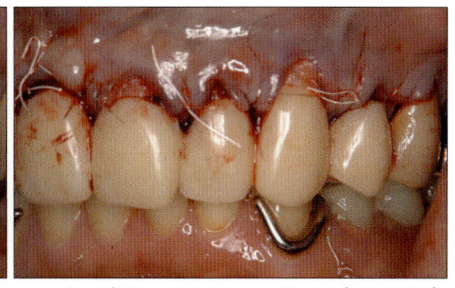　　b. プロビジョナルのマージンに合わせ上皮下結合組織を移植しフラップを戻した

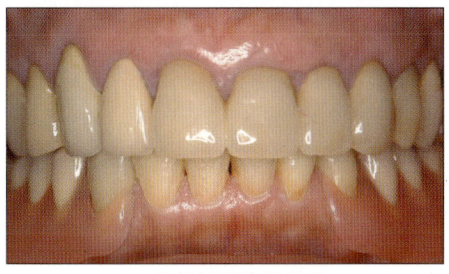

c. 最終補綴物装着後

図9　症例3　上皮下結合組織移植術

組織学的に新付着の存在も報告されている．筆者も多数歯ではこの併用療法を選択している．

　上皮下結合組織移植は移植片に制限があるが，費用はかかるがエムドゲイン®には量的制限はない．しかし，エムドゲイン®だけでは歯肉の厚みを増すことはできない．そこで，それぞれの欠点を補うように併用するのである．

　症例4はエムドゲイン®と上皮下結合組織移植術を併用した症例である．左上3番から6番にかけてMillerの分類classⅠの歯肉退縮がある（図10a）．露出した根面のレジン充填を除去し根面をできるだけ平滑にした後，部分層弁をひらき十分に止血する（図10b）．口蓋より必要量の上皮下結合組織片を採取し生理食塩水につけておく．露出根面を清潔にしエムドゲイン®を塗布する（図10c）．その上に移植片を置き吸収性縫合糸で固定し（図10d），フラップをできるだけ歯冠側に引き上げ縫合する（図10e）．術後を確認すると根面被

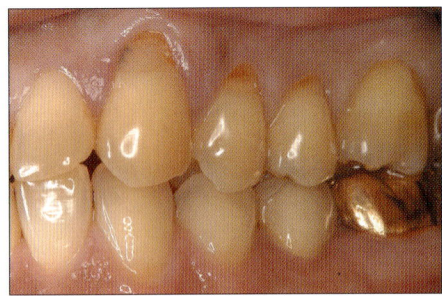

a. 3～6にかけて歯肉退縮が認められる
b. レジン充填を除去し慎重に部分層弁をひらく 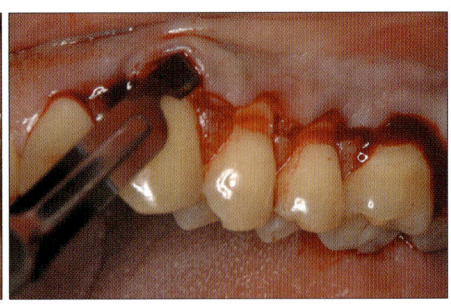
c. 十分にルートプレーニングされた根面にエムドゲイン®を塗布する 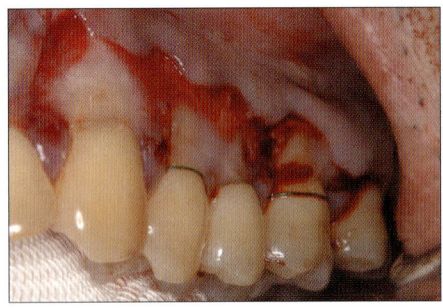
d. 結合組織移植片を置き，縫合する 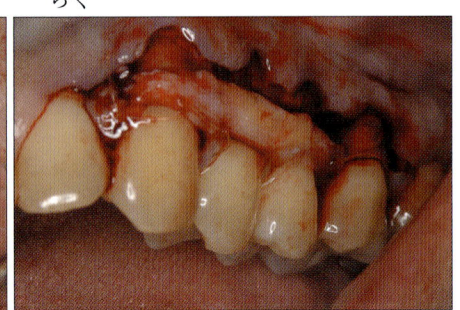
e. フラップをできるだけ歯冠側に縫合する 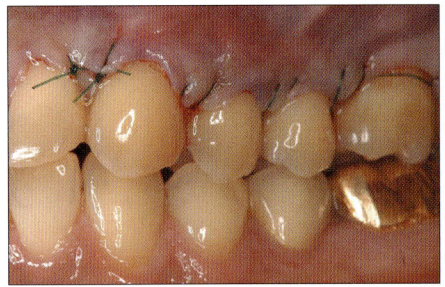
f. 角化歯肉の幅も増大し根面もCEJまで被覆されている 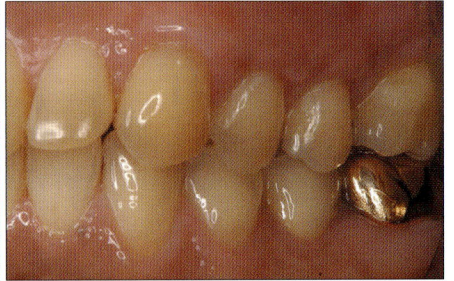

図10　症例4　エムドゲイン®と上皮下結合組織移植術

覆は成功したのがわかる（図10f）．

5. おわりに

　露出した根面は放置されれば，根面カリエスなどになり問題が複雑化してしまう．できるならば，レジン充填を施すことのない様に根面被覆術を応用することは，患歯にとって健康な周囲組織を取り戻すこととなる．的確な診断のもと適正な術式を選択し施術すれば，満足な結果が得られ審美性も回復できる．
　今後はインプラント周囲組織への応用など，さらに頻用される術式となっていくであろう．

（武田朋子）

文献

1) Miller P D Jr.: A classification of marginal tissue recession. Int, J Periodont Rest, 5 : 9, 1985.
2) Langer B and Langer L : Subepithelial connective tissue graft technique for root coverage, J periodontol, 56 : 175, 1985.
3) Subepithelial connective tissue graft for treatment of gingival recessions with and without enamel matrix derivative: a multicenter, randomized controlled clinical trial, Rest Dent, 31 (2) : 133 ～ 139, 2011.

参考文献

1) Herbert F wolf etc : ラタイチャークカラーアトラス歯周病学　第3版，永末書店，東京，2008.
2) 小野善弘，他：コンセプトをもった予知性の高い歯周外科処置，クインテッセンス出版，東京，2001.

12 マイクロエンド

　従来の歯内療法は，暗い根管内を細いファイルでキレイにしていく手探りの治療であった．しかし，マイクロスコープを使用することにより，今まで暗く見えなかった根管内まで光が届き，根管内をみることができるようになった[1]．
　根管内が見えるようになれば，そこにある感染源を取り除くために様々な器具が考案される．また，外科的歯内療法においてもマイクロスコープを用いたマイクロサージェリーが行われるようになり，専用のインスツルメントも開発されている．マイクロスコープとの併用によって，もっとも効果が現れる器具の一つが超音波チップである．これらのインスツルメントを使用し，マイクロスコープ下で行う歯内療法のことを総称し，マイクロエンドと呼ぶようになった．

1. 根管治療におけるマイクロスコープ

1）見落とされた根管

　根管の数については，古くから多くの報告がある[2]．上顎第一大臼歯であれば，四根管性である場合が半分以上であり，近心頰側根は二根管性であると考えて治療すべきである．
　しかし，肉眼で観察した場合に，近心頰側第二根管を探して治療するのはなかなか難しく，実際にはほとんどの症例で近心頰側第二根管は見落とされているのが現状であろう（図1）．

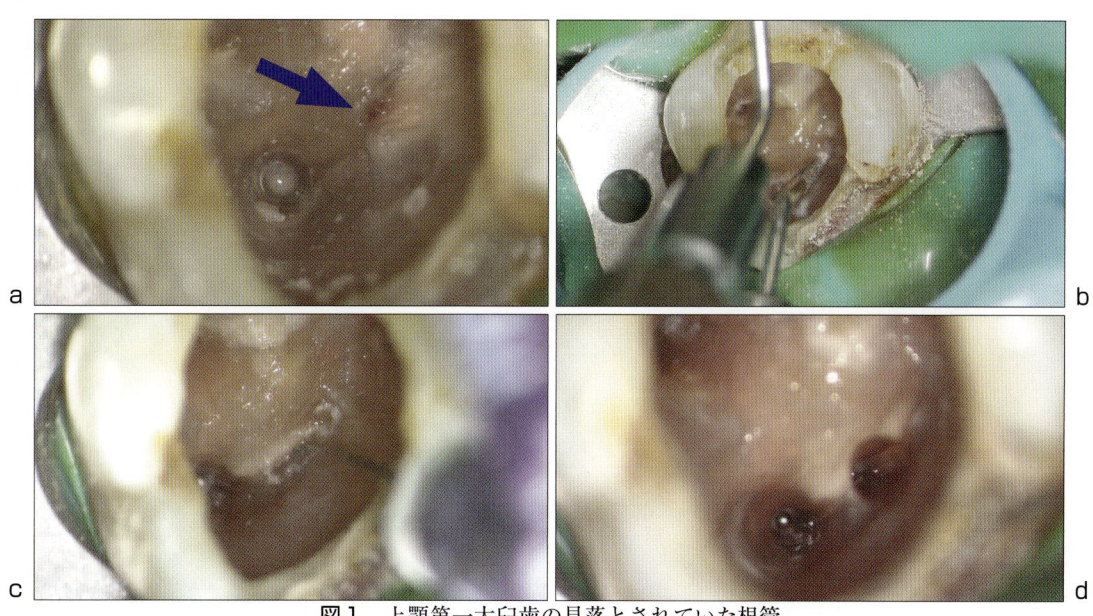

図1　上顎第一大臼歯の見落とされていた根管
a. 根管治療開始時　近心頰側第二根管の存在が疑われる（矢印）
b. 超音波チップを用いて，近心頰側第二根管を探索
c. #10Cファイルを近心頰側第二根管に挿入
d. 見落とされていた近心頰側第二根管の根管形成終了

2）歯根破折の診断

歯根破折の診断は，破折線を確認する必要がある．歯頸部の破折線は術者が確認できても，それを患者に説明するのに苦労することもある．マイクロスコープを用いた拡大視野を録画することにより，診査した内容をその場で患者に見せることも可能であり，患者へのインフォームドコンセントを行うツールとしてもマイクロスコープは有用である（図2，3）．

なかなか治らない症例で，歯根破折を疑うことがある．従来の肉眼で行っていたような破折の診断法では，抜歯するまで歯根破折と確定診断を下せないような症例が存在したが，マイクロスコープを使用することにより，根尖性歯根破折の症例でも確定診断を下すことが可能となっている（図4）．

3）穿孔部封鎖処置

穿孔しているような症例では，従来歯根分離やヘミセクションなどを行い，歯の保存を試みてきたが，マイクロスコープを用いて，穿孔部封鎖処置を行うことにより，歯を保存することが確実になった．

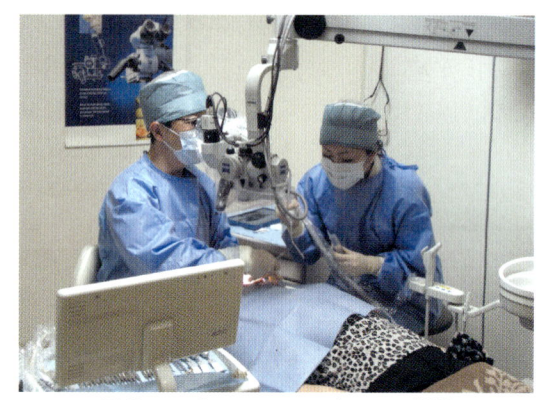

図2　マイクロスコープによる診断

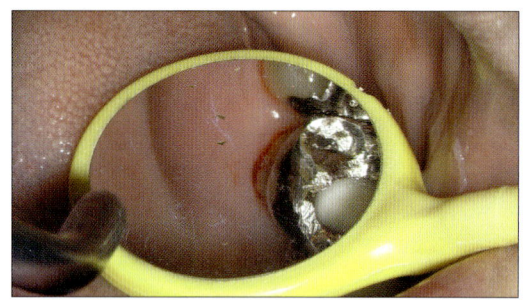

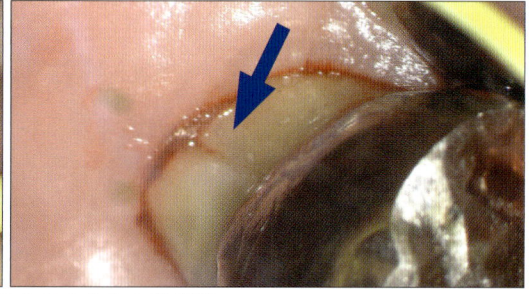

図3　大臼歯口蓋側にみとめられた破折線
低倍率でははっきりしない破折線も高倍率でみると明らかであり（矢印），その映像を録画し患者にすぐ見せることが可能である

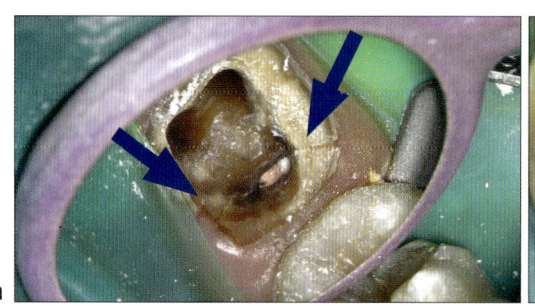

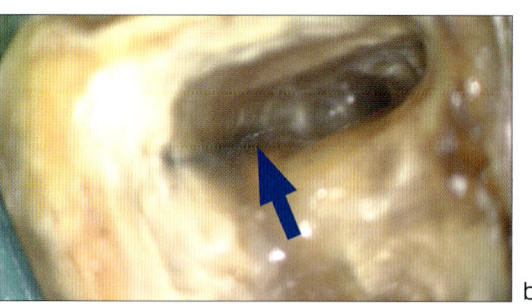

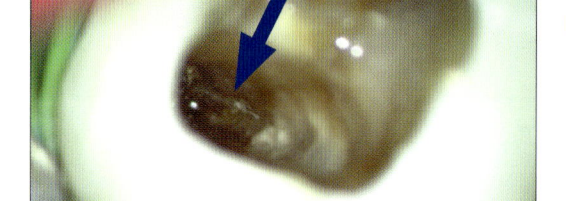

図4　さまざまな歯根破折
　a. 歯頸部に至るような明らかな破折（矢印）．このような破折は肉眼でも確認可能である
　b, c. 根管内をマイクロスコープで精査すると，根尖性歯根破折が認められた（矢印）．歯頸部にまで破折線が至っていないため，肉眼での確定診断は難しい

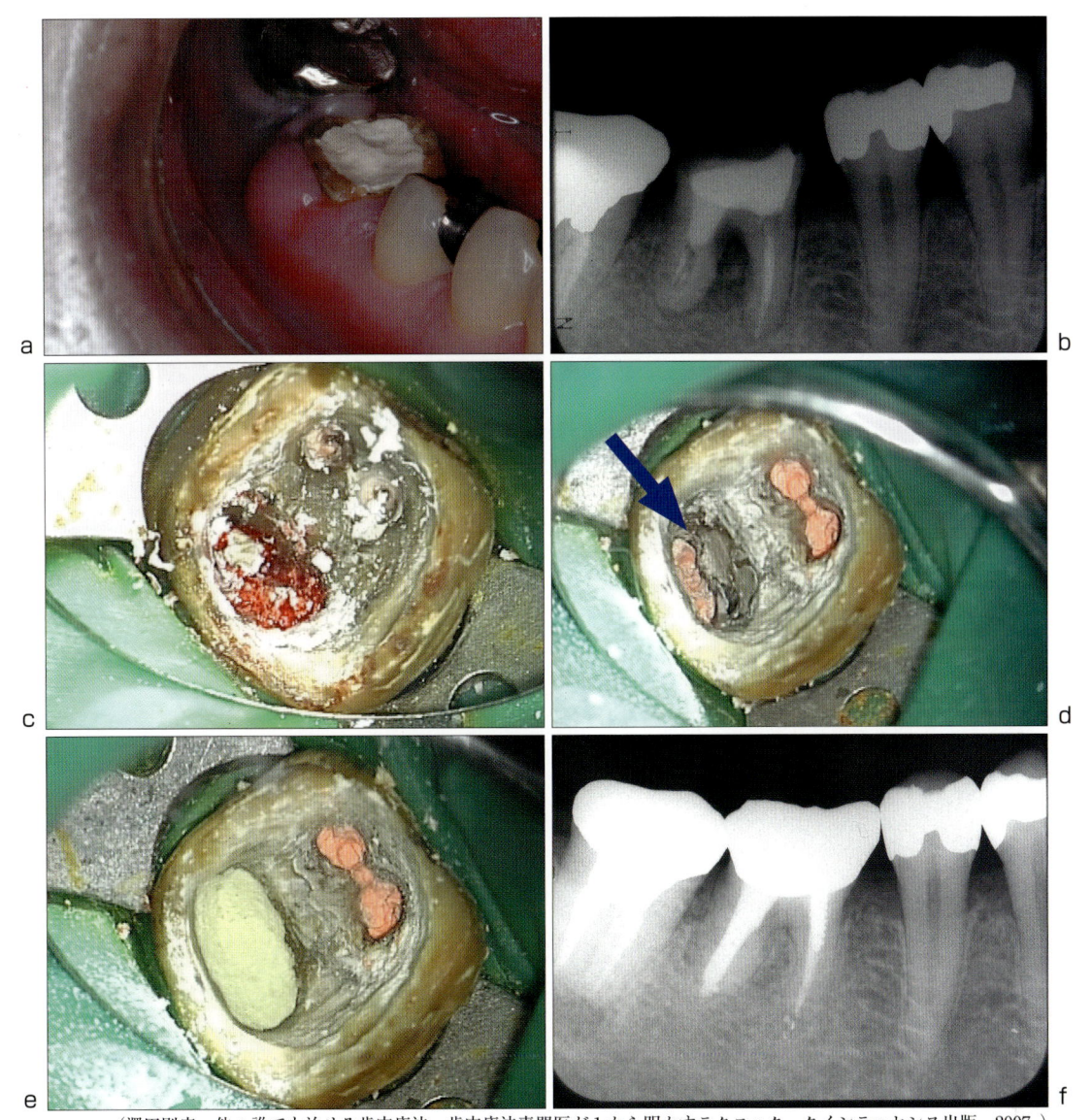

(澤田則宏, 他:誰でも治せる歯内療法 歯内療法専門医が1から明かすテクニック, クインテッセンス出版, 2007.)

図5　穿孔部封鎖処置[1]

a. 術前の口腔内写真　右下第一大臼歯の頬側に腫脹が認められる
b. 術前のエックス線写真．分岐部に大きなエックス線透過像が認められ，遠心根管内のストリッピングパーフォレーションが疑われる
c. 根管治療開始時．遠心根管内より多量の出血が認められた
d. 根管充填時．本来の根管はガッタパーチャとシーラーで根管充填．遠心根管内の穿孔から歯槽骨内にMatrixを充填（矢印）．穿孔部封鎖材が溢出しないよう壁ができており，完全な止血も可能となっている（Internal Matrix Technique）
e. プロルートMTAにて遠心根管内を充填．この部分は築造時に切削しない
f. 根管充填14カ月後．分岐部の骨再生が認められ，予後良好である

Internal Matrix Technique[3]は，穿孔部封鎖処置として有効であり，充填材としても最新の接着性レジンなどの使用が可能となるため，今までは抜歯となっていた歯質の薄い歯でも保存することが可能となっている[4]．

Mineral Trioxide Aggregate（以下MTA）が，1993年に初めて発表された当初，論文で発表される内容は一研究機関からのものばかりであったため，その真価はまだよくわかっていなかった[5,6]．1998年に米国で発売されると，各研究機関が追試を行い，その有用性が認識されるようになり，現在では穿孔部封鎖材の第一選択として使用される

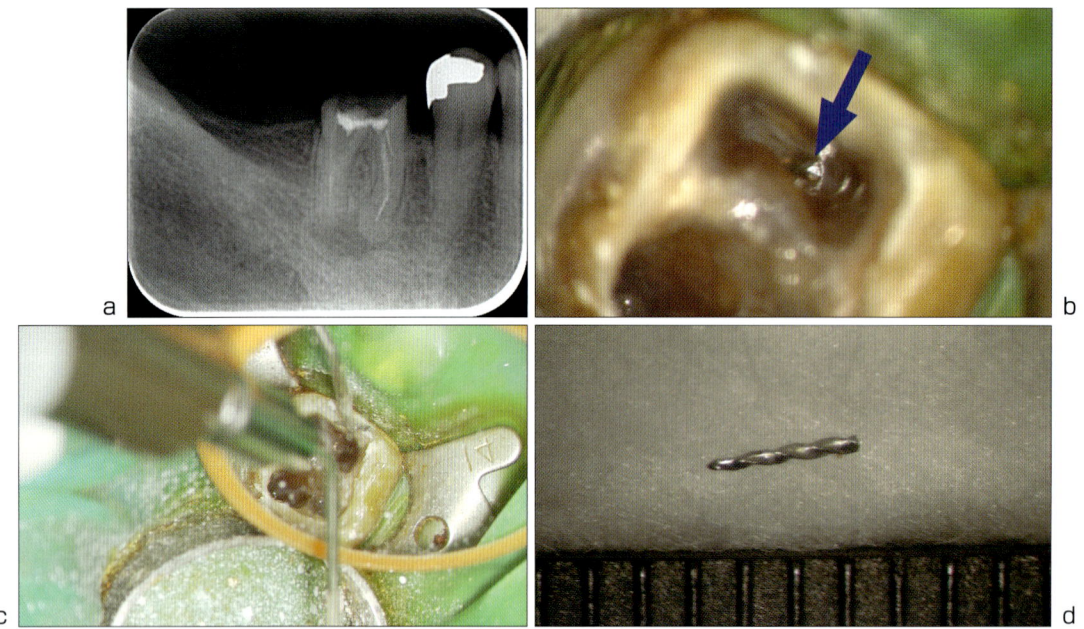

図6 根管内破折ファイル除去
a. 術前のエックス線写真. 根管内に複数の破折ファイル様不透過像が認められる
b. 近心舌側根管内に破折ファイルの存在をマイクロスコープ下で確認（矢印）
c. 超音波チップを用いて破折ファイル除去.
d. 除去した破折ファイル

ようになっている.

マイクロスコープ下で，これらの材料や技術を駆使するマイクロエンドにより，穿孔症例でも確実な治癒が期待できるようになっている（図5）.

4）破折ファイル除去

根管内破折ファイルの除去は難しく，従来であればバイパス形成などが，その対処法と考えられてきた．しかし，マイクロスコープと超音波チップを駆使することにより，今まで除去できなかったような根管内破折ファイルの除去が可能となっている（図6）.

2. 外科的歯内療法におけるマイクロスコープ

肉眼で行った従来の外科的歯内療法の成功率は約60％であり[7]，決して高いとはいえなかった．しかし，マイクロスコープによる拡大視野で行うEndodontic Microsurgery[8〜13]では，肉眼では見えなかった根尖切断面の側枝や破折線がわかり，超音波レトロチップなどを用いることにより，根管に追従する逆根管窩洞形成が可能となり，その成功率は格段に上昇している[14]（図7）.

3. まとめ

American Dental Associationでは1999年に，「全米の歯科大学における歯内療法専門医の教育には，マイクロスコープを用いた根管治療と外科的歯内療法を必ず教えること」という内容が採択されている．つまり，歯内療法においてはマイクロスコープが必須である，というのが世界の共通認識である．是非，臨床にマイクロスコープを導入していただきたい.

（澤田則宏）

文献

1) 澤田則宏，吉川剛正：誰でも治せる歯内療法 歯内療法専門医が1から明かすテクニック，クインテッセンス出版，東京，2007.
2) Vertucci FJ：Root canal anatomy of the human permanent teeth, Oral Surg Oral Med Oral Pathol, 58（5）：589〜599, 1984.
3) Lemon RR：Nonsurgical repair of perforation defects, Internal matrix concept, Dent Clin North Am, 36（2）：439〜457, 1992.

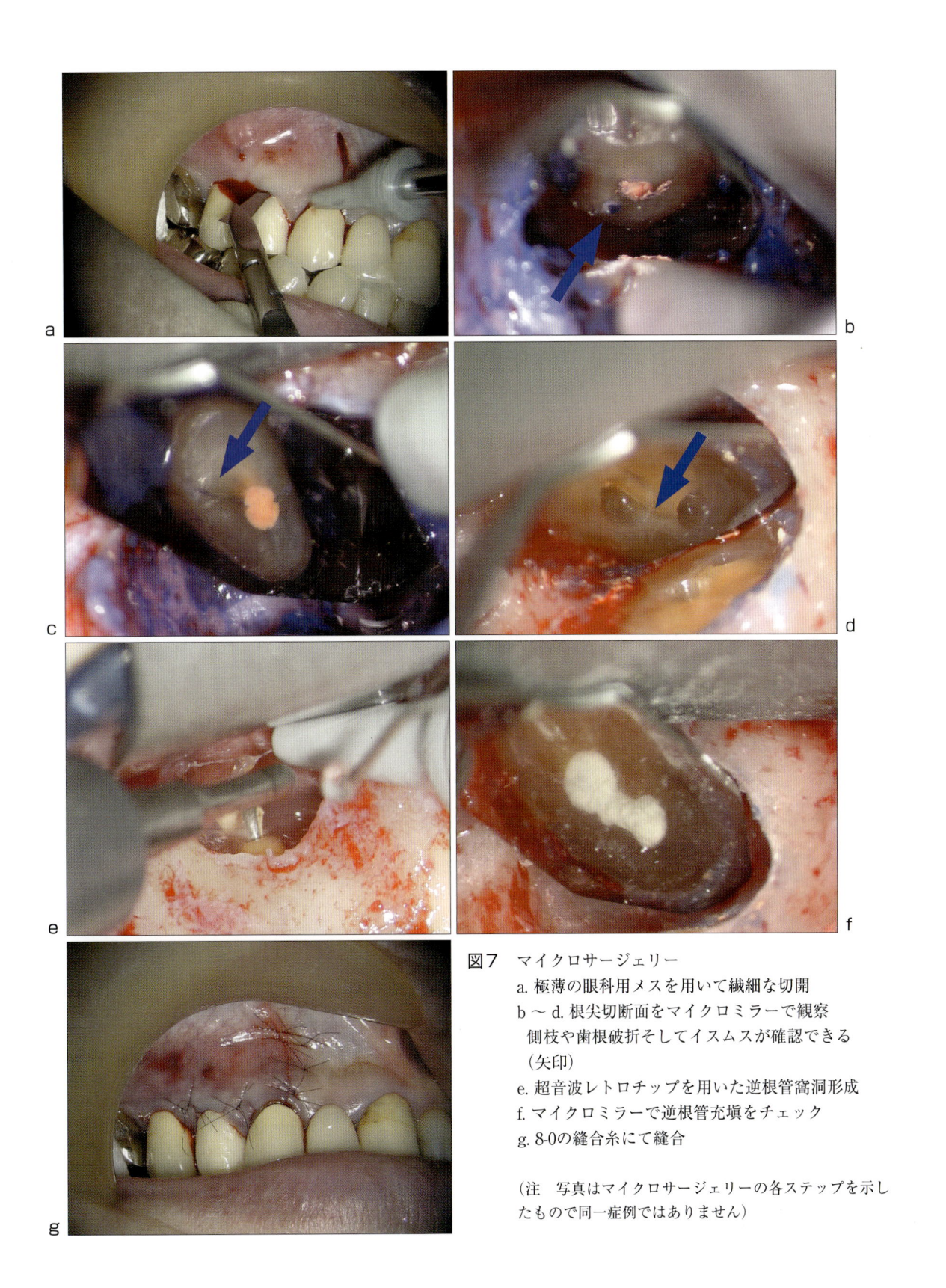

図7 マイクロサージェリー
 a. 極薄の眼科用メスを用いて繊細な切開
 b～d. 根尖切断面をマイクロミラーで観察
  側枝や歯根破折そしてイスムスが確認できる（矢印）
 e. 超音波レトロチップを用いた逆根管窩洞形成
 f. マイクロミラーで逆根管充塡をチェック
 g. 8-0の縫合糸にて縫合

（注 写真はマイクロサージェリーの各ステップを示したもので同一症例ではありません）

4) 吉川剛正, 澤田則宏, 須田英明：Internal Matrix Techniqueを使用した穿孔部の非外科的封鎖法, 日本臨床歯内療法学会雑誌, 23（1）：37〜43, 2002.

5) Lee SJ, Monsef M and Torabinejad M：Sealing ability of a mineral trioxide aggregate for repair of lateral root perforations, J Endod, 19（11）：541〜544, 1993.

6) Torabinejad M, Watson TF, Pitt Ford TR：Sealing ability of a mineral trioxide aggregate when used as a root end filling material, J Endod, 19（12）：591〜595, 1993.

7) Allen RK, Newton CW and Brown CE Jr：A statistical analysis of surgical and nonsurgical endodontic retreatment cases, J Endod, 15（6）：261〜266, 1989.

8) Carr GB：Microscopes in endodontics, J Calif Dent Assoc, 20（11）：55〜61, 1992.

9) Carr GB：Surgical endodontics. In：Cohen S, Burns R, editors, Pathways of the pulp 6th ed. 531, St. Louis Mosby, 1994.

10) Kim S.：Endodontic Microsurgery. In：Cohen S, Burns R, editors. Pathways of the pulp 8th edition, 683〜725, St. Louis, Mosby, 2002.

11) Kim S, Pecora G and Rubinstein R：Color atlas of microsurgery in endodontics, Philadelphia, W. B. Saunders, 2001.

12) Kim S and Kratchman S：Modern endodontic surgery concepts and practice：a review, J Endod, 32（7）：601〜623, 2006.

13) 澤田則宏：マイクロスコープを使用した外科的歯内療法, 日歯内療法誌, 33（2）：75〜86, 2012.

14) Setzer FC, Kohli MR, Shah SB, Karabucak B and Kim S：Outcome of endodontic surgery：a meta-analysis of the literature--Part 2：Comparison of endodontic microsurgical techniques with and without the use of higher magnification, J Endod, 38（1）：1〜10, 2012.

13 審美領域のインプラント治療

審美領域に限らず1度インテグレーションしたインプラントは，2度と埋入位置の変更ができない．
インプラントの埋入を行う際には，そのリスクを理解し顎位や咬合関係，病因論を事前に十分診査した上で行う必要があることはいうまでもない．
そして筆者は，前歯部領域においてインプラント治療を審美的に成功へ導くためのポイントは，①難易度の見極め ②インプラントの特性を理解した埋入位置の設定 ③術式の簡易化であると考える．これらを症例と共に解説したい．

1. 難易度の見極め

Jhon Koisらは，前歯部インプラント治療における審美性の難易度を（表1）の様に5つの項目で分類している．事前にボーンサウンディング，エックス線診査を併用して，難易度を5つの項目でそれぞれ見極める必要がある．

難易度が高い症例では，埋入手術前から術中，術後，アバットメント装着に至るまで，難易度を少しずつ下げて行くことが必要となる．

表1　Diagnostic Key

Low Risk	Implant Esthetics	High Risk
FGM more coronal（歯冠側より）	Tooth Position/FGM（歯肉縁の高さ）	FGM more apical（根尖側より）
Flat scallop（平坦）	Gingival Form（歯肉形態）	High scallop（貝殻状）
Thick（厚い）	Biotype（歯肉の厚み）	Thin（薄い）
Square（四角形）	Thooth Shape（歯冠形態）	Triangular（三角形）
High crest（高い）	Osseous Crest Position（歯槽骨頂の位置）	Low crest（低い）

（Jhon Koisらによる，前歯部インプラント治療における審美性難易度の分類．右側に当てはまる数が多い程，ハイリスクであることを示す．）

2. インプラントの特性を理解した埋入位置の設定

インプラントは，各社によって表面正常やプラットフォームの形態等様々である．プラットフォーム・シフティングされたインプラントを除いて通常のインプラントでは，約1.5mm幅で深さ第一スレッド辺りまでのマージナルボーンロスが起きる（P.91 症例2-7）．これはインプラントにも生物学的副径が存在し，アバットメントの接続と伴にアバットメントとフィクスチャーの間に介在するマイクロギャップから骨の位置を遠ざけようとする生体防御反応であると考えられているが，具体的には解明されていない．

インプラント部の歯頸ラインと歯間乳頭の高さは，骨頂の位置に左右されるため項目1.で示した難易度を把握した上で，インプラントの特性を活かした埋入位置の設定を行う．

歯頸ラインと歯間乳頭部，埋入深度に分けて考える．

1）歯頸ライン

唇舌的には，プラットフォーム部で唇側の骨縁から1.5〜2mm口蓋側に設定する（P.88 症例1-6）．しかし，口蓋側に寄りすぎてしまうと，対咬関係や舌感を悪くしてしまうため事前に最終補綴物を想定した診断用ワックスアップやプロビジョナルレストレーションで煮詰め，その形態を

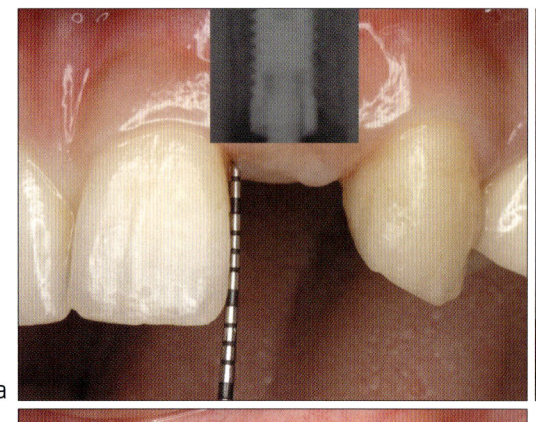

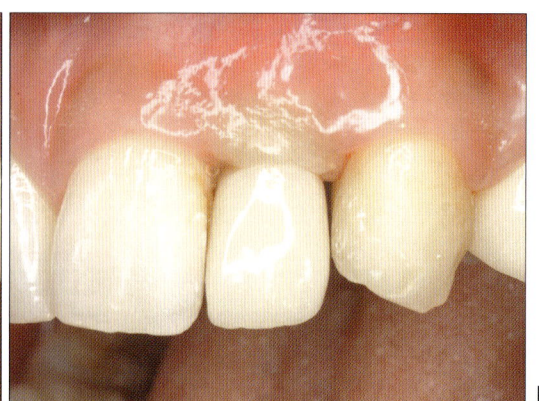

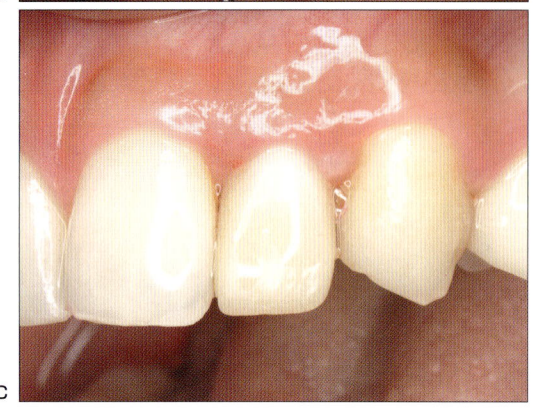

図1-a～c　隣在歯の骨頂の位置が歯肉縁から約2mmに位置していたため，上部構造体の装着後4.5mm位の位置まで歯間乳頭の回復が認められた

模写した造影剤入のステントを装着し得られたCT画像上で，補綴可能な位置から逆算された位置を設定する．

2）歯間乳頭部

歯間乳頭の高さは，インプラントと天然歯間では隣在歯の骨頂の位置，インプラントとインプラント間では，1番高い骨頂の位置に左右される．つまり，マージナルボーンロスを考慮して，インプラントと天然歯間では最低1.5mm，インプラントとインプラント間では，最低3mm距離をおいて埋入位置の設定を行うことで最も高い骨頂の位置を維持する（P.91 症例2-7）．

骨頂の位置からコンタクトポイント間での距離が，約4.5mmの数値以内であれば維持または，再生される可能性が高い（図1 a～c）．また，薄い歯肉よりも厚い方が維持されやすいため，項目1.の難易度が高い症例では，バイオタイプを変換する処置も考慮する（P.91 症例2-5）．

3）埋入深度

埋入深度が浅過ぎると補綴形態の自由度が減り，深過ぎると補綴操作が困難になりマージナルボーンロスの深さが増してしまう．症例にもよるが，最終補綴の歯肉縁から3～4mmを目標とする．

また，埋入の方向は出来る限りアクセスホールが切縁から基底結節の間に来る様に設定する（P.88 症例1-6）．

3. 術式の簡易化

インプラント部の歯頸ラインや歯間乳頭部歯肉の高さは，最終的にプロビジョナルレストレーションでコントロールする．サブジンジバルカントゥアの形態が張り出す形態となるほど歯肉は退縮方向に向かう．しかしながら，レスカントゥアにすれば必ずしも歯肉が増殖方向に向かうという訳ではない．つまり退縮方向に向かう方が操作が行い易いため，インプラントの埋入前，またはアバットメントの装着前に目標とする唇側歯肉ラインより歯肉の位置が歯冠側にあれば，プロビジョナルのエマージェンスプロファイルでコントロールし易くなる（図2 a～c）．

歯肉の位置を歯冠側に位置付けるためには，抜

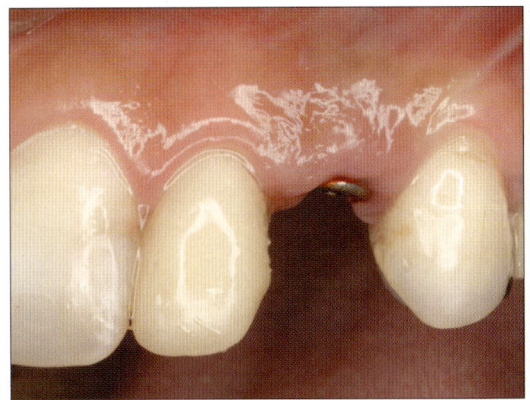

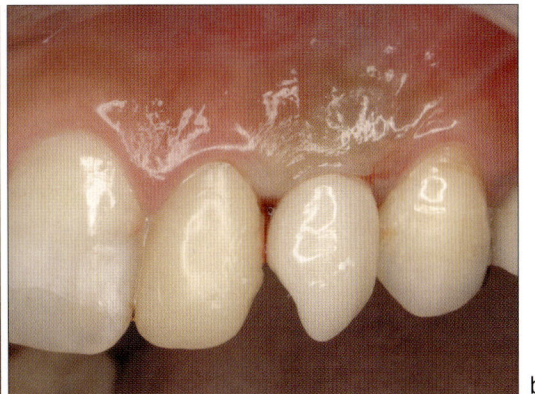

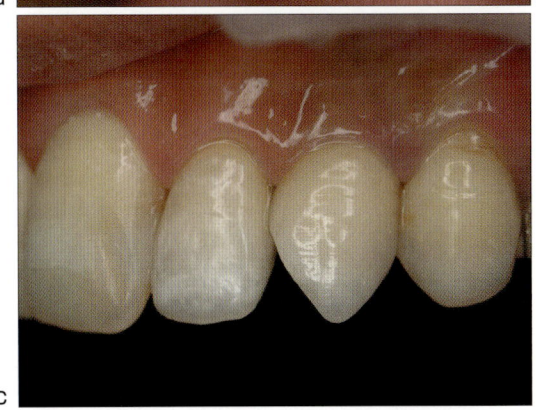

図2-a アバットメント装着前は，歯肉の高さが目標とする歯頸ラインの位置より歯冠側にあった

図2-b プロビジョナルのエマージェンスプロファイルを少しずつオーバーカントゥアーに調整し，歯頸ラインを根尖側に移動させていった

図2-c 最終補綴装着時には，適切な歯頸ラインとなった

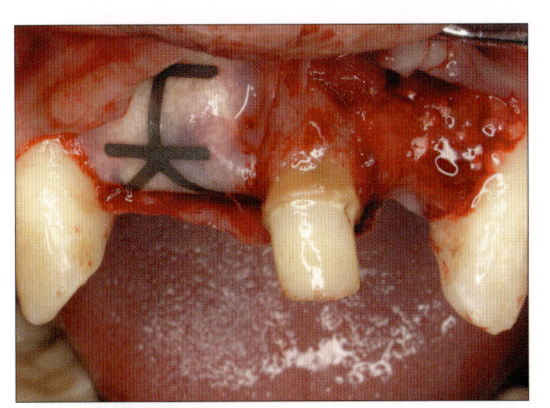

図3 既に硬組織を喪失が大きい場合には，GBR等を適応させる

歯前であれば，エクストルージョン，ソケットプリザベーション（P.88 症例1-4，P.90 2-3），ルートプリザベーション等が必要であり，抜歯後であれば，各硬組織および軟組織歯槽堤増大術が適応される（図3）．

アバットメント装着後にマイクロスコープ等を用いて軟組織の増大を計る方法もあるが，難易度が増してしまうため，リカバリー症例でない限り避けた方が望ましい．

それぞれの項目について症例ごとに解説する．

4. 症例1：ソケットプリザベーションにて抜歯窩歯槽堤を維持し術式の簡易化を計った症例

1⏋が数年前の打撲により外部吸収を起こしている．デンタルエックス線上で吸収している位置までの計測を行い将来のことも踏まえ入念な相談の上，抜歯後インプラントにて修復を行うこととなった．

顎位は問題ないことを診断した上で咬合関係，審美性を考慮した診断用ワックスアップを行った後に，インプラント治療の審美性難易度に関する診査を行った．歯頸ライン『FGM』はわずかに根尖側または同レベル（High Risk），歯肉の厚みは薄く『Thin』（High Risk），唇側の骨頂は高い『High crest』（Low Risk）という診断となる（症例1-2，表1）．

まず，抜歯を行い（症例1-3）シトプラストと骨補填材を用いてソケットプリザベーションを行った（症例1-4）．この目的は，唇側歯槽骨板の可能な限りの維持と歯肉ラインを歯冠側よりに位置させることである（症例1-5）．

その後，診断用ワックスアップから得られた形

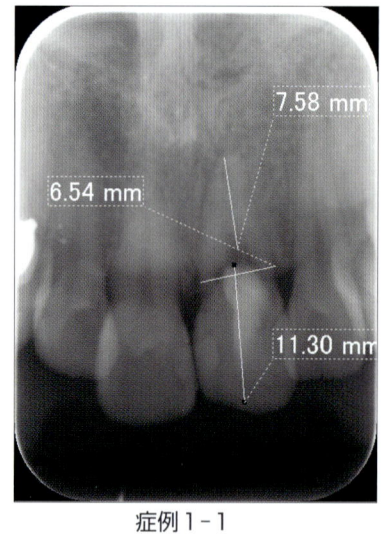

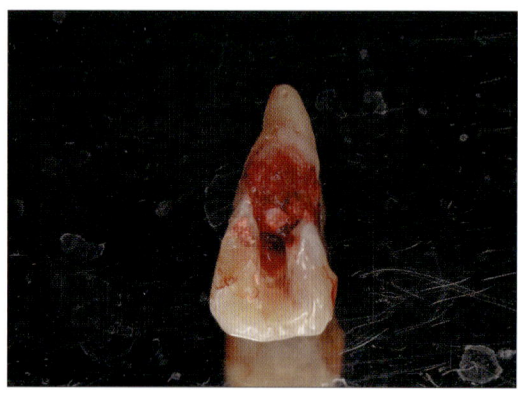

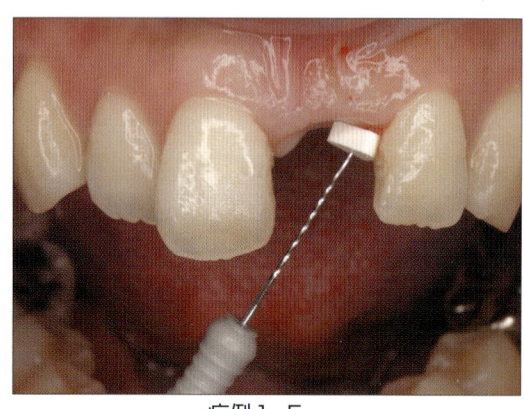

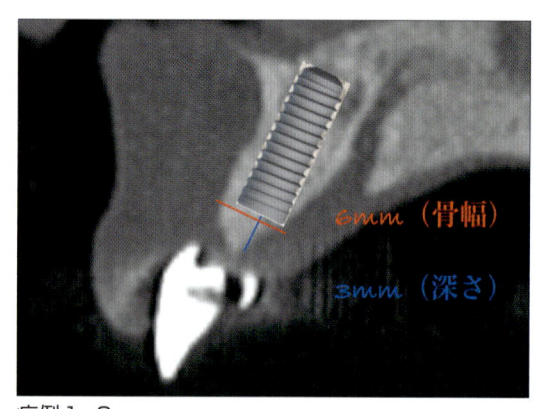

症例1-1　初診時のデンタルエックス線写真．外傷の後内部吸収がおきそこから感染していた
症例1-2　初診時前歯部正面感
症例1-3　内部吸収がおき抜歯となった
症例1-4　抜歯後の骨吸収や歯肉ラインの根尖側への移動を出来る限り抑えるため，シトプラストのメンブレンと骨補填材を用いてソケットプリザベーションを行っている
症例1-5　抜歯時にソケットプリザベーションを行うことで，歯頸ラインが歯冠側に維持されている
症例1-6　頬舌的に唇側の骨縁から1.5mm以上口蓋側よりに，深さは3～4mmを目標として埋入位置を設定する

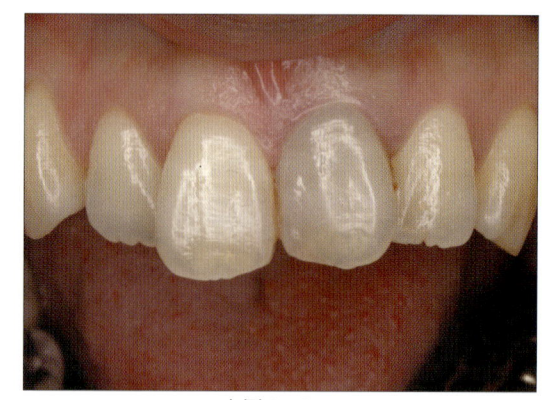

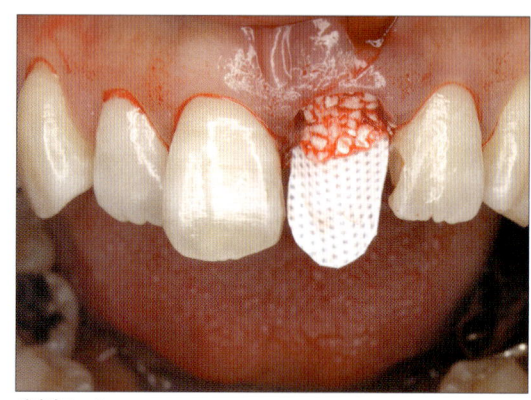

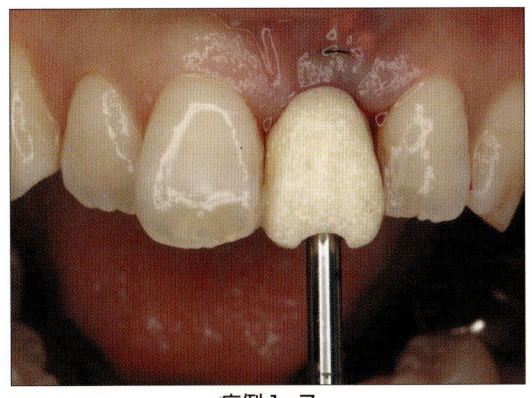

症例 1-7
症例 1-8 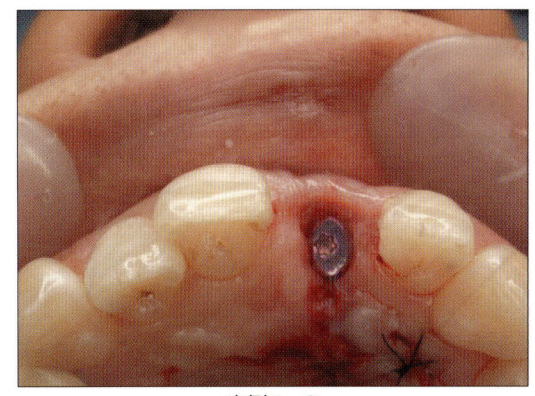
症例 1-9 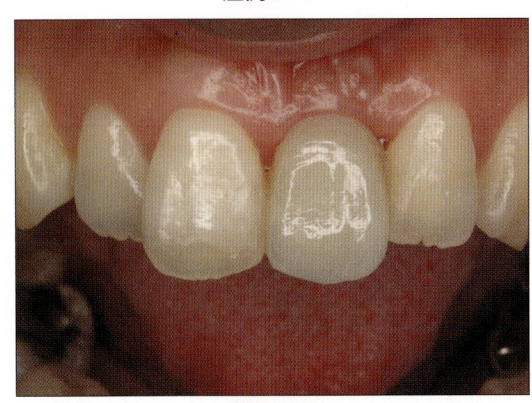
症例 1-10 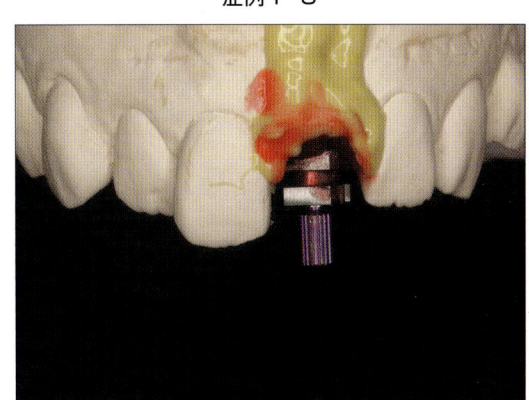
症例 1-11 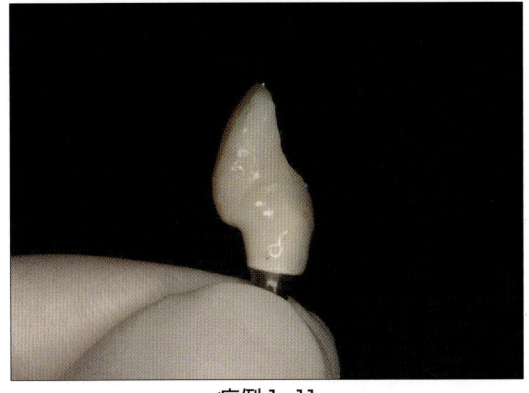
症例 1-12 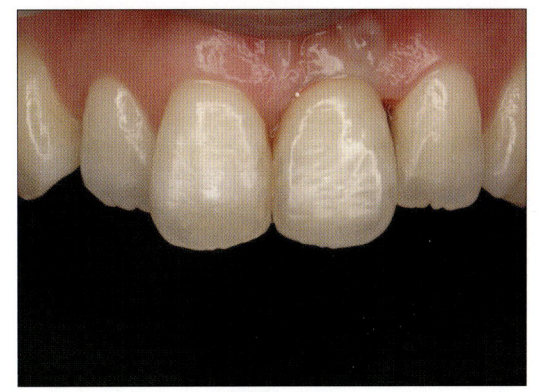

症例 1-7　CT上で設定されたポジションを置き換えたサージカルステントを用いて埋入手術を行った
症例 1-8　プラットフォーム上の歯肉をローリング法にて唇側に巻き込み大きくフラップを開けることなくフィクスチャーを埋入し，更に口蓋側から結合組織を移植した．埋入位置は近遠心的に隣在歯から1.5mm以上離している
症例 1-9　プロビジョナルレストレーションのエマージェンスプロファイルを少しずつオーバーカントゥアに調整し，反対側同名歯に歯頸ラインを合わせて行った
症例 1-10　印象用コーピングをラボアナログに装着後，プロビジョナルレストレーションのカントゥアをシリコンで型取りそこにパターンレジンを流し，カスタムインプレッションコーピングを作製することで，プロビジョナルレストレーションのカントゥアを技工士に伝達した
症例 1-11　エマージェンスプロファイルの状態
症例 1-12　ファイナルレストレーション装着直後の正面感．歯頸ラインは反対側同名歯に同調している

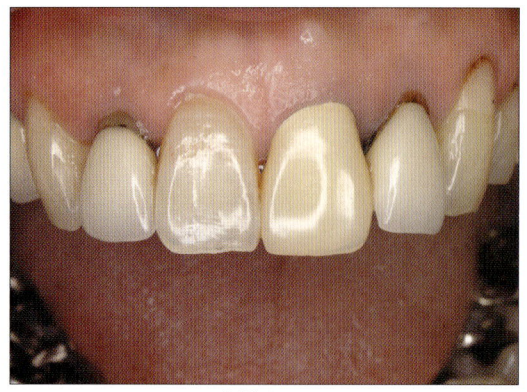

症例2-1

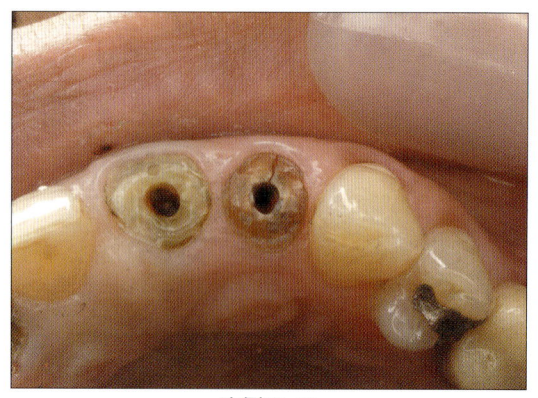

症例2-2

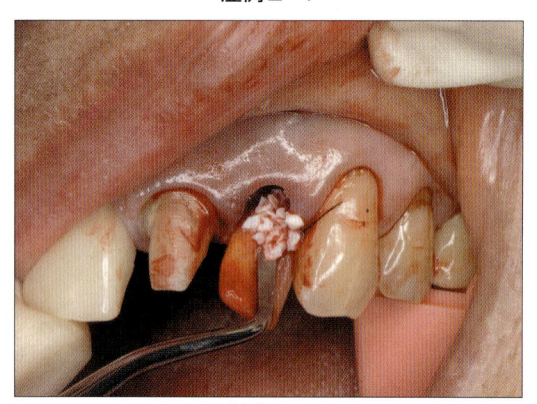

症例2-3

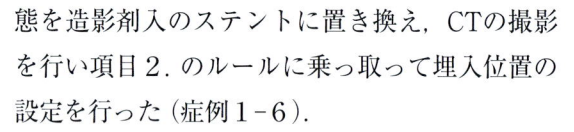

症例2-1 |2が歯根破折を起こし，クラウンが何度も脱離していた

症例2-2 歯根破折により唇側の骨頂は，ボーンサウンディングにて歯肉縁から9mmの位置にあった

症例2-3 後々のGBRを行い易くするために，口蓋の結合組織と骨補填材を利用してソケットプリザベーションを行った

態を造影剤入のステントに置き換え，CTの撮影を行い項目2.のルールに乗っ取って埋入位置の設定を行った（症例1-6）．

CT画像から角度補正されたサージカルステントを作製しフラップレスにて（Straumann® Bone level Implant）を埋入した（症例1-7）．この際埋入窩上の歯肉をローリング法にて唇側に巻き込み，更に口蓋からCTGを採取しマイクロスコープを用いて挟み込んでいる（バイオタイプの変換，症例1-8）．

後は，プロビジョナルレストレーションにてサブジンジバルカントゥアを調整し，歯頸ラインの調整と歯冠乳頭部歯肉の安定化を待ち（症例1-9）エマージェンスプロファイルの形態をシリコン印象材とパターンレジンを用いてカスタムインプレッションコーピングに置き換えて（症例1-10）ファイナルレストレーションの装着を行った（症例1-11，1-12）．

5. 症例2：GBRの前処置として抜歯窩軟組織の保存を計った症例

|2の脱離を主訴に来院．歯根破折を起こし，そこから感染しボーンサウンディングでは唇側の骨吸収が歯肉縁から9mmの位置まで認められた（症例2-2）．下顎前歯部の叢生による外傷性咬合が原因と診断し，下顎前歯部のMTMによるレベリングと同時進行で，|2はインプラントにて修復することとなった．

難易度に関する診査では，骨頂の位置が根尖側にあり『High risk』と診断されたが，それ意外はこの時点では『Low risk』であった．しかしながら，抜歯時に何もしなかった場合骨吸収部への唇側歯肉上皮組織の介入によって，歯肉縁の位置が反対側同名歯より根尖側に位置することが想像される．その場合，後のGBRを行う際に減張切開の量や歯冠側への移動量が増え，裂開のリスクが高くなってしまう．そのため歯肉の高さを維持する目的でソケットプリザベーションを行った（症例2-3）．

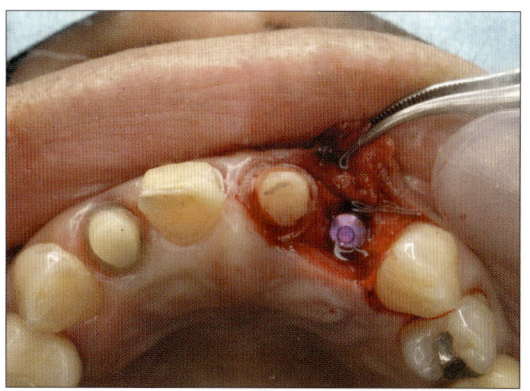

症例2-4a

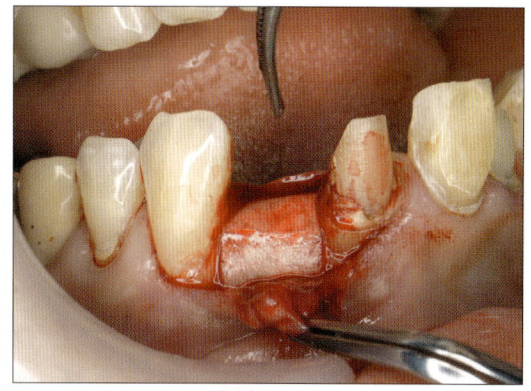

症例2-4b

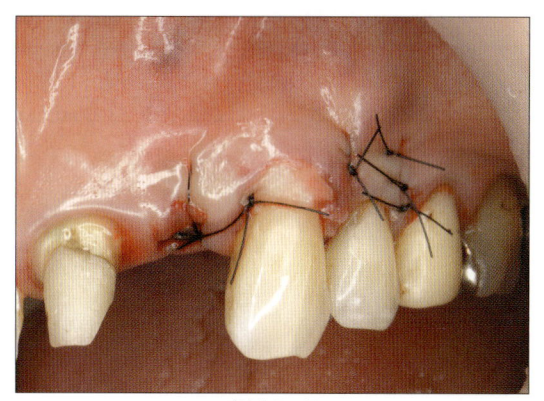

症例2-5

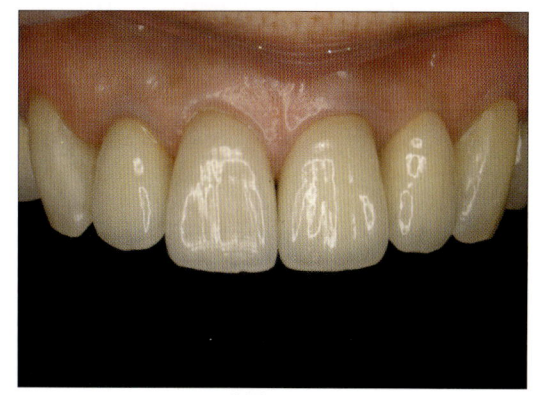

症例2-6

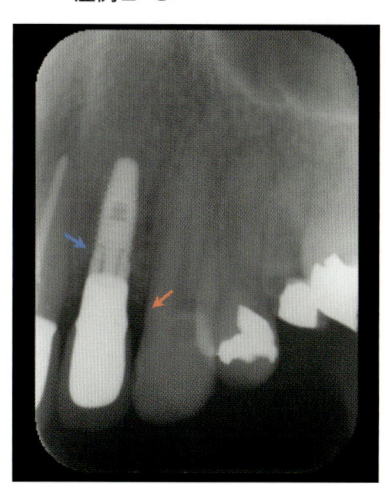

症例2-7

症例2-4 a. 歯肉の治癒を待ち項目2.のルールに乗っ取ってインプラントの埋入を行った
　　　　b. 埋入と同時にGBRを行った
症例2-5　インプラント部歯肉の厚みを増やす目的と|3の根面被覆の目的にて，プラットフォーム上の歯肉を上皮を削ぎ唇側に巻き込んだ上で，口蓋側から結合組織を移植した（バイオタイプの変換）
症例2-6　最終補綴物装着2年後．初診時に比べて|2 3に理想的な歯頸ラインに落ち着いている
症例2-7　プラットフォームシフティングされたインプラント体を除いては，青矢印の位置までマージナルボーンロスが起きている．隣在歯との距離が1.5mm以上離れていれば，隣在歯の骨頂の高さは赤矢印の位置で維持される

その後，2カ月間上皮組織の治癒を待ち，インプラントの埋入と同時にGBRを行った（症例2-4a,b）．埋入位置は項目2.の原則に基づいて処置を行っている．

インプラントの骨結合とGBRの骨の安定化を8カ月待ち，二次手術を行った．インプラントヒーリングキャップ上の歯肉を歯間乳頭部は傷つけないように切開を入れ，上皮は削ぎ落した状態で唇側へ巻き込むと同時に症例2-3（左上）の根面被覆も兼ね，口蓋の結合組織を移植して『Biotype』の変換を行った（症例2-5）．

術後の前歯部正面感とデンタルエックス線を示す（症例2-6，2-7）．歯肉縁の位置を反対側同名歯と揃えることが出来たと思われる．

（中村茂人）

参考文献

1) Moscovitch M S, et al.：The use of a provisional restoration in implant dentistry：A clinical report, Int J Oral & Maxillofac Implants, 11：395 〜 399, 1996.
2) 林　揚春：HAインプラントを用いた審美領域のインプラント処置—CT画像におけるTriangle of boneの有効性—，補綴臨床，41（4）：413 〜 424, 2008.
3) Nicolas Elian, DDS, Sang-Choon Cho, DDS, MS, Stuart Froum, DDS, Richard B, Smith, DDS and Dennis P Tarnow, DDS：A Simplified Socket Classification and Repair Technique, Pract Proced Aesthet Dent, 19（2）：99 〜 104, 2007.
4) John C. Kois, DMD, MSD：Predictable single-tooth peri-implant esthetics：five diagnostic keys, Compendium, 25（11）：585, AEGIS Communications ©2004.

14 オールセラミックス

　審美と耐久性を兼ね備えた歯冠修復装置として，金属焼付ポーセレンが日常臨床で多用されている．一方，患者の高度な審美に対する要求と，金属アレルギーへの懸念から，金属フレームを使わない審美修復であるオールセラミックスが注目されている．ポーセレンは脆性な材料であるので，オールセラミックスに単独では適用が難しく，従来の粉末築成と焼成による技工作業には熟練と長い作業時間を要していた．
　そこでポーセレンよりも高強度のガラス系材料や，金属フレームの代用になる非常に高強度のファインセラミックス材料を用いて，コンピュータを利用したCAD/CAMにより品質に優れたオールセラミック修復装置の作製が実用化されるようになった．

1. はじめに

　歯列の連続性と咬合の回復は，健全な口腔機能の維持に重要である．そのために，歯冠修復処置の重要性は大きい．わが国では歯冠修復処置に金属を多用している．とりわけ，保険に採用されている金銀パラジウム合金がインレー，クラウン，ブリッジから，前装冠まで幅広く使用されている．歯冠色を有さない金属が多用されるのは，金属がセラミックスやレジンに比べて破壊に対する靱性を有していることによる．また，歯科界では前世紀に，ロストワックス精密鋳造法が確立され，日常的に適合性に優れる鋳造体が得られる．一方で，金属の欠点は腐食と変色である．耐食性を担保するために，貴金属系合金や表面に不動態被膜を生成する非貴金属系合金を利用しているが，口腔内は腐食しやすい環境にあるため，腐食すると溶出した金属イオンがアレルギーを惹起する危険がある．
　一方，セラミックスは化学的に安定であり，生物学的な安全性にも優れている．歯科用セラミックスの代表であるポーセレンは本質的にガラスであり，透明性を有するので着色剤を使用すると歯冠色の再現が可能である．しかし，金属のような靱性はなく非常に脆いので，単独で咬合負荷のかかる領域の修復には使用できなかった．そこで，従来から審美と耐久性を兼ね備えた修復として，金属焼付ポーセレンが日常臨床で多用されている．しかし，患者の高度な審美への要求や，金属アレルギーへの懸念，さらに貴金属の高騰などにより，金属を使用しない修復，すなわちオールセラミック修復への期待が高まっている．
　従来から，修復・補綴装置の製作は，患者の個別の症例を再現した模型を出発点にして，歯科技工士が手作業で行ってきた．ポーセレンの場合は，粉末を筆を用いて無圧で築盛し，産業界におけるセラミックスの焼成温度より低温で焼成することにより，歯冠形態を再現した成形体を得ている．焼成に伴い，大きな収縮をするので，歯冠形態の再現が非常に難しく，また，支台歯への適合を得るのが難しい．したがって，歯科技工士の経験と熟練に支えられている．さらに，現在の無圧の焼成法では，名人の歯科技工士でも内部に欠陥を無くすことは難しい．
　金属焼付ポーセレンからオールセラミックスに移行するには，金属の替わりになる高強度セラミック材料を利用する方法がある．一方で，そのような高強度セラミック材料を従来の歯科技工の設備で成形加工することは難しい．そこで，新しい加工法としてCAD/CAMが利用される．ブリッ

ジを始め金属焼付ポーセレンの適応される装置に利用が可能である．一方，新しいガラス系材料や半透明のジルコニア素材を用いて，CAD/CAM法によりフルカントゥアのクラウンを作製する方法も実用化されている．

本稿では成形法の進歩と材料の進歩を紹介し，オールセラミック修復の現状と将来性について概説したい．

2. 歯冠修復装置の成形法とCAD/CAMの導入

あらゆる分野にデジタル化が進んでいる．歯科医療においても，診療機器，検査機器，診療録をはじめ，デジタルの導入が進んでいる．CAD/CAM（コンピュータ支援の設計・製作システムの略語）という用語は，30年前は歯科界では一部の研究者にしか知られていない用語であったが，現在では教科書や国家試験にも登場し，一般診療の現場でもオールセラミック修復やインプラント歯科診療の分野でポピュラーになっている．今後のデジタル歯科への移行の可能性を含めて，CAD/CAMの歴史と現状を紹介する．

現在の印象採得に始まる歯冠修復治療の流れをデジタル技術で置き換えると，図1のようになる．すなわち，支台歯形成後に，印象材を用いた従来の印象採得の替わりに，口腔内スキャナーを用いて光学的に支台歯や隣在歯の形状を認識し，モニター上に三次元グラフィックで作業模型を再現して，画面上でバーチャルのワックスアップをする．これがいわばクラウンの設計でありCADに相当する．さらに，加工用のデータを作製して数値制御（NC）加工機でクラウンをブロック材料から削りだしてクラウンを完成する．これがいわゆるCAMである．

フランスの歯科医師であるデュレ（Duret F）が，1970年代にこのような製作法を提唱したが[1]，当時のカメラの性能やコンピュータの処理能力には限界があり，実用化は難しかった．一方，スイスのメルマン（Mörmann WH）は，インレー窩洞をカメラで光学印象して，ユニットサイドでセラミックブロックからミリングでインレー体を削り出し，合着後咬合面形態を手動で仕上げる方法を提案し，実用化に成功した．これが，現在まで世

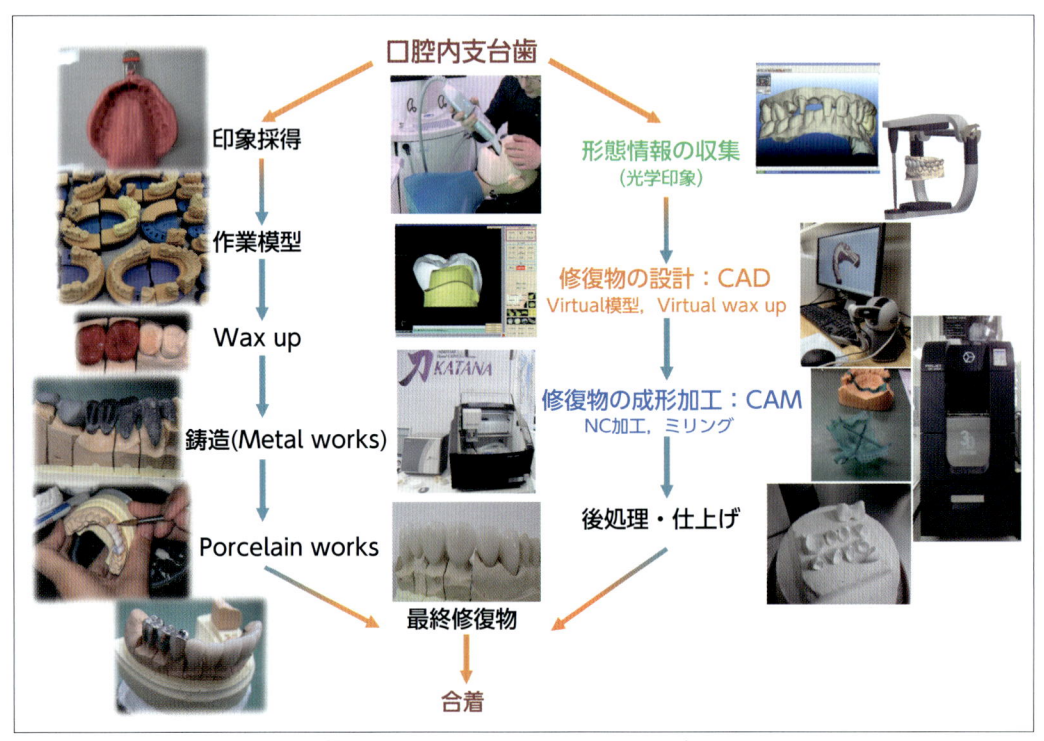

図1　デジタルレストレーションの流れ
従来の製作方法（左）と対比したデジタルレストレーションの流れ（右）

界中で使用されているセレックシステムである．歯冠形状を再現していないし，削られたセラミック体の窩洞への適合性も十分ではなかったが，セラミックスを技工士が粉末築盛・焼成で作製するのではなく，削りだし成形したこと，患者のチェアサイドで即日に修復を完了できたことなど，技術的な革新があった．また，歯科界にCAD/CAMという用語を普及させた功績は大きい．当時の口腔内を対象にした光学印象では従来の印象材を用いた印象採得の精度には全く及ばなかった．

そこで，従来法で精密な模型を作製しておいて，その先のロストワックス鋳造をCAD/CAMで代用する方法が1980年代後半から検討された．専用の計測装置（デジタイザーと呼ぶ）や専用の小型加工機が開発された．この方法は歯科技工への応用であったが，残念なことに，わが国ではロストワックス法で簡便に扱える金銀パラジウム合金が保険診療で多用されているので，CAD/CAMの利用は限定され普及には至らなかった．

世界の歯科用CAD/CAMは，ネットワークの導入により大きく前進した．スウェーデンでプロセラシステムが開発され，技工所で模型を計測したデータを電話回線で国境を越えてスウェーデンの加工センターに送信し，ここで一般産業界の大掛かりな装置を利用してオールセラミックスのコーピングが作製される．その後，コーピングの計測データを送信した技工所に配送し，最終のオールセラミック修復は，技工士が従来のポーセレンをコーピングに前装して完成する．いわば，歯科技工工程の一部アウトソーシングである（図2）．当初は，アルミナの高密度焼結体を利用していたが，アルミナよりもさらに高強度のジルコニア系セラミックスが使用されるようになり，この方式（ネットワークを利用したCAD/CAM）が主流になり，世界中でジルコニアフレームを利用したオールセラミック修復が急速に普及した．わが国はジルコニアの素材提供国であるが，薬事法の承認が遅れ，他国に比べて臨床応用遅れていたが2005年以降他国と同様に急速に進んでいる．

口腔内スキャナーは1987年にセレックシステム

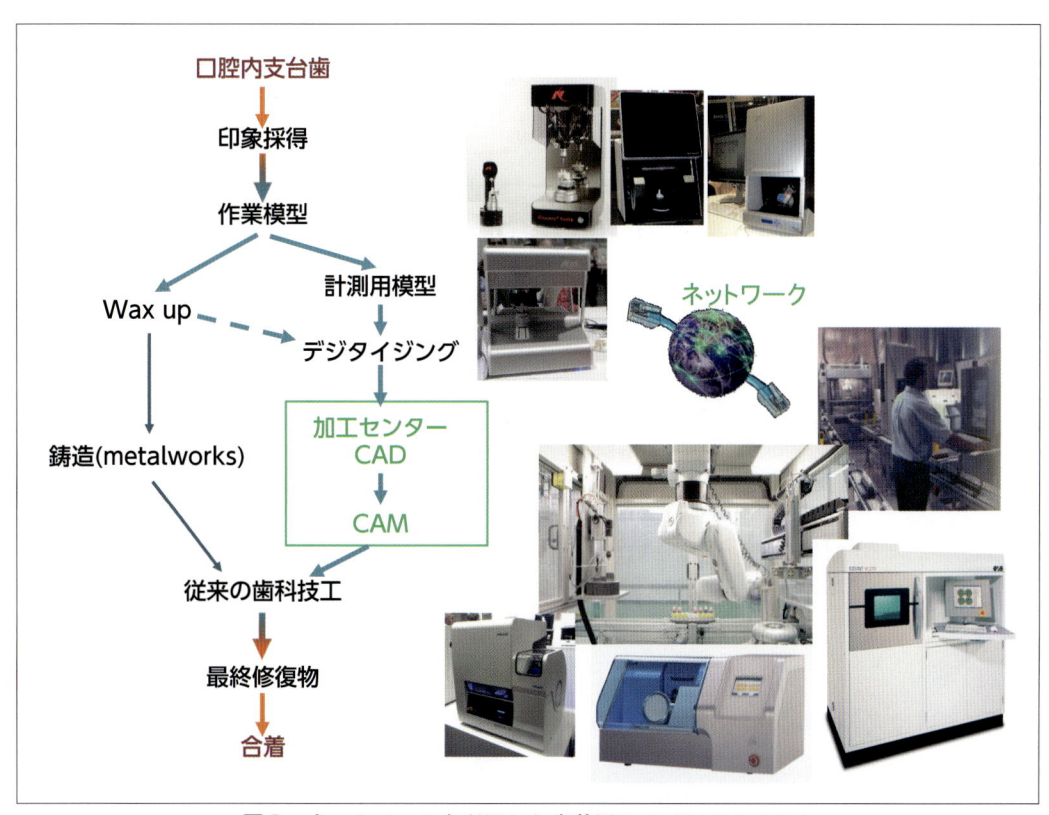

図2　ネットワークを利用した歯科用CAD/CAMシステム
現在ネットワークを介したオープン化の傾向が強くなっている

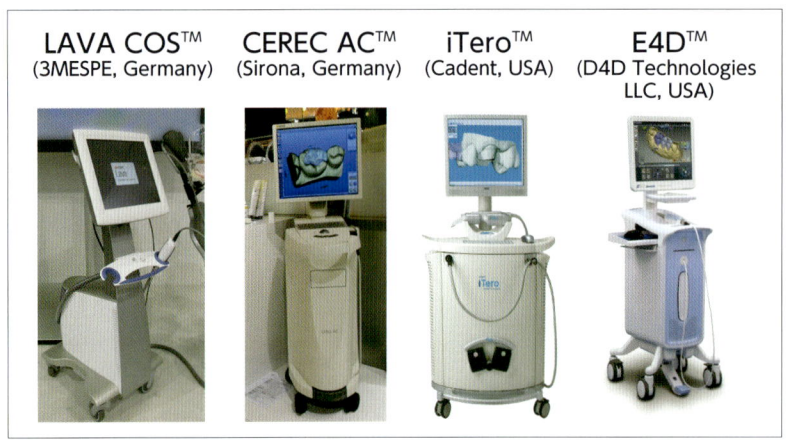

図3　現在広く販売されている口腔内スキャナー

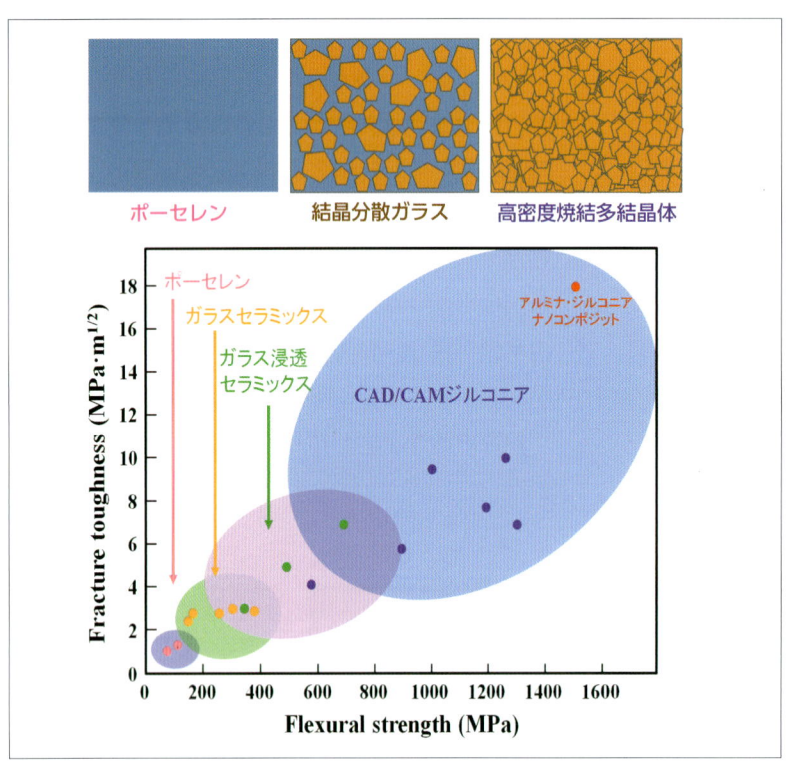

図4　歯科用セラミックスの曲げ強さと破壊靭性値

が一早く実用化したが，その後世界中で開発が続けられている．わが国では臨床で利用できるシステムが限られているが，欧米では新しいタイプの口腔内スキャナーが公表されている（図3）．ヘッド部が小型化され，手ぶれの影響が小さくなり，さらにデータをオープンに色々なCAD/CAMシステムに送ることのできるものが登場してきた．このような口腔内スキャナーが実用化されれば，歯科臨床の在り方は大きく変貌する．

3. セラミック材料の進歩

セラミック材料は，脆性材料で破壊に対する抵抗性が小さい．脆性材料は引張に弱い．表面に傷があるときに，傷を広げるように力が加われば，亀裂が進展して破壊に至る．その弱点の引張応力を測定するために，金属材料であれば棒状の試験を用いて，両端を把持して引っ張る直接引張試験が利用される．しかし，セラミック材料では試料の直接的な把持が難しいので，曲げ試験による曲げ強さで代用することが多い．また，脆性材料の破壊に対する抵抗性の指標になる破壊靭性値が，歯科用セラミックスも評価にも利用される．図4に，代表的な歯科用セラミックスを縦軸に破壊靭性値，横軸に曲げ強さでプロットしている．

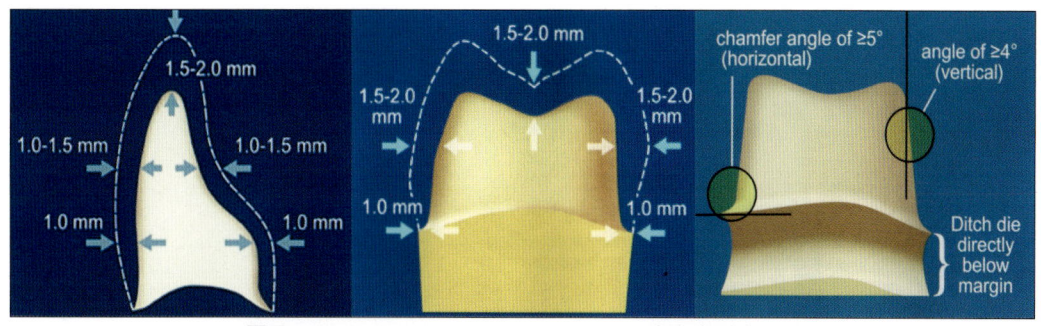

図5　CAD/CAMオールセラミックスの支台歯形成の例
（3M ESPE　Lava All-Ceramics System　カタログより）

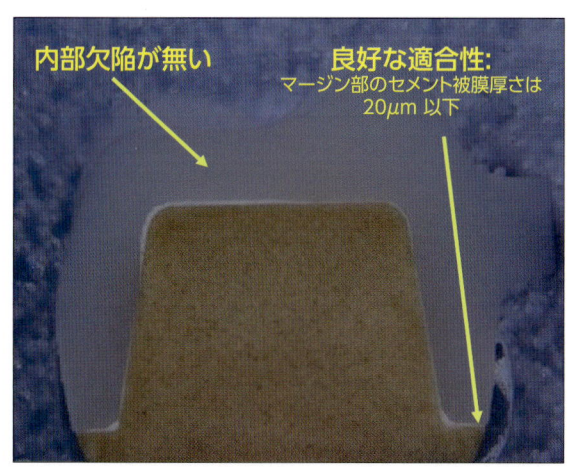

図6　CAD/CAMで作製したクラウンを支台歯模型に合着して割断した写真

歯科用セラミックスの代表はポーセレンである．ポーセレンは本質的には長石質のガラスであり，100年以上前から義歯の人工歯として使用されてきた．個別の患者の症例に対してポーセレンを用いて歯冠修復装置を作製する場合には，低融のガラス粉末が利用され，歯科技工士が個別の症例に応じて，粉末築盛・焼成で修復物装置を作製している．図に示すように，ポーセレンの破壊靭性値は1 MPa・m$^{1/2}$以下，曲げ強さは100MPa以下で，非常に弱い．したがって，ポーセレン単独では咬合負荷のかかる部位に単独での使用は難しく，金属焼付ポーセレンが多用されてきた．

その後リューサイト析出ガラス，ケイ酸リチウム析出ガラスなどの結晶化ガラスが開発された．これらの材料は破壊靭性が2.25（MPa・m$^{1/2}$），曲げ強さが360（MPa）と，ポーセレンに比べて大きい．また，色調再現性も良好であるので実用化されている．これらの結晶化ガラスは工場であらかじめブロック状に成形したものが提供される．工場で品質管理されているので，内部に気泡を含まず，強度も安定している．CAD/CAMの工程を利用して，これらのブロックから削りだしでフルカントゥアのオールセラミッククラウン作製することができる．支台歯形成は従来のセラミックジャケットクラウンの形成と同様であるが，マージンはデジタイザーの認識精度を上げるためにシャンファーかショルダー形状とし，支台歯の隅角はクラウン内面のミリング時の工具の制約があるので鋭角な部分ができないように丸める必要がある[2]（図5：形成）．ブロックからのミリングは60分程度で終了できるので，従来の粉末築盛・焼成法に比べると，大幅な省力になる．図6にミリング終了して，支台歯模型に合着後のセラミッククラウンの割断面を示す．従来の粉末築盛・焼成法では，どんな名人の歯科技工士が扱っても内部の気泡を無くすことはできないが，ブロックから成形したので内部に欠陥がない．また，計測機や加工機の精度が向上したので，適合性も良好である．

従来はエナメル質と同等程度の強度の素材では，フルカントゥアのクラウンには不十分であった．しかし，エナメル質は機能に耐えるのであるから，ガラス材料も支台歯に一体化させれば耐えることができる．現在は被着材の接着処理と，接着剤が利用できる．図7に示すように，接着処理をして接着性レジンセメントを利用すると，破壊までの耐久性は著しく向上する．したがって，CAD/CAMで作製したガラスセラミックスのフルカントゥアのシングルクラウンは実用性が高い

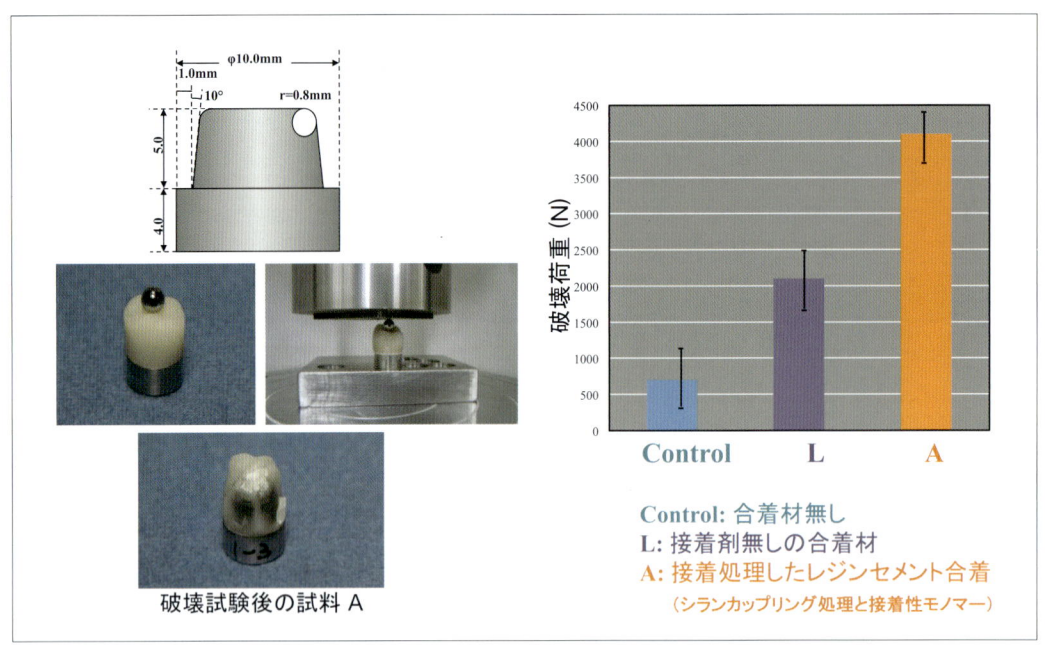

図7 CAD/CAMで作製したガラスセラミックス製クラウンの耐久性

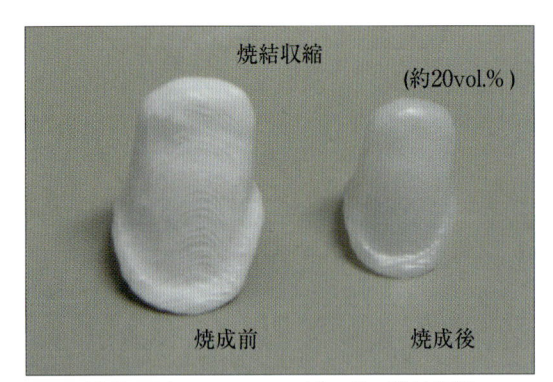

Control: 合着材無し
L: 接着剤無しの合着材
A: 接着処理したレジンセメント合着
（シランカップリング処理と接着性モノマー）

図8 ジルコニアコーピングの焼結収縮

と考えられる．

　現在の手作業のポーセレンワークでは，色調を再現するために，多層の積層をする．ブロックからのミリングではそのような高度な色調再現ができないとの意見がある．しかし，このようガラスは基本的にポーセレンの仲間であるので，形態修正のアドオンやステインを施すことは容易である．これまでのポーセレンワークで形態再現と適合は容易ではなかったので，CAD/CAMの導入は省力化と品質保証につながる．また，最近はグラデーションのあるブロックや，ブロック内に色調再現された人工歯が埋め込まれたブロックが市販されるようになり，CAD/CAMで削りだしたあと，研磨だけで完成することも可能になっている．

　高密度焼結体，とりわけジルコニア高密度焼結体の破壊靭性値と曲げ強さは，商品によって幅があるが，破壊靭性値が7～10（$MPa・m^{1/2}$），曲げ強さが900～1,200（MPa）でポーセレンに比較して10倍と非常に大きいので，金属の替わりにフレーム材料として利用される．

　ここで利用されるジルコニアは正確にいうと，イットリア部分安定化ジルコニア多結晶体である．ジルコニア高密度焼結体は硬さや曲げ強さが大きいので，従来の歯科技工の設備では加工が難しい．そこで加工センターを利用して，産業界の大型の加工機を利用するが，それでも硬さの大きいブロックをミリングするのは，工具の消耗があり時間がかかる．そこで，現在のCAD/CAMシステムでは，やわらかい状態のブロック（完全に焼成されていない）を利用して，効率よく加工し，加工後に1,500℃くらいで焼成して，強度のある緻密な焼結体にする方法が利用される．この場合に，焼成時に大きな収縮が生じる（図8）．最終的に焼成収縮したものが支台歯に適合しなくてはいけない．それを可能にするために，CADの際にあらかじめ，焼成収縮分大きく設計しておく．

　このような焼成収縮の補償が，現実にうまくいくのであろうか．図9に金型を利用した適合試験

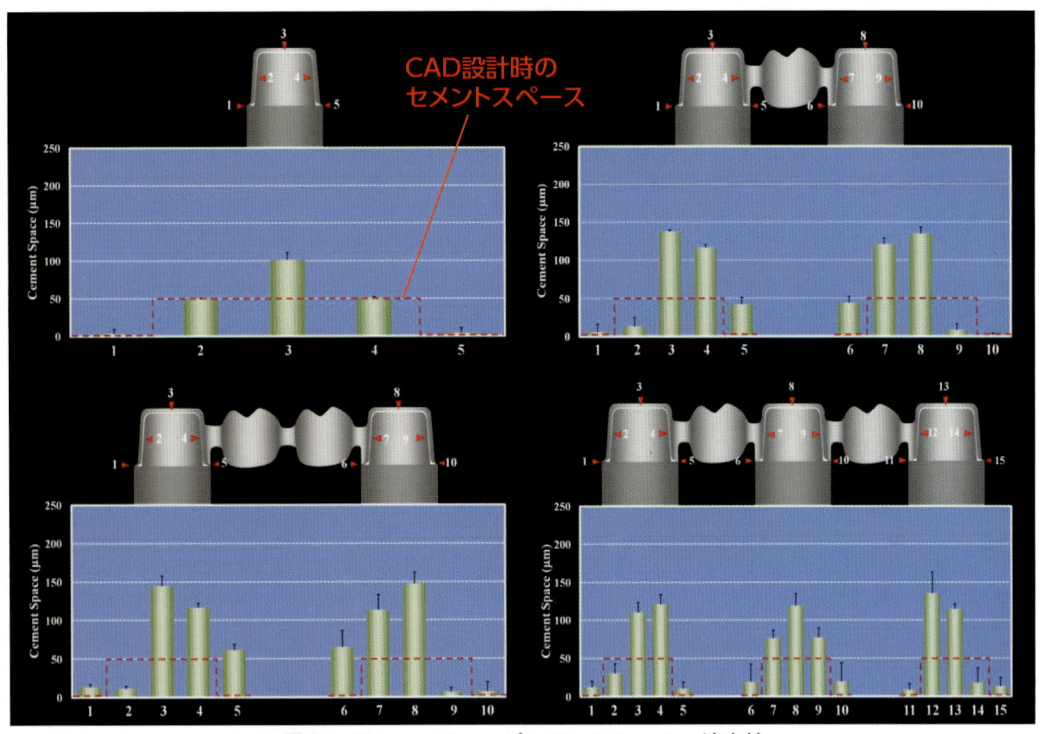

図9　ジルコニアコーピング・フレームの適合性

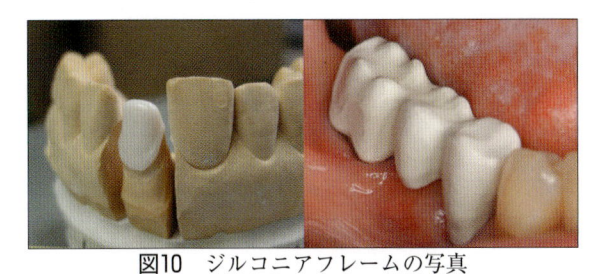

図10　ジルコニアフレームの写真
左：初期にみられた厚みだけを考慮したフレーム設計
右：前装部のサポート形状を考慮したフレーム設計

の結果を示す．シングルクラウンではほぼパーフェクトの適合を示す．ブリッジでは，ポンティックが長くなると，焼成収縮の影響で，ポンティックに近接した支台歯のマージンの適合が甘くなる傾向はあるが，臨床的には問題のない適合が得られることが判明した．

従来のジルコニアは不透過性が高い（白色）ので，審美の再現にはポーセレンの前装が必要であった（図10）．これまでの臨床報告で，金属焼付ポーセレンに比べてジルコニアフレームに焼き付けたポーセレンのチッピングが認められている．ジルコニアの熱膨張係数は焼付用金属よりも小さいので，専用のポーセレンが必要になる．金属焼付ポーセレンにおいては，金属の熱膨張係数を若干大きくして，ポーセレン側に圧縮の残留応力を発生させて耐久性を向上させている．ジルコニアの場合も同様で，前装ポーセレンとの熱膨張係数とのマッチングが重要である．

一方，ジルコニアが高強度とはいえ，金属フレームよりは厚くせざるを得ない．フレームの厚さが取れない症例や，前装スペースが足りない症例では前装なしで使用したい場合がある．近年，半透明で色調をつけたジルコニアブロックが開発され，単独でフルカントゥアの臼歯部クラウンへの応用も検討されている（図11）．硬さがエナメル質よりもはるかに大きいので，対合歯への影響について臨床経過の観察が必要である．

近年，これまでのイットリア安定化ジルコニアよりもさらに高強度のジルコニア・アルミナナノコンポジットが登場した．この材料では，破壊靭性値が現在の歯科用セラミックスで最も大きい．湿潤状態での劣化もないため，従来の金属フレームと同等の厚さと設計が可能になるので，臨床応用が拡がった．臼歯部ブリッジのフレームだけでなく，インプラントの上部構造やインプラントの自家製アバットメントにも利用されている（図12）．

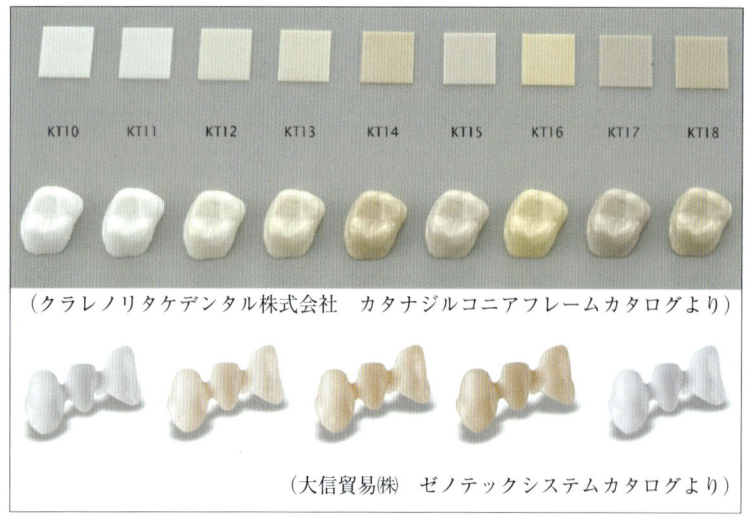

図11　カラージルコニアブロックの例

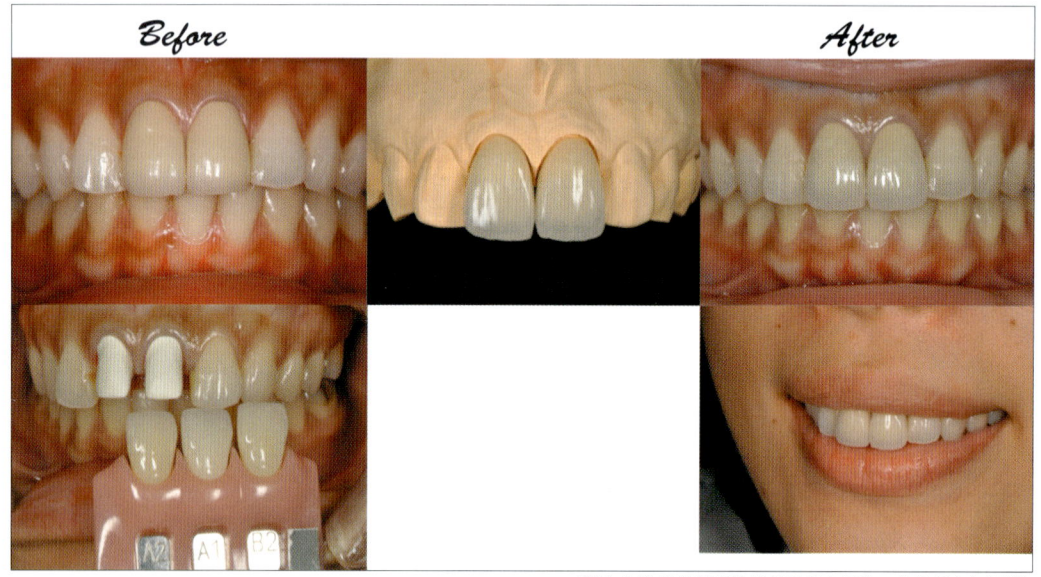

（昭和大学歯学部歯科補綴学教室馬場一美教授より提供）

図12　ジルコニア・アルミナナノコンポジットの臨床応用

4. おわりに

　新しい材料と成形加工技術の導入により，金属焼付ポーセレンに替わるオールセラミック修復の実用化が世界中で進められている．従来のポーセレンは審美の再現には優れていたが，技工作業の熟練度が高く，また強度に限界があった．臨床家においては，新しいセラミックス材料の特性を良く理解し，さらに，パートナーの歯科技工士の役割と利用される新しい成形加工技術にも理解を深めて欲しい．そして，オールセラミック修復の成功のためには，支台歯形成や，現状では正確な印象採得（近い将来，光学印象が普及するかもしれないが），最終の接着処理を併用した合着作業に責任をもっていただきたい．

（宮﨑　隆，堀田康弘）

参考文献

1) 堀田康弘，宮﨑　隆：歯冠修復物作製に利用されるキャドキャムシステムの現状と将来，日歯補綴会誌　3：1〜11, 2011.
2) 中村隆志：CAD/CAMからDigital Dentistryへ―コンピュータを応用した歯科治療の最前線―デジタル時代のオールセラミックレストレーション，日補綴会誌，4：132〜139, 2012.

15 トゥースホワイトニング

> トゥースホワイトニングとは特定の薬剤を使って，歯の色を改善することである．従来のホワイトニングは術前に術後を予測することできず，「結果」だけが評価とされてきたが，昨今多くのケースを分析することにより術前に術後を予想することが可能となった．8項目の診査項目とレーダーチャートがより視覚的にも難易度を予測，さらに測色器やホワイトニング用シェードガイドは患者側だけでなくわれわれ医療者側も客観的に評価することができる．いよいよ「ただの歯を白くするツール」から歯科治療の臨床体系に取り入れられることとなる．

1. トゥースホワイトニングの始まり

トゥースホワイトニングの歴史は古く，1976年Goldsteinによって体系づけられて以来，特に米国を中心に普及した．当初のホワイトニングといえば，単なる「歯を白くする」ツールとして美容的な目的が強かったのではないかと考えられる（図1）．この背景には現代にも根付いているが，「歯が美しく，ハリウッドスマイル」がアメリカ人の象徴であるということであろうか．日本では1990年頃より一部の先端を行く先生たちにより導入されたが，2001年ホームホワイトニング剤（Nite ホワイト　エクセル）の認可を皮切りに本格的に普及の輪が広がる．しかしながらホワイトニングによる色調改善の目標は，

① 従来のシェードガイドを明度順に並べて術前から術後5シェード以上，つまりは患者本人が色調改善を認識できるところまでの

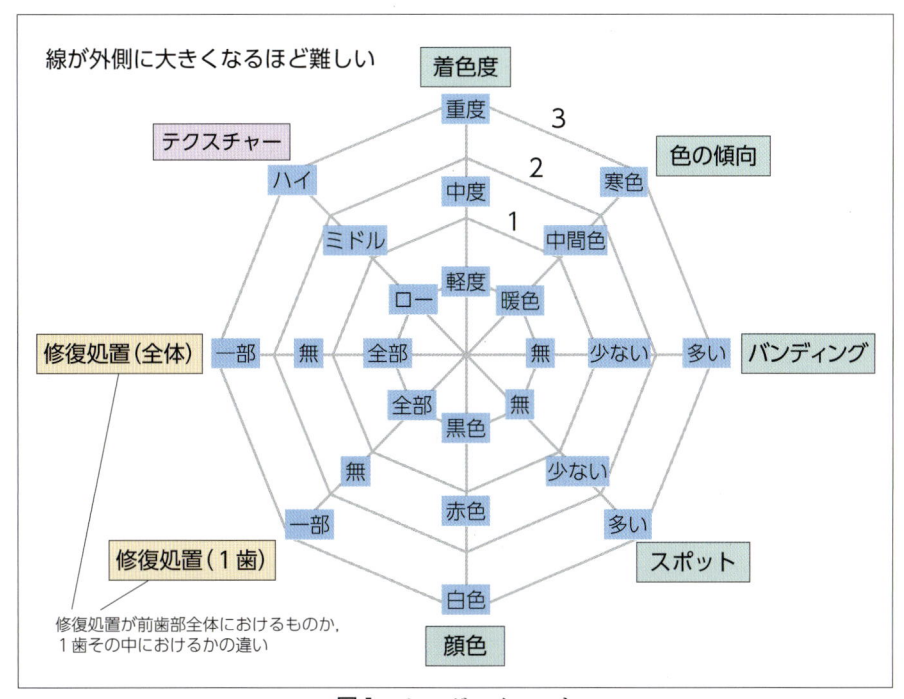

図1　レーダーチャート

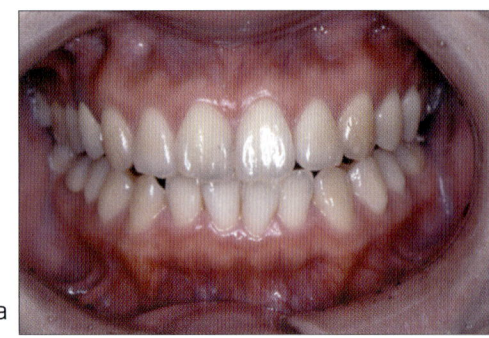

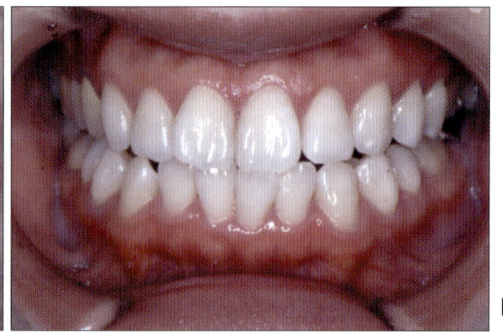

図2 ホワイトニング術前（a），術後（b）

改善
② 目標はシェードガイドのB1, A1
③ 患者が満足できればそれでいい

などと非常にアバウトのものであり，いい換えれば「対象となる黄色，茶色の歯の色を現状より白くする」というものであった（図2）．つまり，歯科医療において必要な診査，診断，治療計画というものが存在することなく行っていたために歯科治療というよりは美容として1ツールという考え方がわれわれ歯科医師側にもあったと思う．

さらに過去においては，トゥースホワイトニングは可逆的かつ非侵襲的な処置であることから，術者側と患者側とのコミュニケーションがうまく行かず，これがトゥースホワイトニングに対する正しい理解を阻害している原因ともなっていた．トゥースホワイトニングを，科学的かつ合理的な治療法とするためにも，「診査・診断」は欠かすことができない（図3）．

2. トゥースホワイトニングの診査診断

今日のホワイトニングはどうであろう．2006年筆者は，自身の約2,000症例に及ぶホワイトニングデータを解析し，より科学的に歯科治療としてのホワイトニングを位置づけるために「クリニカル トゥース ホワイトニング」を執筆，今まで不可能といわれてきた術前に術後を予測する足がかりとして8項目に及ぶ診査項目とレーダーチャートを作成，難易度を予測することが可能となった．

トゥースホワイトニングの診査・診断においては，当然，歯の色調に関係する要素が考慮されな

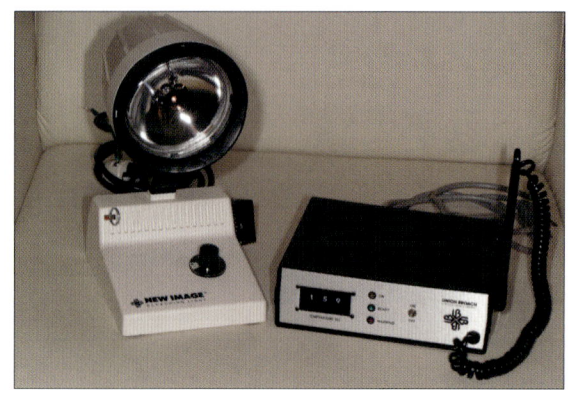

図3 世界初のオフィスホワイトニングの機器

ければならないのだが，歯の色調に関しては，歯冠修復物製作時におけるような「シェードテイキング」に類した方法論を用いる必要はない．なぜなら，トゥースホワイトニングの目的が，隣在歯に同調した色調の獲得を目的とするのではなく，歯列単位や前歯部という広範囲の部位単位で，問題のある色調を健康的な状態に改善することが目的に他ならないからである．

まず，トゥースホワイトニングの診断するに際して，下記の項目が必要となる．

① 着色度
② 色調
③ バンディング
④ ホワイトスポット
⑤ 顔の色
⑥ 修復処置（一部）
⑦ 修復処置（全体）
⑧ 歯の表面性状

各項目の要点は次のようになる（図4）．
まず大きく①～④は，歯の着色状態をキャラク

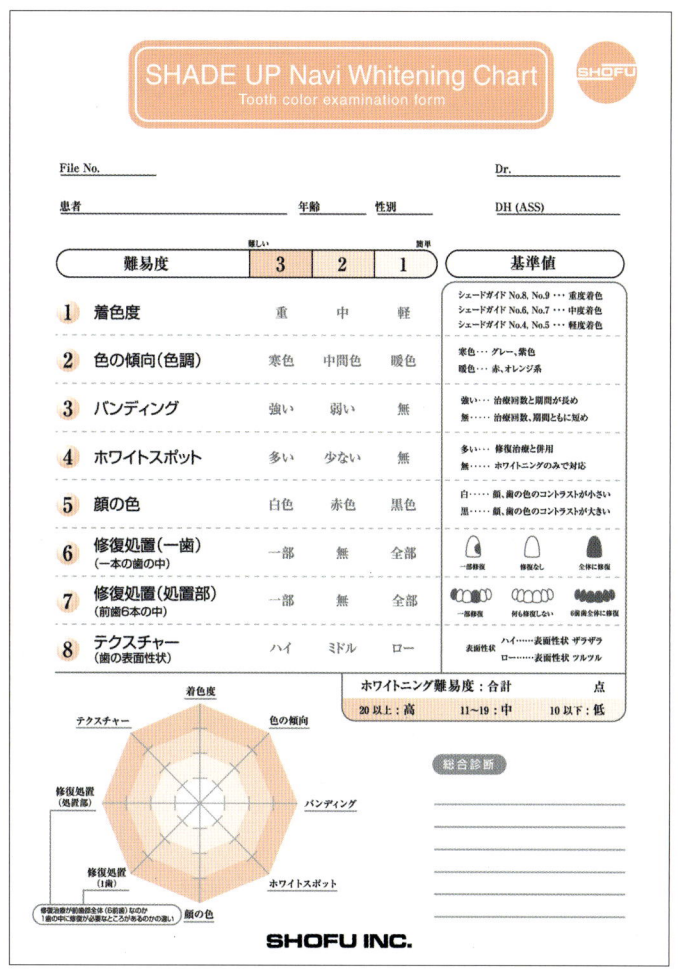

図4　診断に使用するチャート

タライズすることを目的にした診査項目である．⑤は目視にて判断される歯の色調の効果は，顔の色とも大きく関係する．⑥⑦は修復治療を行う前に必ずホワイトニングの必要性を確認するもの，⑧はホワイトニングの効果に大きく影響するものである．

1）着色度

着色の診断については，色調の改善にFeinmanの分類を用いない．従来，補綴用に使用しているシェードガイドを明度順に並べ利用していたが，並べたシェードガイドは特に中心付近では目の感覚とは違った排列になっており，ともに濃さと明度だけが必要なホワイトニングの評価に利用するには無理があったといえる．

今回，ホワイトニング用としてともに濃さと明度を配列したシェードガイド（松風社）と，さら

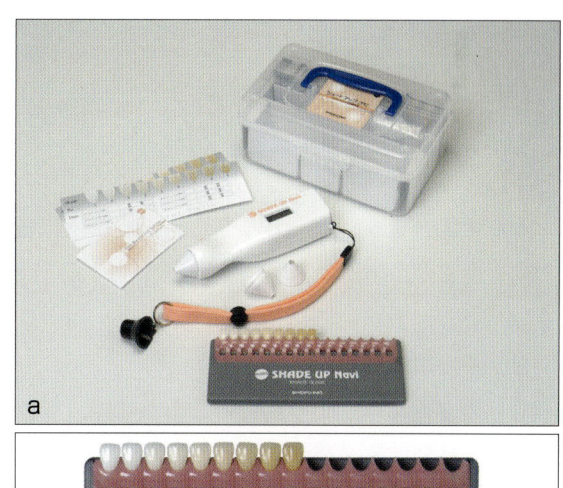

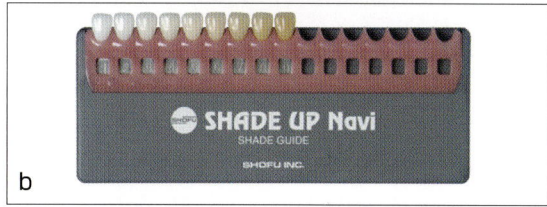

図5　シェードアップナビシステム
a. 測色器とホワイトニング用シェードガイド
b. 専用シェードガイドは明度順9段階となる

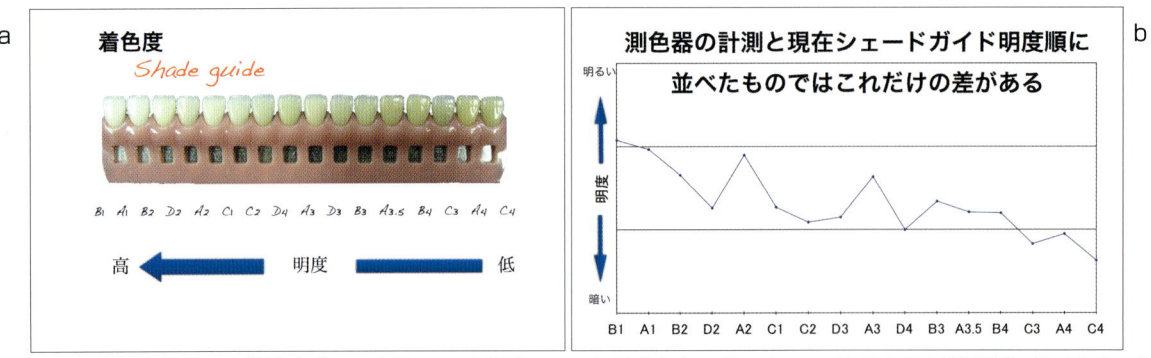

図6　シェードガイドの難易度（ホワイトニング専用シェードガイドと一般のシェードガイドを明度順に並べたもの）

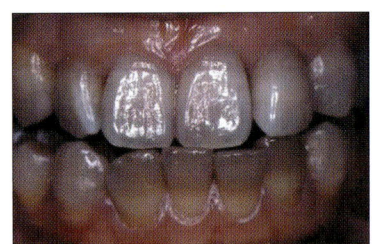

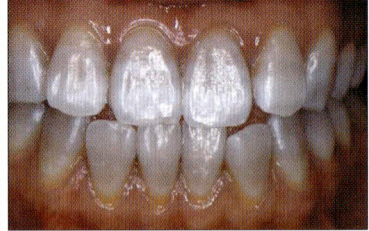

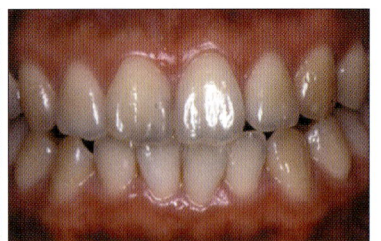

図7　左より寒色系　中間色　暖色系

には見る人によって差が大きく客観性にかける色の評価を，客観的に測定できる測色器も開発し（松風社）これによって，より科学的にも具体的に説明することができるようになった（図5）．

明度順のシェードガイドを暗い順に三等分する．難易度順には，

・No. 8, 9　重度着色　　点数3
・No. 6, 7　中度着色　　点数2
・No. 4, 5　軽度着色　　点数1

となる．

重度の場合はシェードガイドを超える着色程度の歯もあるが，それは「重度着色」と分類する（図6）．

2）色の傾向

着色の診断には，その度合いとあわせて，着色の傾向を診断する必要がある．つまり，「寒色系」なのか「暖色系」なのかという違いを診査，診断する．これは，トゥースホワイトニングの効果にかかわるものであり，暖色系の色調のほうがホワイトニングの効果が出やすい傾向にある．

これを難易度順に並べると，

・寒色系　　点数3
・中間色　　点数2
・暖色系　　点数1

となる（図7）．

3）バンディング

歯，独自が持つ特徴については，着色程度や傾向の診査・診断と同様に，ホワイトニングの効果を作用する点で非常に重要なポイントになる．過去においては，バンディングはホワイトニングの禁忌症とされていたが，これは，あくまでも一時的に顕在化し，継続的な処置より緩解，消退する．

バンディングの診査・診断は，難易度順に，

・顕著　　　点数3
・少し発現　点数2
・無　　　　点数1

となる（図8）．

4）ホワイトスポット

バンディングと同様にホワイトニングの効果に影響するポイントであるが，ホワイトスポットは，トゥースホワイトニングにより強調されてしまう場合と，同化して見えづらくなる場合がある．前者の場合は，コンポジットレジンなどの修

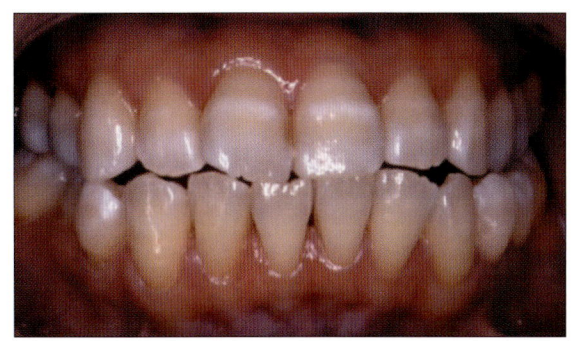

図8　バンディング

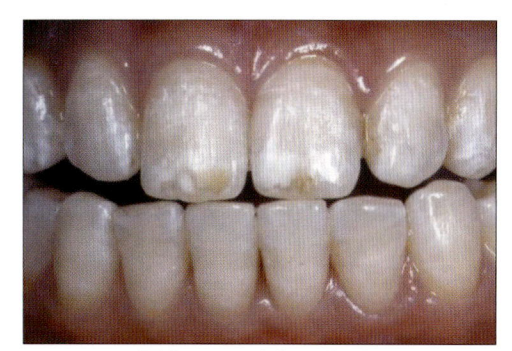

図9　ホワイトスポット

a　黒色顔　　b　赤みがかった顔　　c　白い顔

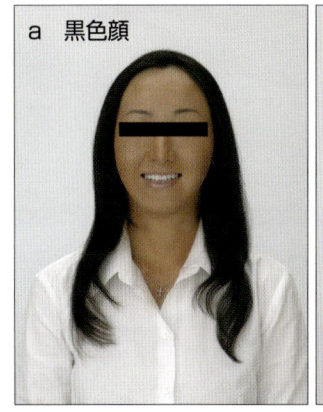

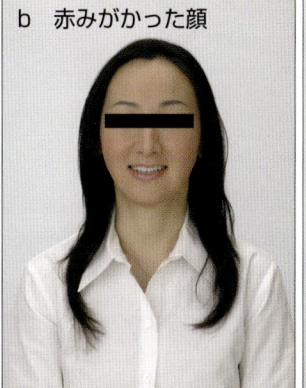

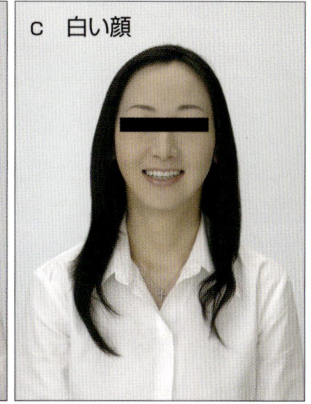

図10　顔色の比較

復治療にすすむ必要がある．

　バンディングと同様に，難易度順で，
・多い　（表面積の5分の1以上）　点数3
・少ない（表面積の5分の1以下）　点数2
・無　　　　　　　　　　　　　　点数1

となる（図9）．

5）顔色

　トゥースホワイトニングは単純に歯を真っ白にするというように理解されているが，象牙質の色調をも反映して白壁のように真っ白にするというわけではない．トゥースホワイトニング後に見る歯の色調の効果は，顔の色とも大きく関係する．おおよそ，白い顔の方より黒い顔の方のほうが，「白」とのコントラストの差が大きいことから，その効果を感じやすい．

　この項目では，顔の色により，難易度順に
・白い顔　　　　　　　点数3
・赤みがかった顔　　　点数2
・黒い顔　　　　　　　点数1

で分類する（図10）．

6）修復処置（一部），修復処置（全体）

　現在，トゥースホワイトニングは修復処置の一環としてその処置手順に組み込まれており，修復処置を行う際には，必ずトゥースホワイトニングの必要性の確認を行う必要がある．

　トゥースホワイトニングを修復処置の術前処置として用いる場合，その修復対象が
・1歯のみ
・1歯の一部分
・6前歯

によりトゥースホワイトニングの効果が異なる．

　この項目では，修復の必要性が，1歯について，難易度順に
・一部　　点数3
・無　　　点数2
・全部　　点数1

6前歯全体について，難易度順に
・一部　　点数3

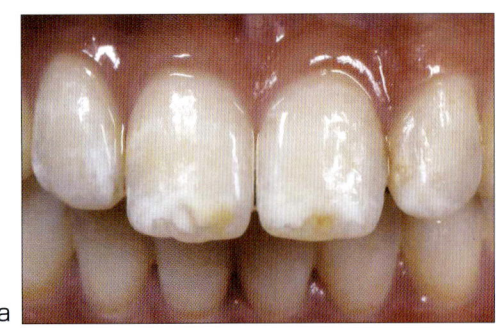

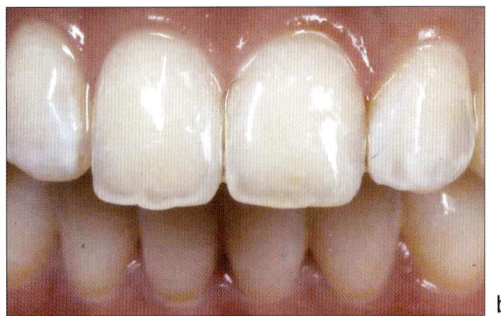

図11　1歯一部の場合
a. 術前，b. 術後（CRで対応）

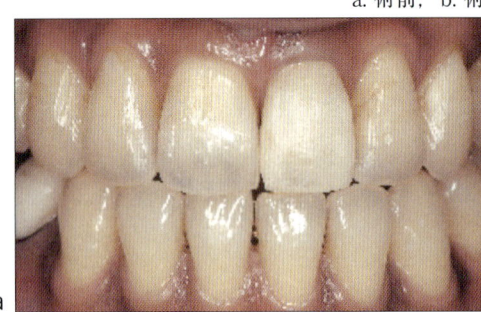

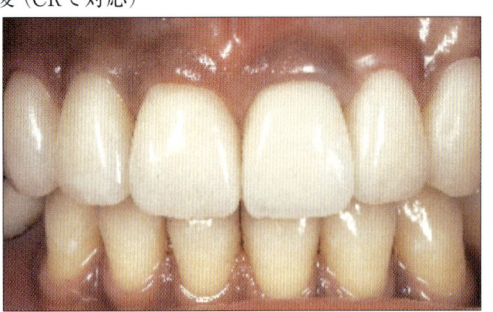

図12　6前歯全体の場合
a. 術前，b. 術後（ラミネートベニアで対応）

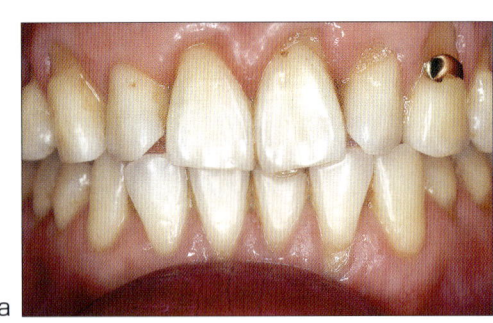

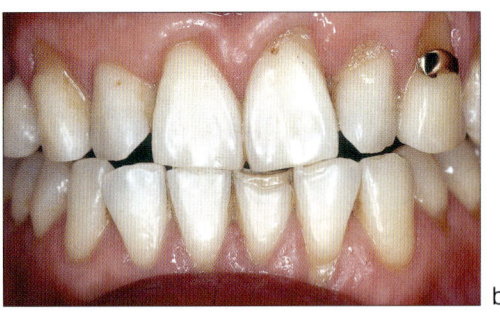

図13　ハイテクスチャー（効果が出にくい）
a. 術前，b. 術後

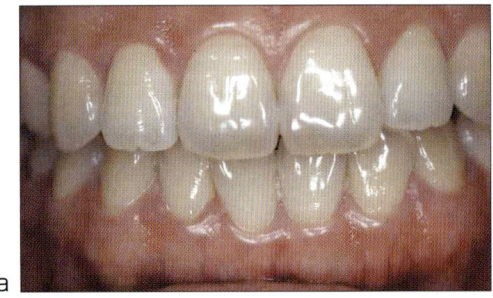

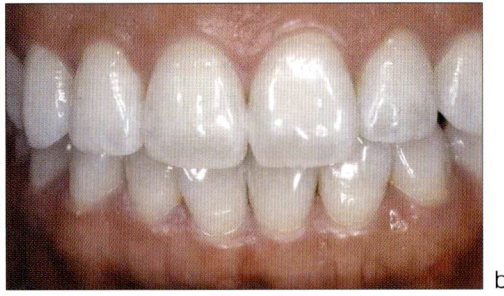

図14　ローテクスチャー（効果が出やすい）
a. 術前，b. 術後

・無し　　点数2
・全体　　点数1

という内容で診査・診断する（図11, 12）．

7）テクスチャー（歯の表面性状）

トゥースホワイトニングする歯の表面性状は，その効果に大きく関係している．具体的には，歯の表面のラスター（光沢感）とテクスチャー（凹凸感）により，トゥースホワイトニングの難易度が決まる．臨床的には，ラスター（光沢感）はテクスチャーにいい換えられると判断できるので，難易度順に，

・ハイテクスチャー　　点数3

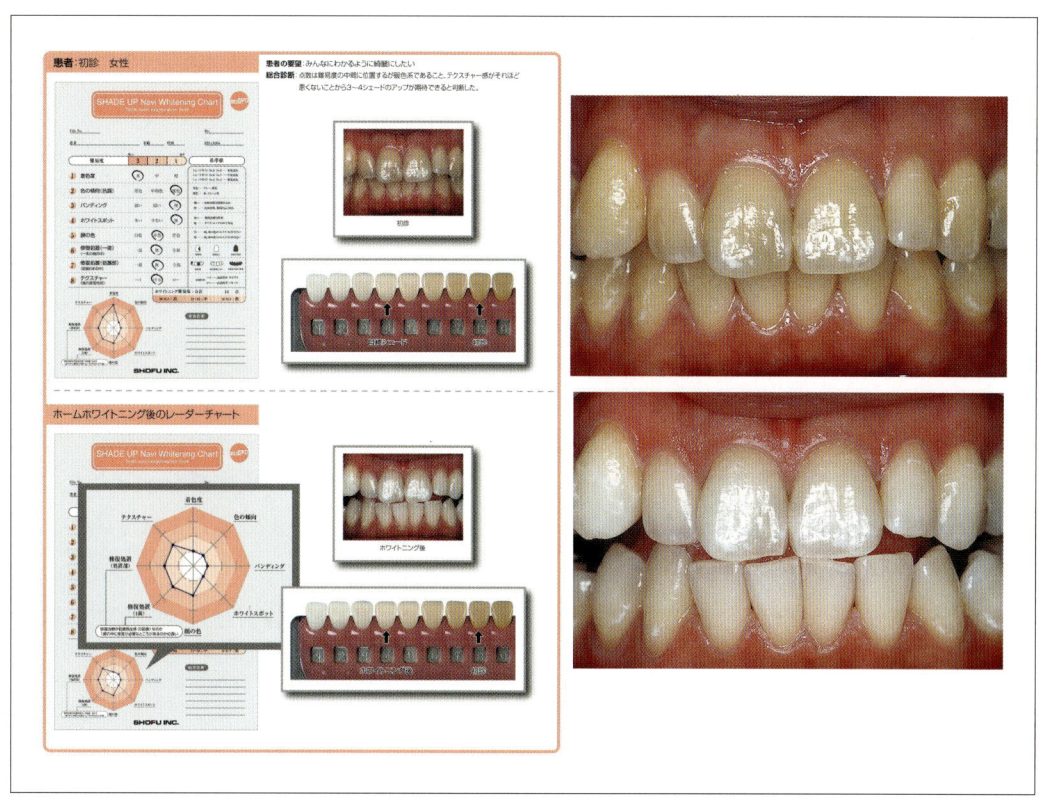

(㈱松岡デンタルエコー Vol 157より転載)

図15 レーダーチャート記入例

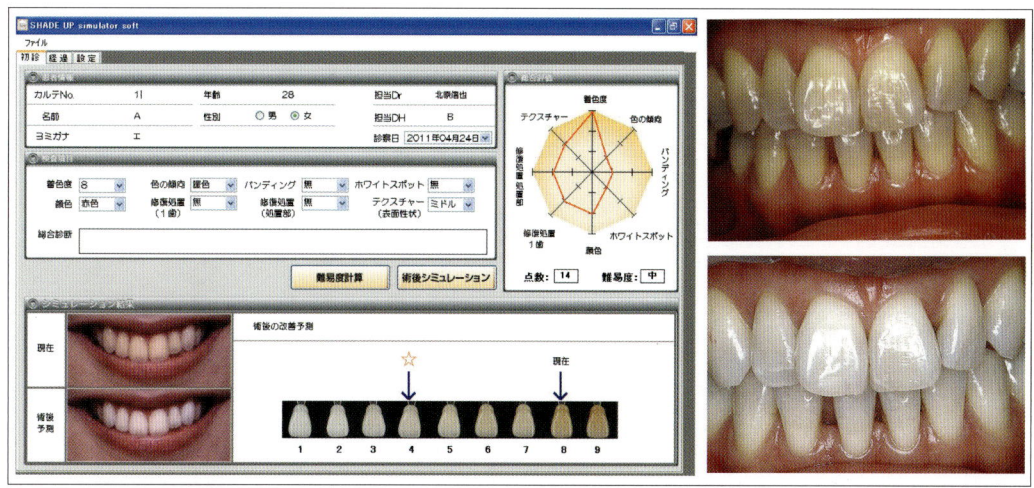

図16 自身の過去の2,000ケースを分析したデータから作成されたシュミレーターソフト（データを入力するだけで術後の予測が表示される）

15 トゥースホワイトニング

・ミドルテクスチャー　　点数2
・ローテクスチャー　　　点数1

となる（図13, 14）．

　以上の診断項目をもとにして，診査・診断を行えば，従来，「結果オーライ」で感覚的に行われていたトゥースホワイトニングを，客観的に捉えることができる．

　これら8項目を，レーダーチャートとして表記することで，対象となる症例の難易度を即座に判断することが出来るようになる．

3. レーダーチャート記入例

　診断項目に従ってレーダーチャートにマークし，難易度の数字を合計．その合計数字により，「トータル難易度」を最終的な診査・診断の指針とする．

・難易度が低い　　「10以下」
・中程度　　　　　「11 〜 19」
・難易度が高い　　「20以上」

　これらの各項目の数字をチャートに書き込み，線で結んで表示すると，視覚的にもわかりやすくなる（図15）．

　まさに日進月歩といわれる歯科医学の世界で，従来の美容的なホワイトニングから，医療，特に審美修復治療の中の1オプションとしての位置づけを確立することができたと考えるが，さらなる研究が臨床体系にフィードバックされることで，より確実性のある施術として発展することを期待する（図16）．

（北原信也）

16 磁性アタッチメント

磁性アタッチメントの特徴と使用方法を述べると共に，使用時に失敗しない注意点等を紹介する．さらに，良好な術後が得られるためのポイントと唯一の問題点とされるMRIの影響と対応策についても紹介する．

1. はじめに

磁性アタッチメントは，永久磁石の吸引力を利用して義歯を支台歯に固定する維持装置であるが，磁石本体を内蔵する磁石構造体と，これに吸着する磁性ステンレス板であるキーパーとから構成されている．通常は前者を義歯床内に，後者を支台歯の根面板内に組み込み，両者の磁気的な吸引力を義歯の維持力として利用するものである（図1）．従来の維持装置と異なり，摩擦力や弾性力の機能による維持力ではなく，磁力により維持力を発揮する全く異なった維持装置として，わが国では1992年に紹介された．そして磁力の特性からなる，幾つかの優れた特徴と有用性が多くの臨床家に認められ，一般歯科治療に広く普及した．

近年，歯内療法や歯周病処置に関する術式が進歩し，従来なら抜歯された様な状態の歯も保存可能となり，口腔内に比較的状態の悪い残存歯が増加してきた．残存歯を保存することを患者も望むが，最終処置としての補綴装置に，この様な残存歯をうまく組み込むことが必要である．

発売当初は，無髄歯に対する根面アタッチメントの形態がその基本とされ，根面板の形態を可及的に低く設計し（図2），支台歯が受ける側方力や回転力に対する抵抗を少なくすることにより，大きな外力を支台歯に伝達しない，いわゆる支台歯に優しいアタッチメントの使用方法が多用された．その後，支台歯に十分な負担能力があり，義歯に高い機能性が求められる場合には，側方力に対する補助的な抵抗形態を与えることで，リジットで強固な維持装置として用いる方法も紹介され（図3），さらに，歯冠外アタッチメント用としての既製パターン（図4）もでき，有髄歯にも使用し易くなった．

現在，磁性アタッチメントは最も数多く使用されているアタッチメントである．近年インプラント義歯への磁性アタッチメントの利用も，一つの手段として大いに期待がもたれている（図5）．

図1　磁性アタッチメントの構造

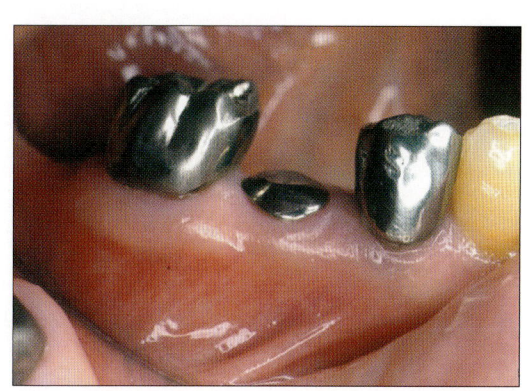

図2　顎堤の形態に移行した形のキーパー付根面板

いわゆる歯に優しい磁性アタッチメントは，デリケートなインプラントに対しても比較的有利な挙動を示す物として期待できるからである．

しかし所詮，維持装置の一つであり，義歯設計にあたっての維持装置の選択は義歯装着後に予想される口腔内変化に対し，どのような条件下にそれらが置かれるかが問題となる．義歯の重要な要素である支持，把持，維持のバランス，また，義歯の重要な要素であるオクルーザルストップについても，咀嚼機能時の歯根膜・粘膜の支持負担のバランスへの配慮が大切となり，義歯が受ける側方力に対する把持力のバランスそして義歯全体としての維持力のバランス等，種々の関係が相乗的に義歯の術後経過に影響を与える．

現在，日本磁気歯科学会により磁性アタッチメントの術後調査，磁性アタッチメントの安全基準のガイドラインも報告され，さらにはISO規格の設定等，歯科医師が安心して広範囲の医療現場で使用できるよう日進月歩している．磁性アタッチメントはまだ明確でないことがあるが，将来に向けて臨床現場の最前線に出てくる補綴装置であり，現在の磁性アタッチメントの利点，欠点を理解する必要がある．

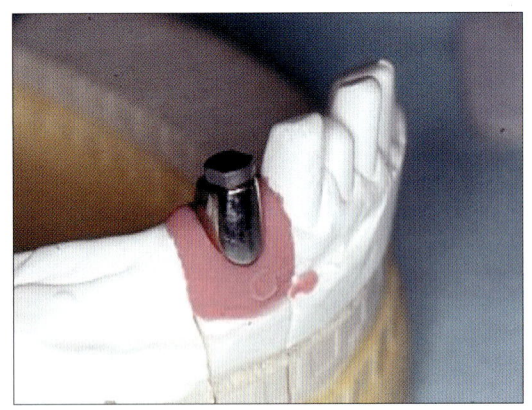

図3　コーヌスクラウン様のキーパー付内冠に磁石構造体を設置

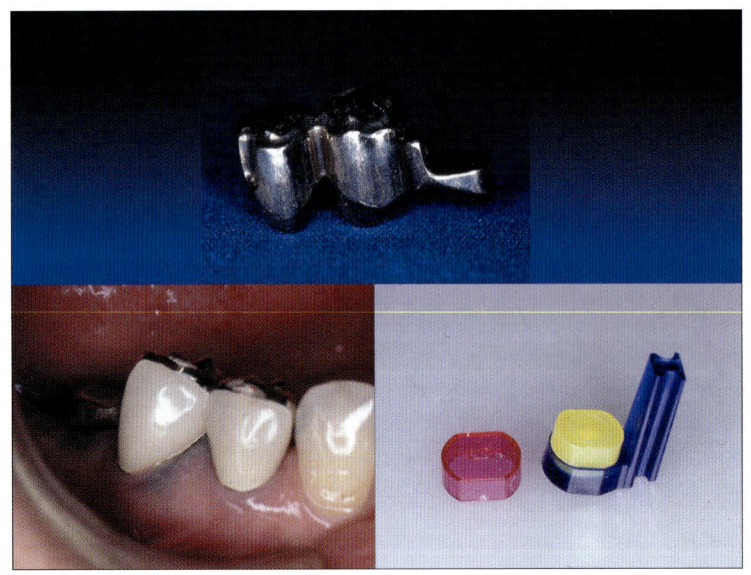

図4　歯冠外用の既製パターンと臨床使用例

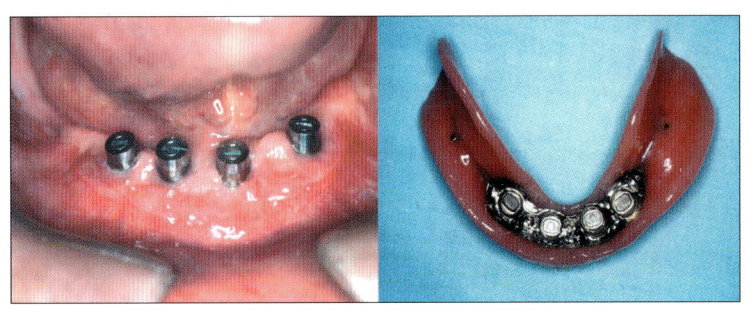

図5　インプラント支台に装着された専用キーパー

2. 磁性アタッチメントの特徴

　磁性アタッチメントは幾つかの特徴を備えており，臨床成果を発揮するためには，これらの特徴を十分理解して用いることが必要である．特徴の一つとして，磁石構造体とキーパーは密接した状態において強い吸引力を発揮するが，両者の間に僅かな磁気的な空隙ができると，その力は急減することである．磁性アタッチメントを利用したが維持力が発揮されない場合の原因はここにある．

　また，アタッチメントの側方から加わった荷重に対する抵抗力は小さい．これらのことから，臨床的に義歯の着脱時に支台歯に加わる荷重を極めて小さくすることが可能である．つまり，従来支台歯として使用するには骨植的に問題があった歯でも歯冠歯根比を改善し，活用することが可能である．そして，非機能的な荷重に対し，抵抗が弱く側方に滑り易く，支台歯に優しい維持装置である．しかし，臨床的にそれが不都合な場合には，根面板の側面に補助形態を付与する等の簡単な方法で義歯の側方動揺を止め，機能的に強固な義歯の設計が可能となる．もちろん，この場合には，磁性アタッチメントも「歯に優しい」維持装置ではなく，各支台歯の状態に合致した力系を与えることで，その支台歯を義歯の維持源として十分活用することができるアタッチメントとなる．すなわち，オーバーデンチャーへの使用，コーヌスクラウンの維持力を磁力にしたマグノテレスコープクラウン等，術者の設計により種々な顔を持つアタッチメントとなる．

　アタッチメントの着脱方向に関しては，その自由度が大きいことから，クラスプ，コーヌスクラウン等の様に形態的に制限の多い従来の各種維持装置との併用においても全く問題がなく，特に金属床やコーヌス義歯の修理時に威力を発揮する．さらに，維持装置として磁性アタッチメントのみを用いた場合，その完成義歯は患者が装着しようと口腔内に挿入すると，アタッチメントの吸引力で自動的に所定の位置に納まり，取り扱いが簡便である．また，着脱のみならず，磁性アタッチメント義歯は複雑な構造になりにくいため，清掃等のメインテナンスに関しても有利である．これらのことは，高齢者や要介護者にとって非常に有益である．そして，従来の維持装置は摩擦力に頼り長期間の使用により，いずれも変形，摩滅，破損等により漸次その機能力が低下することは確認されているが，磁石の力は本質的に消耗するものではない．特に最近の磁石は，数十年の単位でその性能が劣化しないとされている．

3. 磁性アタッチメント使用時の注意点

　磁石構造体の義歯床への合着後に維持力が出ない場合は，磁石構造体とキーパーが密着していることの確認が必要である．先にも述べたが，磁石構造体の吸着面とキーパー吸着面の間に僅かな空隙があると維持力は出ない．この間隙をエアーギャップといい，0.1mm程度の隙間でも本来の維持力は半減する．日常臨床では適合試験材で確認して，隙間があれば磁石構造体周囲のレジンのバリ等，エアーギャップが生じる要因を除去する必要がある．また，磁石構造体を義歯床内に合着する時に使用する即時重合レジンは硬化時に収縮するため，レジンの量が多すぎると重合収縮により磁石構造体が引かれ，キーパーとの間にエアーギャップが生じることもある．これらの事項に注意すれば維持力は発揮される．

　さらに，磁石構造体の合着の留意点として，磁石構造体を即時重合レジンで義歯床内に合着する際，遁路を設け過剰な即時重合レジンがキーパー周囲の歯肉縁下のアンダーカットに入り込むことを避ける必要がある（図6）．遁路が付与されてない場合，歯肉縁下のアンダーカットにレジンが入り込む危険が生じ，その状態で完全に硬化すると，義歯の撤去が困難になる恐れがある．この失敗を回避するためには遁炉の付与の他に，予めキーパー周囲の縁下部を印象材等でブロックアウトするか，根面板のセメント合着時に根面板周囲の縁下セメントを除去しないで，磁石構造体を即時重合レジンで合着した後に縁下セメントを除去する方法もある．また，即時重合レジンを口腔内

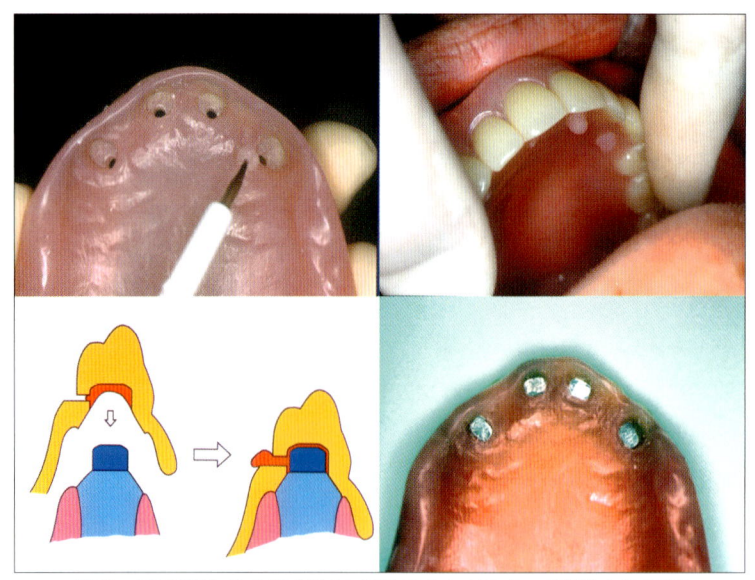

図6　磁石構造体を義歯内に常温重合レジンにて設置する手順

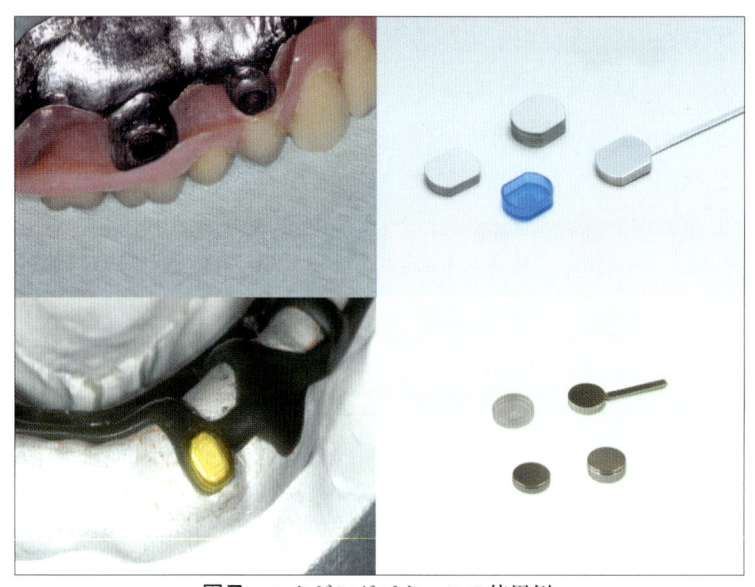

図7　ハウジングパターンの使用例

に圧接する時は，即時重合レジンの表面の艶が消え，フローが悪くなったタイミングで圧接すると，レジンの物性も良く歯肉縁下に入り込む危険性も減る．しかし，即時重合レジンの硬化時間を把握し，合着のタイミングに慣れてくればこれらの回避策は必要ない．

4. 良好な術後を得るために

　磁性アタッチメントをオーバーデンチャーに設置する場合には，支台歯となる根面板上面と対合歯との間に磁石構造体が入るスペースが必要となる．レジン床義歯に組み込む場合は，根面板上面から5mm以上のクリアランスがないと，義歯装着後，経時的に薄いレジン部分が破折したり，即時重合レジンの劣化で磁石構造体が脱離することがある．このような場合，鋳造用のハウジングパターンを用いて義歯を補強し，補綴装置に組み込むと磁石構造体の脱離は防げ，経時的にも問題が生じにくくなる（図7）．また，対合歯とのクリアランスも3mm程度あれば磁性アタッチメントの利用が可能となる．ハウジング内に磁石構造体を設置する際は，フローの良いセメントをハウジング内に満たし，磁石の吸着面を上にしてセメント内に入れ（図8），余剰なセメントを十分に除

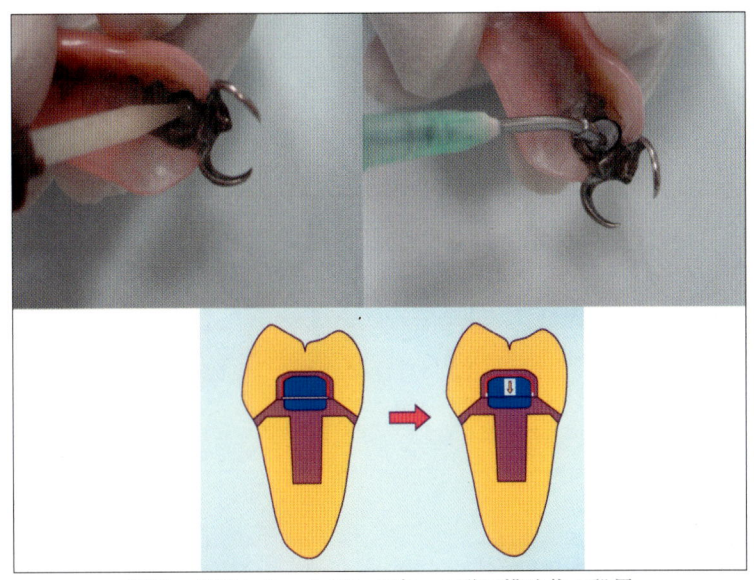

図8 鋳造したハウジング内への磁石構造体の設置

去し，キーパー面に合わせ，磁石構造体を磁力によりキーパーと合体させ，セメントを硬化させると失敗がない．

磁性アタッチメントは側方からの荷重に対する抵抗力は小さいが，骨植の良くない歯を利用した根面板の側壁に急な面を付与すれば良好な術後は得られない．

磁性アタッチメントを小臼歯ならび前歯に使用し，義歯床縁の位置を決める場合，支台歯となる歯根の唇，頬側歯肉の膨隆により義歯床が入るスペースが不足する場合があり，義歯床縁の位置の設計には注意を要する．この部位の義歯床縁を歯肉頬移行部まで延長すると，膨隆部下の義歯床内面にはアンダーカットが存在するため食物残渣が停滞しやすくなる．また，義歯着脱時に支台歯の唇頬側マージンの歯肉が侵襲されや易くなり，さらに口唇が過膨隆になりがちである．そこで，著者は，義歯床縁の位置は根面板の唇，頬側マージンに一致させるか，支台歯の歯肉部のサベイラインより支台歯よりに設計することを推奨する（図9）．このことで，歯周組織に対する侵襲を防げると共に，審美性にも優れた義歯を製作することが可能である．

現在，有髄歯に使用できる歯冠外アタッチメント用パターンも発売され，その適応範囲を広げている．しかし，従来より歯冠外アタッチメントはカンチレバー形態による支台歯への負担あるいは不潔域の増大などの欠点もあり，患者の清掃状態に術後経過は大きく左右されるため，適応症の選択が重要である．さらに義歯着脱方向の規制もされるなど従来の磁性アタッチメントの利点と反する点もあり，十分な術後管理が必要である．

オーバーデンチャータイプの義歯術後管理で注意したい点として，根面板は部分床義歯のレストと同様に常に圧が加わっているため，患者の再来院時に歯根膜支持と粘膜支持のバランスを確認する必要がある．具体的には適合材で調べることになるが，まず，手指により義歯に動揺がない事を確認することが大切である．必要に応じてリラインを行う必要がある．また，根面板の歯ブラシ指導は，ブラシの毛先が歯周ポケットに収集しにくいので，頭の大きな歯ブラシによる刷掃が効果的である．

5. MRI撮像の影響とその対応策

日本磁気歯科学会の歯科用磁性アタッチメント装着者のMRI安全基準マニュアルに，下記の内容が記載されている．

1）MR装置の磁場による力学的影響（偏向力）

キーパーそのものが外れかかっていたり，キー

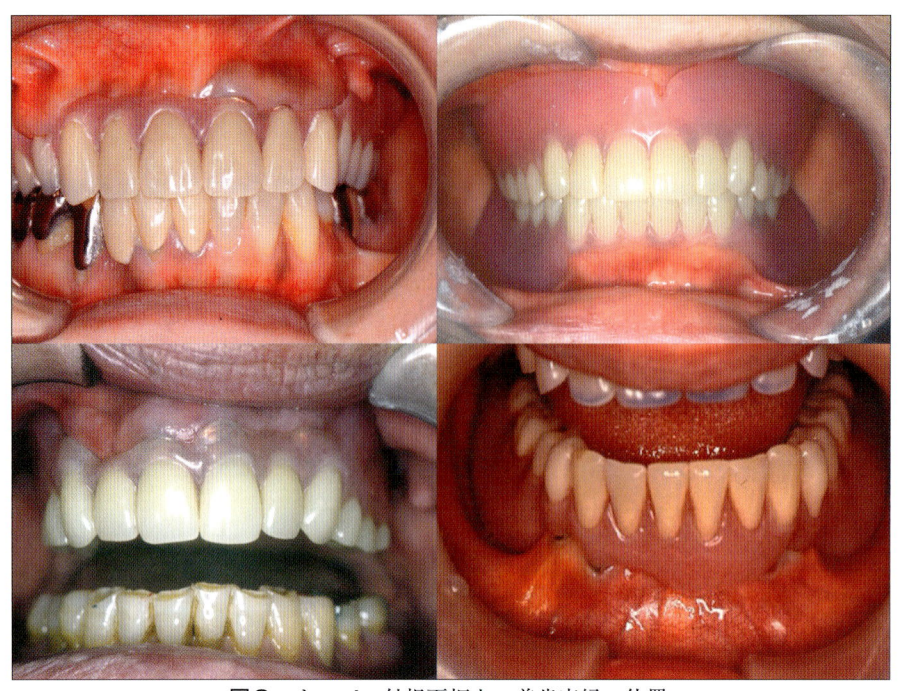

図9　キーパー付根面板上の義歯床縁の位置

パーが取り付けられている口腔内の補綴装置（根面板，インプラント，歯冠外アタッチメントなど）が緩んでいたりすると，MR装置の磁場により，口腔内でキーパーが脱離して口腔粘膜を損傷したり，誤嚥，誤飲を引き起こしたりする恐れがある．口腔内のキーパーや，周囲の歯科用装置が緩んでいないか確認する必要がある．まれに，MR装置から受ける磁力により，患者がキーパー周囲の違和感や疼痛を訴えることがある．わずかでも異常を訴えた場合には，検査を中止し，歯科医院に連絡するように患者に指示すること．磁場の影響を最も受ける（磁場の傾斜が最も急な）MR装置のガントリ付近（装置の入口）で注意が必要である．最も大きいキーパーでは，3.0-TのMR装置によっておよそ9.0gf程度の力学的作用を受ける．しかし，キーパーを付けている歯科用セメントの接着強さは，40N（約4kgf）以上あり，十分な耐性を有すると考えられる．

2）MR装置の発熱による温度上昇の影響

磁性アタッチメントのキーパー付き歯科用装置は，MR撮像中のラジオ波の影響により発熱が認められる．発熱試験の結果では，キーパー付き歯科用装置は，3.0-T MR装置（Philips社製Achieva 3.0T Nova DualおよびGE社製　Signa HDxt 3.0T）での20分間の最大RF照射により最大で0.8℃の温度上昇を記録した．RF照射6分程度の時点では，キーパー付き歯科用装置の温度上昇は，0.2〜0.3℃であり，撮像時間が15分以内であれば0.5℃を上まわらない．つまり，通常の撮像時間では，生体への影響はないと考えられる．

3）キーパーアーチファクトによる診断への影響

キーパーによる金属アーチファクトの出現を阻止することは困難である．アーチファクトは，MR装置の静磁場強度や装置の性能に大きく左右されるが，一概に高磁場装置の方が金属アーチファクトの影響が大きくなるとは限らない．スピンエコー法（SE法）におけるアーチファクトの範囲はおおよそ半径4〜8cmであり，キーパーの設置部位によってアーチファクトの出現部位が変わる．MRIで読影する部位や，選択された撮像方法，すなわち疑われる疾患によって，読影の可否が決まる．診断部位が口腔底，舌，咽頭などの口腔周囲組織である場合や，磁化率の影響を強く受ける撮像方法を用いる場合には，アーチファクトにより，診断は困難となる．

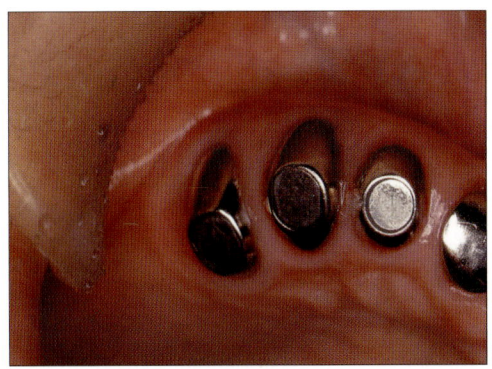

図10　KB法により完成させたキーパー付根面板

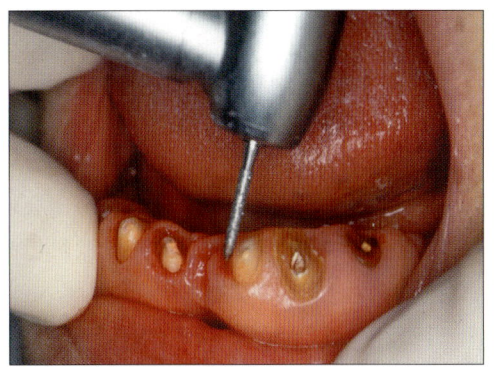

図11　根面板の支台歯辺縁形成はテーパー角度を大きく形成する

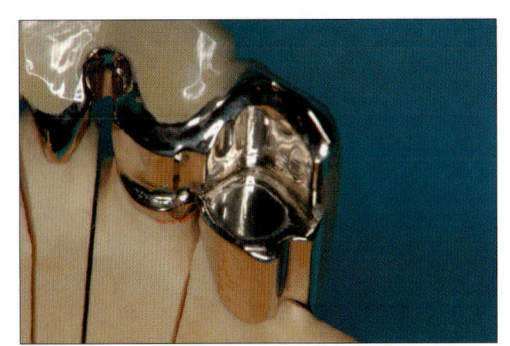

図12　ミリングにより完成させた歯冠外磁性アタッチメント

4）キーパーの除去について

口腔，舌，咽頭などの口腔周囲組織を読影する場合，アーチファクトにより，診断は困難になる．この場合，キーパーの除去が必要だがキーパーを鋳接法でなく，キーパーボンデイング法（KB法）（図10）により根面板に設置しておくと容易に除去できる．

キーパーの除去が必要と判断された場合，歯科医院にてキーパーを除去することが可能である．

6. 症例

本項では基本的な磁性アタッチメントの使用症例を提示し，注意点や製作方法を述べる．

1）マグネットオーバーデンチャー

支台歯の骨植に不安があるが，磁性アタッチメントを利用したオーバーデンチャーにより治療を行う場合は，キーパー付根面板の形態が顎堤と移行できるように，支台歯の上面にキーパーを設置しても，キーパー上面が歯肉縁下になるように根面形成する．

キーパー付根面板は顎堤の形態と移行的になるように製作することにより，側方荷重に余り抵抗しない，支台歯に優しい磁性アタッチメントとなる．そのためには支台歯形成時の軸面形成はテーパー角度を大きくし（図11），キーパー付根面板の軸面形態を顎堤と移行的にする時の邪魔にならないようにする．

2）マグノテレスコープクラウン義歯

支台歯の骨植が健常な場合，コーヌスクラウンの維持力を磁力にしたマグノテレスコープクラウンを製作することにより，強固な維持装置となり，強い支持機能を有する義歯の製作が可能となる．キーパー付コーヌス様内冠を製作し，前述のハウジングパターンを利用し外冠を製作し，義歯を完成させる．

この場合，支台歯には大きな負担が掛かるので，義歯全体の設計や剛性を十分考慮することが大切である．内冠，外冠を完成させる時は一般的なコーヌスクラウンを完成させるのと同様に，模型上で両者を完成させ，磁石構造体をスーパーボンド等で丁寧に外冠に設置すると良い．

3）歯冠外磁性アタッチメント

歯冠外アタッチメントは支台歯の応力負担が大きく，そのため支台歯を連結して用いる場合が多い．連結したクラウンワックスパターンの欠損側に義歯着脱方向を考慮し，歯冠外用パターンをサベヤー等を用い設置する．その際，クラウンにしっかりとした義歯把持面を付与することが，完成義歯の安定と良好な術後のためには必要であ

る．鋳造後キーパーを所定の位置に設置し，維持装置を完成させる（図12）．

口腔内で磁石構造体を設置する時は，ハウジングに磁石構造体を設置する時と同様の方法で行う．歯冠外アタッチメントは清掃が容易でないため，患者のモチベーションを上げると共に症例を十分に選択する必要もある．

7. 終わり

磁性アタッチメントは発売当初から複数の製品が市販され，その後の改良を重ね，種々のアイテムが揃えられた．現在では最も数多く使用されているアタッチメントである．しかし，磁性アタッチメントといえども維持装置の一つであり，義歯設計にあたっての維持装置の選択は，通常の義歯と同様種々のバランスが大切である．そして，最も重要なことは補綴治療終了後の口腔内管理である．残存歯の歯周管理，義歯の適合，咬合状態の確認，残存歯の状態変化への対応，口腔内の加齢変化にも伴う対応を定期的に行い，術者が治療した患者の口腔内状態を維持させることが不可欠である．

磁性アタッチメントは，その利点，欠点を理解し応用すれば，大きな臨床成果が得られると著者は信じている．

（石上友彦）

参考文献

1) 石上友彦：特集磁性アタッチメント―有床義歯への応用―，DE，161：11～14，2007．
2) 石上友彦，永井栄一：磁性アタッチメントの現状，日本歯科評論，69 (7)：58～66，2009．
3) 石上友彦：適材適所の臨床応用―メリット・デメリットから見直す磁性アタッチメント，QDT，37 (6)：60～69，2012．

17 インプラントデンチャー

IT技術の進歩に伴いインプラントの補綴装置も様変わりをしてきた．旧来のインプラント補綴装置のカテゴリーに属するものでも材料や制作方法が変化している．本稿ではCAD/CAMテクノロジーを軸とした新しいインプラント補綴装置（治療）について紹介する．

1．はじめに

インプラントの上部構造は，固定性および可撤性補綴装置に大別できる（図1）．最終補綴装置の決定には①患者の希望や予算等の主観的要因と，②欠損形態，解剖学的な状況，咬合状態，残存歯の状態等の局所的要因を十分に考慮しなくてはならない．インプラントの予知性が高まり欠損補綴の一手段として認知され始めた1980年代後半から，インプラント補綴装置の種類やその形式自体は大きく変化したわけではない．しかし，今世紀に入って以来，CAD/CAMテクノロジー（以下CAD/CAM）の発達に伴いその作製方法や使用材料は大きく変化してきた．

本稿では基本的なインプラント補綴装置の種類や分類をまとめるとともに，それらに関連する新技術・新材料を合わせて紹介する．

CAD/CAMはComputer Aided DesignとComputer Aided Manufacture Millingの頭文字による造語で，コンピュータ支援により製品の設計から均質な製品を生産するシステムの総称である．現在歯科で用いられるCAD装置は，①口腔内における光学印象（レーザー・LED），②作業模型あるいはレジン製（あるいは専用ワックス）の修復装置完成モデルをスキャン（レーザー・プローブによる接触），③コンピュータ画面上でのバーチャル（仮想）デザイン，の3種類がある．

これらの方法で得られた形態・形状に関する情報を，三次元数値データに変換して修復装置の形状を設計する．これらのデータは，実際に材料をミリングするCAM装置に転送される．CAM装置はCADによる設計に従い，バーやディスク等の切削器具を用いてセラミックやチタン（最近ではコンポジットレジンやCo-Crも応用可）ブロックから修復物を削り出して製造する．

現在のインプラント治療おいてCAD/CAMは欠くことができない．数年前までは，単にチタン製のカスタムメイドのアバットメント作製や上部構造体の単冠コーピング（チタン・酸化アルミナ）作製しかできなかった．CAD/CAMの大きな恩恵のひとつは，ジルコニアの補綴領域への導入を可能にしたことである．

ジルコニアは金属に匹敵する物性を有する反面，加工が困難であったが技術革新によりアバットメントはもとより大型補綴装置のコーピングとしても作製が可能となり，インプラント治療の材

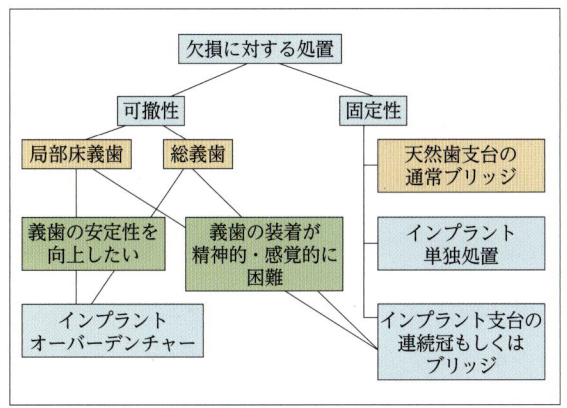

図1 補綴装置の分類と流れ
インプラントの上部構造の分類はシンプルである．従来の補綴手法とインプラントの応用をフローチャートに示した

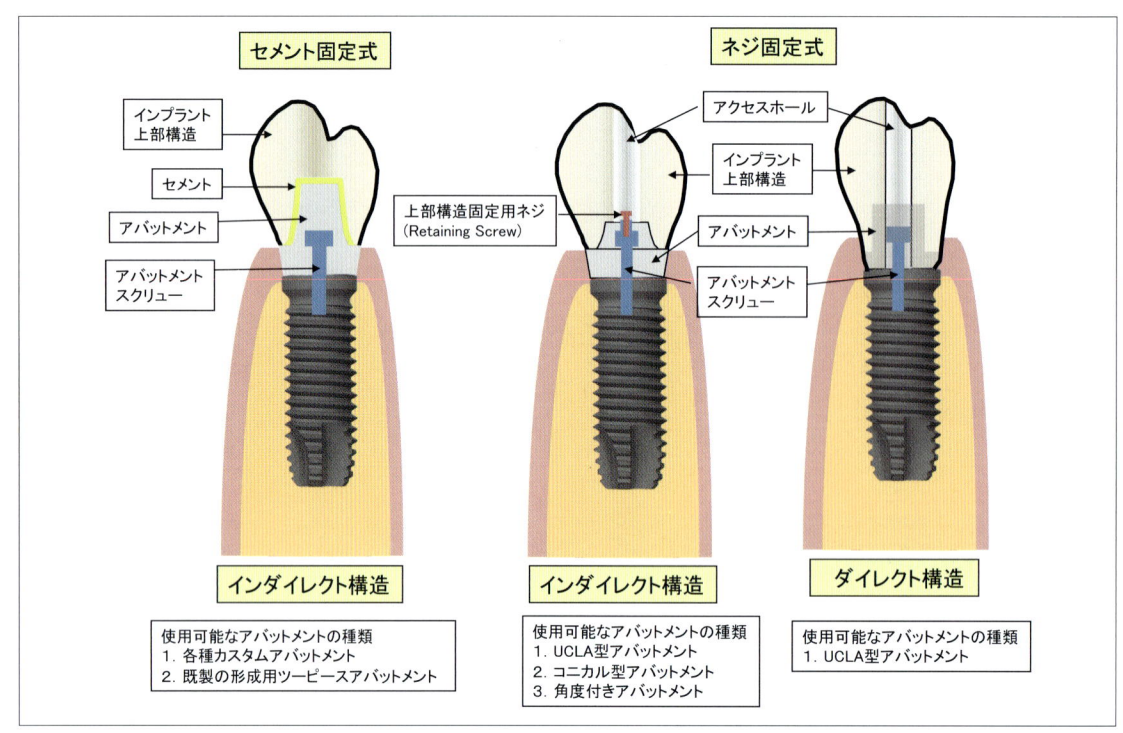

（赤川安正，他編集：よくわかる口腔インプラント学 第2版，医歯薬出版，2011．より改変引用）

図2　インプラント上部構造体の構成
冠構造のインプラント上部構造の基本的な種類と構造を示した．セメントおよびスクリュー固定方式とそれぞれに使用するアバットメントの種類を理解することは，インプラント補綴の設計に不可欠である

料選択を大きく変化させた．また，CT画像上での埋入シミュレーションと組合せることで精度の高い埋入用ガイドを作製することが可能になり，いわゆるガイデッド・サージェリーという新たな手法が取り入れられている．

2. 固定性上部構造

インプラント上部構造の固定方式には，セメント固定とスクリュー固定がある．固定方法の違いは歯列における上部構造の設計には直接影響は与えないが，アバットメントの選択や使用材料には影響を与える（図2）．そのために，術前にある程度の治療計画を立案しておく必要がある．固定方法は症例の多様性，審美・機能的要件，技工・臨床作業の簡便性などにより選択の基準が異なる．

1）セメント固定式上部構造の特徴

セメント固定式は天然歯のクラウン・ブリッジ補綴装置と基本的には類似しており，支台歯形態をしたアバットメントに外冠（クラウンやブリッジ）をセメント合着あるいは仮着を行う（表1）．

セメント固定法はネジ固定方と比較して，歯肉縁下の適切なエマージェンスプロファイルの付与，審美性およびインプラント埋入方向の補綴的補正に有効である．また，カスタムメイドのアバットメントにより，機能と審美を兼ね備えた理想的な歯冠外形と咬合接触状態を再現できる．

セメント固定式とはあくまで外冠の固定方法を指し，支台部分（アバットメント）はスクリュー固定であり，アバットメントスクリューの緩みは補綴学的な合併症として発生頻度が高い．アバットメントスクリューの緩みや破折は，①上部構造の適合性，②セメントの溶解，③咬合状態，等により発生する可能性がある．

● アバットメントの種類と特徴

（1）既製の形成用ツーピースアバットメント

基本的にはチタン製のシリンダーと，アバットメントスクリューのツーピース構造からなる．シリンダー部の削除（形成）により支台歯形態を付与し，角度補正も可能なために臼歯群での応用頻度が高い（図3）．複雑な支台形態の付与やエマー

表1　セメント固定方式に用いるアバットメントの特徴

アバットメントの種類	材質	特長
既製の支台歯形成用ツーピースアバットメント	・チタン ・ジルコニア ・酸化アルミナ	・既成のツーピースアバットメントを模型上で支台歯形成を行う ・複数支台の場合は平行性を獲得するためにミリングマシンが必要 ・支台形態付与の自由度が少なく，理想的なエマージェンスプロファイルが付与できない ・チタンやジルコニアはバーによる形成が困難であり，一般的にはチタン製が用いられる ・汎用性から最近はCAD/CAMアバットメントに取って代わられている
鋳接によるカスタムアバットメント	・金合金	・UCLA型アバットメントに理想的な支台歯形態をワックスアップし，金合金で鋳造して作製 ・金合金を用いるためにチタンやジルコニアに比較して生体親和性に劣る
CAD/CAMアバットメント	・チタン ・ジルコニア ・酸化アルミナ	・CAD/CAMテクノロジーにより理想的な支台歯形態をミリングして作製する ・使用可能な材料の幅が広い ・支台歯形態は以下に示す2通りで作製することができる 　1）コンピュータ上で専用ソフトウェアを用いて仮想的にデザインした後にCAMへデータを送って作製 　2）実際にレジンやワックスで作製したものを，専用のスキャナーで形態を読み込ませてからCAMへデータを送って作製

1．既製アバットメントの選択

2．模型上でのアバットメント形成

3．アバットメントの試適

4．通法による上部構造の作製

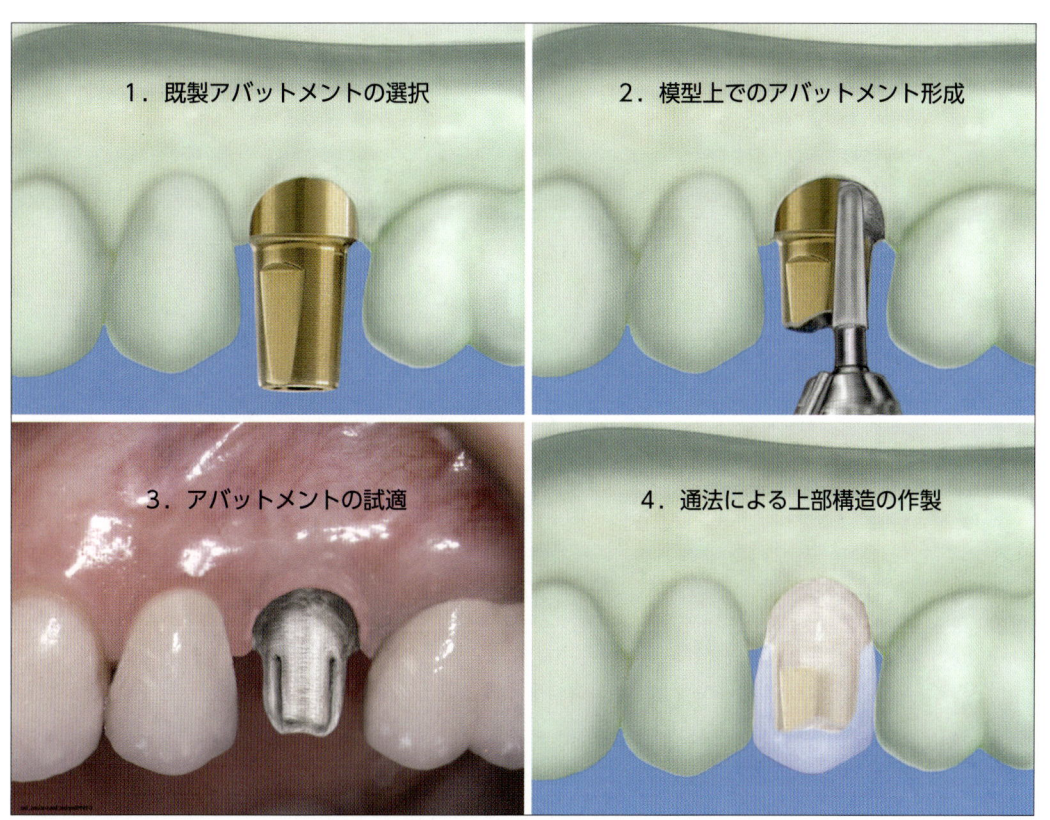

図3　既製のツーピースアバットメント

支台歯形成用既製のツーピースアバットメントはチタン（チタン合金），ジルコニア，酸化アルミナ製があるがチタン製が一般的である．支台歯形成はインプラントレベルの印象により作製した作業模型上で行い，口腔内で歯肉縁の状況に合わせてマージンの設定部位の最終確認を行う．その後，作業模型上で直接セメント固定用上部冠構造を作製する（資料はBIOMET 3i提供）

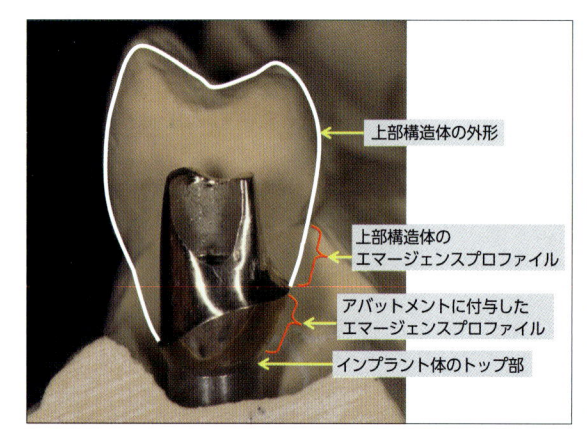

図4 CAD/CAMアバットメントの特長
インプラント埋入方向の補綴的修正，エマージェンスプロファイルの付与や支台形態の自由性など，CAD/CAMアバットメントはセメント固定式上部構造の作製には不可欠である．適切に付与されたアバットメントのエマージェンスプロファイルは最終補綴装置の機能および審美性に反映される

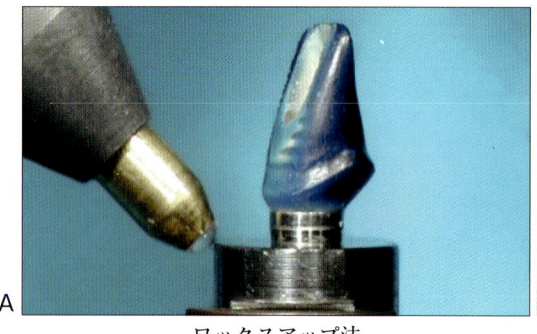

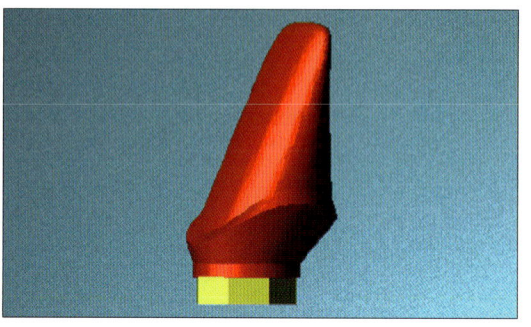

ワックスアップ法　　　　　PC画面上でのバーチャルワックスアップ

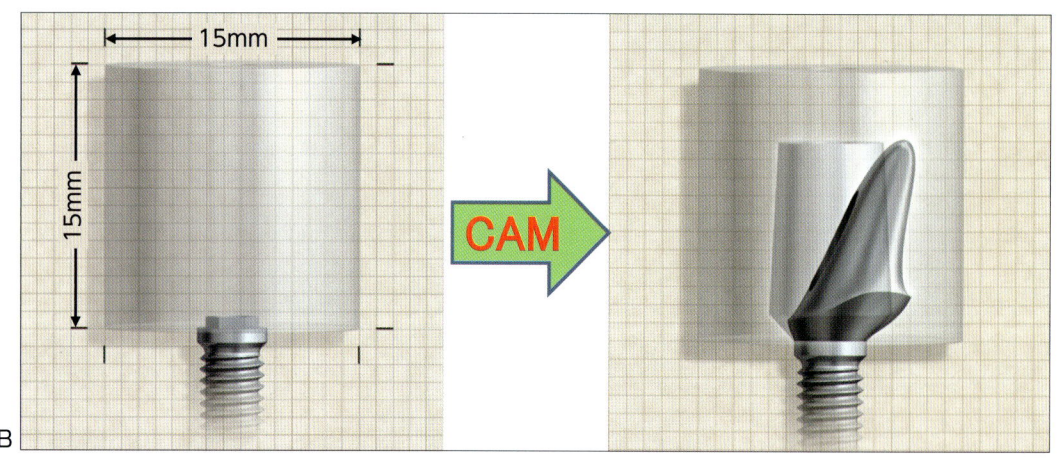

A：CAD/CAMアバットメントのデザイン・設計（CAD）
Proceraシステムによるアバットメント製作例．専用の読み込みプローブで理想的なアバットメント形態を読み込む．CAD上でバーチャルワックスアップのみで作製することも可能である（資料はNobel Biocare提供）
B：CAD/CAMアバットメントの削り出し（CAM）
インプラント径に比較して大きなチタンブロックからCAMによりアバットメントを削り出すため，形態や角度付与の自由度が高い（資料はNobel Biocare提供）

図5 CAD/CAMアバットメントの作製

ジェンスプロファイルの回復には限界があるが，ある程度機能的かつ審美的にも満足のいく補綴装置の作製が可能である．平行性が得られればブリッジの支台としても使用可能である．

(2) 鋳接により作製するカスタムアバットメント
　鋳接によるカスタムメイドのアバットメントは，いわゆるUCLAタイプのアバットメントに理想的な支台歯形態をワックスアップした後に金合金で鋳接する．このアバットメントの利点は，①支台歯形態付与の自由度，②インプラントの埋入角度補正，③支台歯間の平行性確保，④適切なエマージェンスプロファイル形態の付与である．

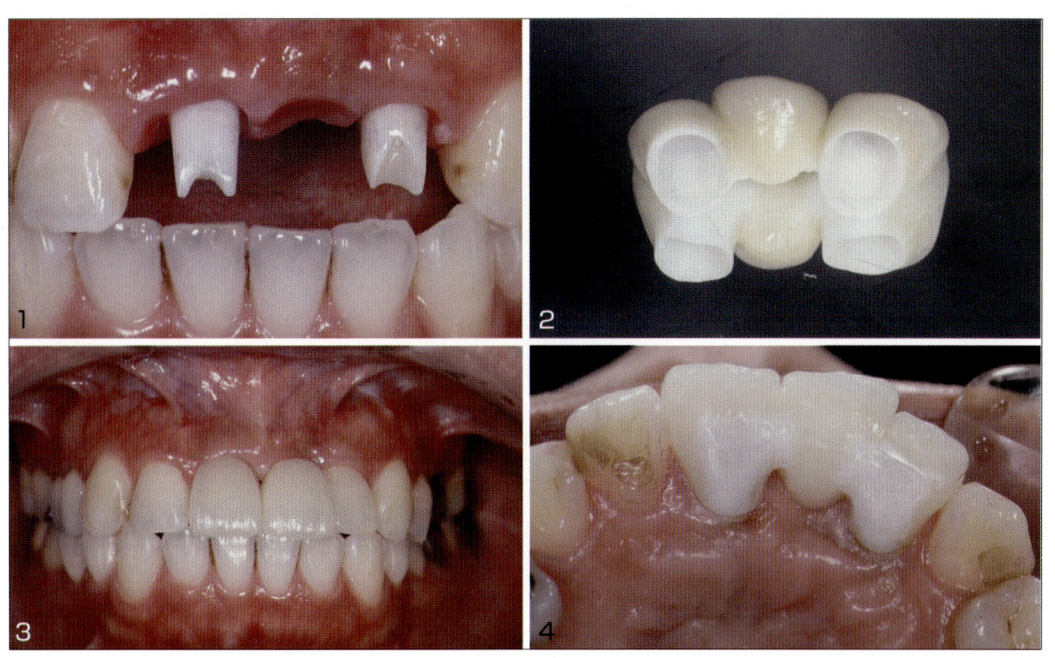

図6　ジルコニアアバットメント，ブリッジの症例
アバットメント作製後にジルコニアコーピングをCAD/CAMにより作製し，前装陶材を築盛・焼成する．ジルコニアは生体親和性に優れ高い審美性を有する．しかし，適合精度を維持するためには正確な印象採得やアバットメントの位置再現性など臨床的に安易な材料ではない．臨床応用に際しては材料に対する理解と，取扱いに習熟しなくてはならない

CAD/CAMアバットメントと同等の形態付与自由度はあるが，チタンやセラミックス材料に比較して生体親和性は劣る．また，歯肉を通しての金属色シャドーの問題も解決しがたく，材料選択の意味からも最近は応用頻度は激減している．

(3) CAD/CAM応用アバットメント

インプラントとの接合機構までを含めて，CAD/CAMによる完全なカスタムメイドのアバットメントである．支台部分のみならず歯肉縁下のエマージェンスプロファイルまでCADにより自由に形態付与ができる．本アバットメントの特徴は鋳接によるカスタムアバットメントの利点に加え，①生体親和性に優れた材料を選択（チタン，ジルコニア），②完全カスタムメイドで適合性に優れる，③ジルコニア（酸化アルミナも可）の応用により優れた審美性である（図4～6）．

● 使用するセメントの種類と注意事項

セメント固定に仮着材を選択する最大の理由はリトリバビリティーである．上部構造の修理や，アバットメントスクリューの緩み等に対応するために術者可撤式は以前より推奨されている．使用する仮着セメントの種類と特長は表2に示した．

一方，合着用セメントとしてはリン酸亜鉛セメントの使用頻度が高いという報告（主に欧米）があるが，日本においてはグラスアイオノマーセメントの使用頻度が高い．また，ジルコニアアバットメント（ジルコニアを用いたオールセラミック冠も含む）に対するセメントの指定はないとされるが，臨床経験からは多くの場合接着性レジンセメントの使用が望ましいとされている．

セメント固定式におけるリスクは大きく分けて2つある．一つは上部構造（外冠）の脱離で，①セメントの種類，②上部構造の適合精度，③内冠の高さ，テーパー，表面粗さ，④咬合などの要因が関与する．また，余剰残留セメントによるインプラント周囲歯肉への炎症は，排膿やオッセオインテグレーションの破壊として報告もされている．しかし，いかなる除去器具を用いてもセメントの残留は認められ，同時にアバットメント表面への損傷も避け得ない．したがって，セメント除去には細心の注意を払う必要があると同時に，マージンの設定部位は歯肉縁上もしくは縁下1

表2 各種仮着材の種類と一般的な特徴

種類 タイプ	酸化亜鉛 ユージノール系	非ユージノール系	カルボキシレート系	グラス アイオノマー系	コンポジット レジン系
利点	1. 歯髄鎮静作用	1. 歯髄刺激が少ない 2. 辺縁歯肉への為害性がない	1. 維持力が高い 2. 接着力・強度の調整 3. 歯質接着性 4. 歯髄刺激が少ない 5. HY材による耐酸性向上	1. 維持力が高い 2. 計量が正確 3. 余剰セメントの除去が容易 4. 維持力の調整が可能 5. 歯質・金属接着性	1. 維持力が非常に高い 2. ミキシングチップにより練和が均一・正確 3. 余剰セメントの除去が容易（光硬化型では特に） 4. 唾液等による崩壊が少ない（辺縁封鎖性）
欠点	1. ユージノールによるレジンの重合阻害 2. 油脂成分の残留 3. 余剰セメント（ユージノール）による歯肉為害性 4. 保持力は高くない	1. 油脂成分の残留 2. 保持力は高くない	1. 歯肉縁下の残留セメントの清掃性 2. HY材による歯質の着色	1. 歴史が浅く、長期的評価がない 2. 歯肉縁下の残留セメントの清掃性	1. 接着性がない 2. ミキシングチップによる残量セメントが無駄になる 3. 歴史が浅く、長期的評価がない 4. 歯肉縁下の残留セメントの清掃性
臨床使用上の注意	1. 油脂成分の残留により支台歯表面に皮膜形成→プライマー、歯面処理材の効果低減 2. ユージノールによるレジンの重合阻害 3. 最終的に接着性レジンセメントを用いる症例では注意を要する	1. 油脂成分の残留により支台歯表面に皮膜形成→プライマー、歯面処理材の効果低減 2. 最終的に接着性レジンセメントを用いる症例では注意を要する	1. HY材による耐酸性向上、タンパク凝固作用によりエッチング、プライミングの効果低減の可能性 2. 歯質との接着作用により残留セメントの可能性は高い 3. 最終的に接着性レジンセメントを用いる症例では注意を要する	1. 接着性レジンセメントに対する影響は未知 2. 歯質との接着作用により残留セメントの可能性は高いので、十分な清掃・配慮が必要 3. 様々な基礎および臨床データの報告が待たれる	1. 接着性はないが、硬化後も弾性や塑性に富む。そのためにクラウンの維持力が強くなる 2. 辺縁閉鎖性も良好と思われる 3. 様々な基礎および臨床データの報告が待たれる
商品 （製造元，代理店）	・ネオダイン（ネオ） ・テンプボンド（サイブロン・デンタル）	・フリージノール テンポラリーパック（GC） ・テンプボンドNE（サイブロン・デンタル）	・ハイ-ボンドテンポラリーセメント【ハード，ソフト】（松風）	・フジTEMP（GC） ・IPテンプ（松風）	・インプラントリンクセミ（茂久田）
インプラントへの応用	×	△or○	○	○	○

特にインプラント上部構造の仮着に関連する項目は太字とした

mmを以内とする必要がある．

2）スクリュー固定式上部構造の特徴

スクリュー固定式はインプラント体もしくはアバットメントに対して，上部構造体をネジで固定するタイプの総称である．補綴装置の特徴としてはネジ止め用のアクセスホールが不可欠であり，この穴を利用して固定用ネジを着脱することで上部構造体は術者可撤式となる．スクリュー固定の利点は，ネジの緩みや上部構造の破損などの合併症，上部構造の修理やデザイン変更時に上部構造を着脱することが容易なことである．理想的なアクセスホールは臼歯部では咬合面に，前歯部では舌側に位置すべきであるが，インプラントの埋入位置や方向によっては頰側や舌側にアクセスホールが設置され，審美性のみならず機能的にも不利になることもある．アクセスホールは咬合面の約30〜40％を占めるために，精密な咬合接触点および適切な形態付与が阻害される懸念や，フルベ

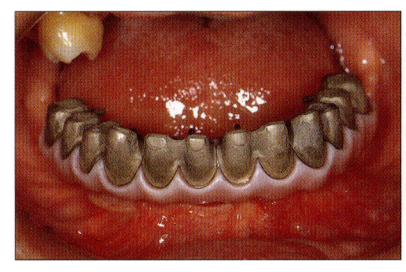

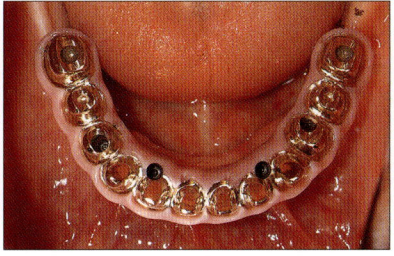

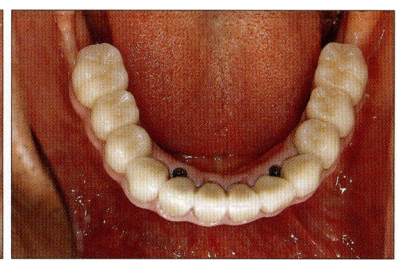

図7　ボーンアンカードブリッジ

従来ボーンアンカードブリッジと呼ばれていた補綴装置も，機能および審美性の要求の高まりに応じてデザインや使用材料が変化している．本症例は，金合金性のフレームワークに歯肉色の高フィラー型前装用コンポジットレジンで顎堤（歯肉）パーツを作製した．歯冠パーツは顎堤（歯肉）パーツ上にセメント固定して両者を結合させた．本法ではスクリューアクセスホールの位置に影響を受けずに審美性および清掃性・修理時の利便性が高い．最近は金属価格の高騰やCAD/CAM技術の発展により，このフレームワークをチタンやジルコニアで作製することが多い．基本的なデザインは同様であるが，生体親和性や適合精度，金属代の節約などにより，その使用頻度は非常に高い

イク型前装冠ではアクセスホール周囲の前装材料が破折する危険性も伴う．

● **スクリュー固定式上部構造の種類**

（1）クラウン・ブリッジタイプ

ネジ固定式のクラウン・ブリッジは，単独歯欠損から無歯顎に至るまですべての欠損形態に対応が可能である．

図2に示したようにスクリュー固定式では，インプラントに直接上部構造をスクリュー固定するダイレクト構造（UCLA型アバットメント）と，既製のアバットメント（コニカル型あるいは角度付きアバットメント）を介在して，小さな上部構造固定用スクリューで上部構造を固定するインダイレクト構造の2種類がある．ネジ固定式の最大の特徴は着脱の自由度であるが，インプラント上部構造が過度の負荷を受けた際に，アバットメントスクリューならびに補綴装置固定用ネジの緩みや破折等が指摘される．

（2）ボーンアンカードブリッジ

主に無歯顎あるいは多数歯欠損に用いられ，強固なフレームワーク上に歯冠部と歯肉部の両者を兼ね備えた形態を有するのが特徴である．歯冠部は義歯用人工歯あるいは歯冠用前装材料（陶材あるいは歯冠補綴用コンポジット）で作製し，歯肉部は床用レジンか歯肉色の歯冠用装材料（陶材あるいは歯冠補綴用コンポジット）を用いる．この補綴装置は無歯顎用に開発されたために，補綴学的には総義歯の要因を多数含む．歯冠の再現位置や咬合採得など総義歯補綴に精通していないと満足のいく補綴装置の作製は困難である（図7）．

ボーンアンカードブリッジはフレームワークが大型であるために，インプラントあるいはアバットメントに対する適合精度が最大の課題である．従来は金合金を鋳造し，ろう着（レーザー溶接）で適合性をコントロールしつつ製作してきた．しかし最近ではCAD/CAMテクノロジーが有効に活用され，正確なインプラント作業模型上でアバットメントと一体化したチタンあるいはジルコニア製のフレームワークの応用も可能である．

3. 可撤性上部構造（オーバーデンチャー）

インプラントオーバーデンチャー（IOD）は全部床および部分床義歯に応用でき，維持および支持の観点からは「インプラント維持・支持型」と「インプラント維持・粘膜支持型」に区分できる．すなわち機能圧をインプラントのみ，あるいは一部粘膜負担にするかにより設計や使用する維持装置が異なるため，①歯の欠損範囲，②支台装置となるインプラントの埋入部位・方向・本数，③使用するアタッチメントの種類等を考慮した，綿密な治療計画（義歯の設計のみならずインプラントの埋入計画も含む）が求められる．

補綴学的合併症ではIODに関するものが多く，特にアタッチメント維持力低下や人工歯や義歯床の破損・破折，粘膜接触部のリライニングなどがその代表的なものである．IODは経過観察を怠ら

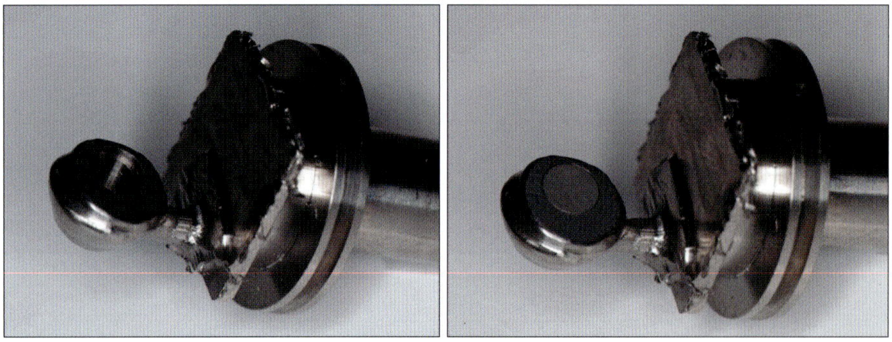

図8　磁性アタッチメントキーパー専用CAD/CAMアバットメント
インプラントオーバーデンチャーに磁性アタッチメントを応用する際に問題となるのは，インプラントの埋入方向に対するキーパーの平行性の確保である．既製のアバットメント用キーパーでは平行性の確保，粘膜厚みへの対応，アバットメント形態の自由度等に制限があった．CAD/CAMによりキーパーを作製することで上記の諸問題が解決され，磁性アタッチメントの汎用性が拡大された

表3　IODに使用するアタッチメントの種類

アタッチメントの種類	インプラントもしくは中間構造体の状態	特徴	適応する顎堤条件
バーアタッチメント（バー&クリップ）	連結	維持力が大きい 維持力の持続性が高い 回転を許容する	顎堤吸収の大きな症例 アンダーカットがない
スタッド型アタッチメント（ボール&ソケット）	独立	維持力が大きい 維持力の持続性が高い	吸収の少ない良好な顎堤
アンカー型アタッチメント（ERA，ロケーター）	連結または独立		
磁性アタッチメント	連結または独立	維持力が小さい 維持力の持続性が高い 側方圧に弱い	特になし

ず，問題事象に対して適切な対応を行うことで予後が変化することを忘れてはならない．

1）インプラントオーバーデンチャーに用いられる維持装置（アタッチメント）

IODにおいて支台となるインプラントを単独で使用するか連結するかにより，アタッチメントの選択が異なる（図8）．多くの研究結果からは両者に差はなく，むしろ対合関係やデンチャースペース，設計の複雑さ，インプラントの平行関係などに左右される．また，インプラントの本数は多いほど，またバランスよく配置（台形配置）されているほど維持安定に優れる．しかし，特に上顎の場合は吸収した顎骨の解剖学的な制限により，すべてのインプラントを平行に埋入することが困難である．そのために上顎IODでは，インプラントの埋入方向，生体力学的およびインプラント/アバットメントの機械工学的な強度も考慮して，使用するアタッチメント（アバットメント）等の設計を考えなくてはならない．現在IODに使用される代表的なアタッチメントは表3に示す4種類に大別できる．

（萩原芳幸）

参考文献

インプラント上部構造に関してさらに知りたい方は，以下の図書を参考にしてください．

1）赤川安正，松浦正朗，矢谷博文，渡邉文彦編集：よくわかる口腔インプラント学　第2版，医歯薬出版，東京，2011.
2）渡邉文彦，市川哲雄編集：月刊歯科技工別冊—インプラントの技工—，医歯薬出版，東京，2004.
3）小濱忠一，重村宏，萩原芳幸，山口好正編集：インプラント上部構造の現在 PART4，QDT別冊，クインテッセンス出版，東京，2005.

18 顎関節症の治療

　顎関節症の診断は，この15年で大きく様変わりをし，従来からいわれていた顎関節円板の偏位・変形論や周囲組織の過負荷・炎症論などの構造的損傷モデルから，筋膜痛を主体とした生物医学的因子，疼痛時に無意識にとってしまう行動や不適切な思い込みなどの心理・行動学的因子，家族関係・訴訟・労働環境などの社会・職業・経済的因子が絡み合って発症する生物心理社会的疼痛症候群モデルであるという見解に大きく変化し，世界的にコンセンサスがとれてきている[1,2]．
　これに伴い治療についての概念も大きく入れ替わることとなり，従来の関節円板の復位と咬合に変化をもたらすことを目的とした侵襲性の高い歯科的治療法から，これまでの歯科治療の領域ではなじみが薄い理学療法を中心とする非侵襲的で安全性の高い治療法が強く推奨されるようになった．ここでは，顎関節症のとらえ方の変遷をふまえた上で，新しい顎関節症に関連する治療法について解説する．

1. アメリカから「待った！」がかかった従来の顎関節症治療

　1996年4月29日から3日間，アメリカ連邦政府が「ある会議」を開催した．38名の専門家を含む総勢1,083名が参加して行われたその会議は「顎関節症の診断と治療の安全性と効果について再検討の必要があり，国としての方針を明らかにする」という内容であった．その会議の結果はアメリカ歯科医師会雑誌の紙面上でアメリカ国立衛生研究所（NIH）からの「声明」という形で発表された[3]．
　その声明は「顎関節症は複数の原因により発症し，それぞれに対応する多面的な治療を行う必要があるが，顎関節症の初期治療として他の方法より優れていると認められる治療法が特定できないため，患者の安全性を考慮して，**非侵襲的で可逆的な（安全性を最優先する）治療法を選択すべきである**」というものであった．当時，アメリカ，ヨーロッパ，日本のみならず，世界的にも顎関節症に対して様々な治療法を試しても，なかなかスッキリ治らないという報告が相次ぎ，顎関節症は治りにくい疾患であるというイメージがつき始めていた．さらに，治りにくい上に長期化する例では，頭痛，めまい，吐き気などの身体症状に発展し，精神的に不安定な状態におちいるという，顎関節症全体からするとわずかな併発例を，顎関節症との因果関係を確認することなく，関連性を大げさにとらえる傾向が患者側だけでなく歯科医師側にも蔓延していた．そのことから根拠やエビデンスが示されていないにもかかわらず，顎関節症は放置すると危険な疾患であり，関節雑音や開口時の顎偏位などが認められる場合や，画像診断で下顎頭の変形や関節円板の偏位が認められると，これといった自覚症状がないにもかかわらず，あるいは患者に治療の意志がまったくない状態であっても，進行性の顎関節症であると過剰診断し，治療することを強く勧め，安易な咬合調整，スプリントによる顎偏位後の大規模補綴，歯列矯正，外科手術などの侵襲的で元に戻せない過剰治療を行ってしまう歯科医師が続出したのである．
　当時のアメリカでは様々な治療を行っても，思わしくない結果になるケースに対しては，整形外科領域の治療手法を応用して「最後の手段」を殺し文句に，外科的な手術療法が世界に先駆けて行われていた．ところが，手術をしたにもかかわらず，症状が緩和されるどころか，かえって悪化し

てしまい，数万人規模の患者が後遺障害に悩まされ，多くの訴訟事例が発生することになり，被害を受けた患者の支援団体が発足して，ついには連邦政府が動き出したという経緯であった（コラム参照）．

このように顎関節症の診断と治療については，十数年前にアメリカから「待った！」がかかったわけである．咬合治療と外科療法を選択すべきではないというこの声明により，口腔外科医の主張は次第にトーンダウンしていった．ところが，咬合因子を重視する開業歯科医師からは，その根拠を示すことができないにもかかわらず，強い反発が生じ，アメリカのみならず世界的に見ても，この声明が歯科医療界全体に波及する影響力はなかった．

NIHには内部に研究機関（American Association for Dental Research：AADR）が組織されており，過去において，アマルガムの危険性やフッ化物の歯面塗布などについての研究をまとめ，それぞれ世界的に普及させることを目的として声明を公布している．アマルガムやフッ化物についての声明は，それぞれ1回の公布により世界的に波及する影響力を十分発揮していたが，顎関節症の取り扱いに関しては，その限りではなかった．そのような経緯から，NIHはこれ以上，被害を被る患者を生み出すことのないように，顎関節症の診断と治療に対しての正しい理解を世界的に普及させることを目的に，最初の声明から15年後の2010年3月に**異例の2回目の基本声明を公布することになる**[4]．表1に2回目の声明の要旨を示す．この基本声明はインターネットの普及により，アメリカ国内だけでなく世界各国で取り上げられ，わが国においては，日本顎関節学会，日本口腔顔面痛学会をはじめ多くの関連学会が賛意を示し，患者側の立場になった顎関節症の診断と治療の世界的な普及に努めている．

コラム　患者支援団体JJAMD財団の設立

From the Patient's Perspective：この件に関わる患者たちの見解から

Milton and Renee Glass：JJAMD財団　代表リニー・グラス　副代表：ミルトン・グラス

現在．TMDに関しては多くの混乱と論争があります．専門の治療科がない．コンセンサスがとれていない．保険を利用したくても医学的な必要性が認められず，世間に受け入れられる保険のプロトコルもありません．それでいて疫学調査では．TMDをわずらっている患者は人口のかなりの割合を示しているのです．

顎関節症は，医学と歯学の間の割れ目に落ちてしまったのである．その結果．顎関節症に関する問題は健康管理の担当者やマスコミから適切な敬意や配慮を受けられないでいます．

患者は十分な知識が不足しているため．高額な費用のかかる診断と治療を授かるために専門家と専門家の間をピンポン玉のように行ったり来たりし．治療を受けたにもかかわらず残っている無数の身体症状に対して医科での診断は．「精神的な歯科領域の問題」という分野に送り込まれてしまいます．

TMD患者はしばしば家族．友人．仕事関係者から見捨てられます．さらに社会補償の権利も奪われることになります．患者の慢性化した痛みや機能不全の結果．生産性は損失し．社会共同体全体に影響を及ぼします．環境は著しく劣悪で悪夢としてすべてに関わってきます．

Jaw Joints and Allied Musculoskeletal Disorders（JJAMD）財団は，顎関節症が美辞麗句により泥沼に落とされてしまったという信念のもと1982年に私たちが設立しました．JJAMDは顧問議会で患者の痛みや健康の問題を解決するための活動を続けていきます．

（JJAMD，ボストン）Management of Temporomandibular Disorders [3] 内の挿入コラム

表1 異例の2回目のアメリカ国立衛生研究所からの顎関節症の診断と治療に対する基本声明

1. 診査・検査においては，診断機器ではなく丁寧な病歴聴取と触診を中心とした臨床的診察を重視し，画像検査は必要以上に行うべきではない．現在のところ，診断機器について有効性が示されたものは存在していない．
2. 治療においては患者教育やセルフケア・ホームケアの重視と，患者に害をもたらすリスクの極力少ない非侵襲的で可逆的な保存療法を選択する．
3. 診断と治療はともに，身体のみではなく，心理・社会的要素に対しても行う．

表2 ここ10年における顎関節症の疾患概念

1. 顎関節症は，同様の症状を呈するいくつかの異なった病態の包括的疾患である．
2. 顎関節内および周囲組織の損傷モデルではなく，生物・心理・社会的モデルとして管理する必要がある．
3. 以前は症状の自然消退が期待できることから，安静を第1選択にする傾向があったが，安静にするより，初期から積極的な運動療法をする方が早期に治癒をもたらす．

表3 侵襲の程度による顎関節症領域の治療分類

1. 侵襲のほとんどない，もっとも推奨される治療法
   a. 物理医学療法
      理学療法，運動療法（家庭・職場で行えるセルフケア，開口訓練）
   b. 認知行動療法（行動変容療法，認知療法）
      悪習癖のコントロール，カウンセリング
2. 比較的侵襲が少なく，適用に注意を要する治療法
   c. 薬物療法
      アセトアミノフェン，非ステロイド性消炎鎮痛剤（NSAIDs），筋弛緩薬，抗うつ薬，ベンゾジアゼピンなど
   d. スプリント療法
   e. 非開放性関節外科療法
      パンピングマニピュレーション，関節腔洗浄など
3. 不可逆的で侵襲が大きく，ハイリスクな治療法
   f. 開放性関節外科療法
      関節形成術，下顎頭切除，人工関節円板置換術など
   g. 咬合を変更するすべての療法
      咬合調整，矯正・補綴による咬合再構成，外科的矯正など

(Clark GT, Kim YJ: A logical approach to the treatment of TMD. Oral and Maxillofacial Surgery Clinics of North America. Medical Management of TMD, 149-166, 1995. および 井川雅子，村岡 渡，大久保昌和，Gooddard G.：TMDを知る—最新顎関節症治療の実際—改訂第2版, p.108, クインテッセンス出版, 東京, 2011. より改変)

また，このように声明が2回にわたり公布された影響で，質の高い臨床研究の必要性が以前にも増して認識され，信憑性の高いエビデンスから，ここ10年における顎関節症の疾患概念がまとまりつつある（表2）．

では，非侵襲性が高い治療とはどのような療法のことを指しているのかについて，Clark GTら[5]，井川雅子ら[6]の報告を参考にして，侵襲の程度により分類した治療法を表3に示す．非侵襲性が高く，もっとも推奨される治療法は，患者に対する安全性を最優先し，かつ顎関節症に対する治療効果が高いとされる理学療法，運動療法，セルフケアなどの物理医学療法と，生活習慣の改善指導やカウンセリングなどの行動（変容）療法，認知行動療法がそれにあたる．一方，十分に注意を払って慎重に行う治療法として，薬物療法，スプリント療法があげられ，咬合を変更するすべての療法，および外科療法は非開放性・開放性を問わず，選択するべきではないという認識になっている．

もっとも推奨される治療法の一つとして紹介されている理学療法について，日本理学療法士協会によると，理学療法とは病気，けが，加齢，障害などによって生じた疼痛及び運動機能が低下した状態にある人々に対し，疼痛の緩和，運動機能の維持・改善を目的に運動，温熱，電気，水，光線などの物理的手段を用いて行われる治療法のことで，「理学療法士及び作業療法士法」第2条には「身体に障害のある者に対し，主としてその基本的動作能力の回復を図るため，治療体操その他の運動を行わせ，および電気刺激，マッサージ，温熱その他の物理的手段を加えることをいう」と定義されている．これまでの歯科領域では，なじみが薄い治療法であるが，顎関節症に限らず，摂食・嚥下機能障害でも必要性が認識されている歯

科が取り組むべき新しい治療行為として注目されている．顎関節症に理学療法を適用する試みは，1996年のNIHの声明公布の前からなされてきた．しかしながら，当時行われていた理学療法は開口訓練（関節の可動性向上を目的とした手技で，筋をストレッチすることを目的とする現在のものとは異なる），冷・温療法，電気的経皮刺激療法（TENS），レーザー療法などであり，どの療法も補助的療法として認識されていたため，治療法の主体にはならなかった．その後，非侵襲性の高い安全な理学療法を優先する傾向になり，補助的療法のイメージを払拭できる効果的な治療法の確立が求められている．

2. 「安静から運動へ」関節性顎関節症と関節雑音の取り扱いの変遷

MRIによる治療後の関節円板の復位がほとんどないにもかかわらず，症状がまったくなくなり治癒に至る症例が続出したことから，関節性顎関節症において，もっとも問題とされていた関節円板の前方転位に対する治療の概念は大きく変化し，転位した関節円板を復位させることが治療のゴールではないことが明らかになった．さらに，関節円板の前方転移がそのままであっても，後部結合組織の神経・血管網が萎縮し，新たな円板（偽円板）として軟骨組織に変化することが認識されるようになって，関節性顎関節症の治療の目標は，「安静にして組織の適応と機能回復を待つ」ことが2000年頃の共通の認識であった．

しかし，歯科における顎関節症の再検討と時期を同じくして，整形外科領域における腰痛症に対しての再検討も同じような必要性から取り組まれ，その結果，安静にしておくべきと考えられていた関節性疾患は，早期から理学療法や運動療法を開始した方が，安静にするよりも治療成績が著しく向上することが明らかとなり[7]，これを受けて関節性顎関節症の治療も筋性の顎関節症と同様に取り扱い，安静にするのではなく，早期からマッサージや開口訓練などの運動療法を選択するように変化している．

これに伴い，関節円板の転位により生じる関節雑音に関しても，健常人の1/3の人が保有していること，関節円板の転位も成人の1/3に認められること，円板の転位が生じても，生体の適応力によりほとんどのケースで重篤な問題にならないこと，関節雑音の程度と顎関節症の重症度が一致しないことなどが多くの研究から明らかとなり，関節雑音は単なる指標にすぎず，そのまま様子を見るべき現象で，雑音を消すための治療は必要ないという認識に変わってきているのである．関節雑音は非生理ではなく生理的な現象として，そのまま積極的に日常生活を送るべきという意見で統一されつつある．

3. 欧米の診断基準で最も多いとされる顎関節症の病態『筋膜痛』

1992年，Dworkin SFらにより顎関節症研究のための診断基準Research Diagnostic Criteria：RDC/TMDが提唱された[1]．統一されたアンケートに患者が答えることで，診断が導き出される仕様になっているもので，アンケート用紙は21カ国の言葉で翻訳され，日本語も準備されている．このアンケート用紙はインターネットを通じダウンロードが可能である（For citation: http://www.rdc-tmdinternational.org/Home.aspx）．アンケートから導き出された結果を世界的に集計することが可能となり，2010年で一応の研究段階は終わりとし，今後はRDC/TMDのResearchをとったDC/TMDという完成版の作成作業の段階となっている．現在，欧米の顎関節症や口腔顔面痛の専門家はRDC/TMDの診断基準に従って議論するケースが多く，日本においても専門家の間に浸透している．

その診断基準を表4に示す．これによると，「筋膜痛」という診断名がグループ1に分類されている．これらのグループの出現率は，グループ1（筋膜痛）が78％，グループ2（円板転位）は35％，グループ3（関節疾患）は24％という報告[8]があり，重複しているケースがあるものの，圧倒的に「筋膜痛」が多く，顎関節症における病態のほとんどは筋膜痛であるという認識となっている．

筋膜痛は筋筋膜性疼痛ともいわれ，アメリカの

医師Travell JGとSimons DGが1930年代からの研究報告を蓄積させ，1983年に編集発表した『Travell & Simons' Myofascial Pain and Dysfunction: The Trigger Point Manual（筋筋膜性疼痛と機能障害：トリガーポイントマニュアル）』[9]にて，広く知られるようになった．筋膜痛の名称が統一されていないわけは，英語で筋膜痛に相当するMyofascial Painを翻訳するときに，本来は「膜の」を意味するfascialを「筋膜の」と訳してしまったために，本来は「筋膜痛あるいは筋膜性疼痛」と訳すべきMyofascaial Painを「筋筋膜痛あるいは筋筋膜性疼痛」と誤訳したことに由来するといわれるが，用語の検証や統一もこれから行う必要のある，新しい分野の病態・疾患概念であるといえる．現在，世界的に見ても，この病態・疾患に対する認知度が医師，歯科医師，患者の双方で非常に低いため，初期治療として適切な治療を受けることが難しく，治療の開始が遅れることにより，症状の慢性化，心因性疼痛などにつながり，顎関節症が治りにくい疾患であるというイメージに拍車をかけている現状がある．筋膜および筋膜痛に関する基礎分野の研究は十分といえる状態ではないが，これまでに，わかっている範囲で筋膜痛について解説する．

激しい運動等の過負荷により筋肉が微小な損傷を受けた場合，その部分の筋肉が収縮して，いわゆる筋肉痛（遅発性筋痛）の症状が現れ，通常は数日から数週間で自己回復する．しかし，回復の過程でさらに過負荷がかかったり，過負荷ではないものの一定の姿勢を長時間とりつづけたり，寒い環境に長時間いることなどにより血行の悪い状態が慢性化すると，筋膜性の癒着が筋表面や内部で生じ，結果的に筋の収縮状態が元に戻らなくなり，筋肉の硬化や虚血性の痛みを発生するようになる．この初期状態を「索状硬結：taut band」または「筋硬結：muscle knots」と呼んでいる．やがて，索状硬結部位を圧迫したり，針などで刺激すると強い痛みを感じるようになり，この疼痛部位を圧痛点：tender pointsと呼ぶ．また，Tender pointの圧痛だけでなく，その部位の周辺に広い範囲で疼痛を発生させる場合があり，この時の初発圧痛点をトリガーポイント：trigger pointsと呼び，周辺に自覚する痛みを関連痛：referred painと呼んでいる（図1）．

筋膜痛の発症契機については，急に後ろを振り向いたり，重い荷物を持ち上げたり，机の下に落ちているものを拾おうと腕を限界近くまで伸ばすというような日常生活の延長線上の出来事を契機にして生じる「筋膜痛の突然の発症」と，何らきっかけを自覚しない「筋膜痛の緩除な発症」がある．歯科領域の治療行為では長時間開口や無理な力を頸部に与えた智歯の抜歯のあとなどに生じることがある．いったん，筋膜痛を発症すると，安静にしても自然回復することはほとんどなく，運動が制限されることで痛みから逃れているのだが，本人は自然治癒したと思いこんでいることが多い．

積極的な治療法としては，冷却後に患部を伸展させるストレッチ・アンド・スプレー療法，圧痛部に局所麻酔薬を注入するトリガーポイントインジェクション療法，トリガーポイント鍼療法，トリガーポイントマッサージ療法などの理学療法を主体とする各種療法が紹介されている．

表4 Research Diagnostic Criteria（RDC/TMD）：欧米における顎関節症の診断基準

グループ1：Muscle Diagnoses（筋由来のもの） a．Myofascial Pain 　（筋膜痛が認められるもの） b．Myofascial Pain with Limited Opening（＜40mm） 　（筋膜痛により40mm以下しか口が開かないもの）
グループ2：Disc displacements（関節円板の偏位が認められるもの）
グループ3：Joint Diagnoses（関節由来） ・Arthralgia（関節痛） ・Arthritis　（関節炎） ・Arthrosis（関節症）
グループ4：心理・社会面の問題

(International RDC/TMD Consortium. DC/TMD announcement. For citation: http://www.rdc-tmdinternational.org/Home.aspx より一部改変)

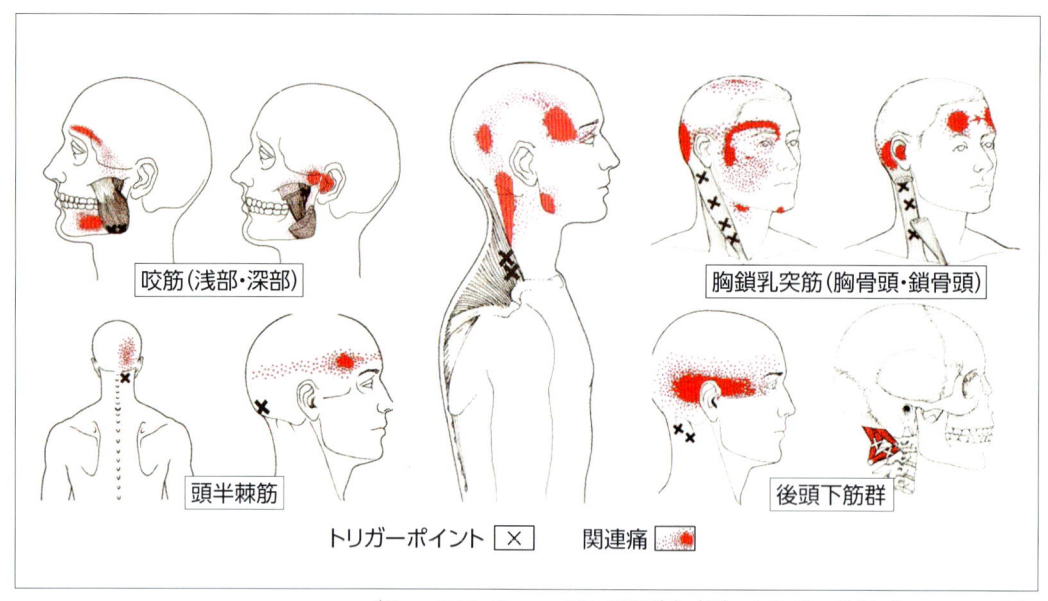

（Travell JG., Simons DG., 川原群大（訳）：トリガーポイント・マニュアル
ⅰ・ⅱ 筋膜痛と機能障害，エンタプライズ，東京，1983．より改変）

図1　顎関節症領域におけるトリガーポイントと関連痛の関係図の例

4. 筋膜痛に対応する顎関節症の新しい治療体系

歯科医院を訪れる顎関節症患者に対して，歯科医師が，顎・顔面・頸部などのデリケートな部位に注射や鍼を用いた療法を行うことは，患者側の意識からとすると，簡単には受け入れがたいものがある．その点，徒手によるマッサージ療法を，高度な解剖学的・組織学的・生理学的教育を受けた歯科医師が行っていくことは，患者側にとって，高い意義を感じることになり，安心して治療を受け入れられる環境が整い，治療効果をさらに高めることになる．

日本歯科大学附属病院顎関節症診療センターでは，顎関節症における筋膜痛症例に対して，診療室で行うオフィスケアとしてトリガーポイントマッサージ療法を応用した筋膜マッサージ療法と，さらに患者が家庭や職場で行うセルフケア・ホームケアとしてストレッチとセルフマッサージなどの運動療法と行動療法（生活習慣の改善）を主軸に治療体系を整えている（図2〜4）．作用機序が不明で，長期使用によりオープンバイトや歯の圧入などのリスクが懸念されるスプリント療法を行うことなく治療が完了する体系にしてあることが特徴である．

われわれが大学病院で行っている，新しい概念における顎関節症の治療体系は，表5に示すように，患者から得られる症状や臨床所見から治療カテゴリーを急性症状例・基本症例・難治症例の3つに分類したものであり，Fricton J[10]の提唱する筋由来の顎関節症治療に対する治療分類を，筋膜痛に対応する体系に改変したものである．

1）急性症状例

急性症状例は，炎症性であるのか非炎症性（筋膜痛性）であるのかを，疼痛の種類，疼痛の部位・範囲，炎症性所見の有無などの臨床所見から鑑別する．炎症性の場合は消炎鎮痛剤による投薬治療を優先する．発症の契機が，殴打や転倒など患者が明確に記憶しているケースが多く，時間の経過とともに治癒を迎える．これに対し，非炎症性の場合は臨床所見から「筋膜痛の突然の発症」と判断できるケースがほとんどで，安静を指示することなく，初診当日から積極的にマッサージ療法を開始し，家庭での運動療法と冷温療法を徹底させる．疼痛の強い場合は冷却しながら，筋膜マッサージ療法を先行する．筋膜痛由来の急性症状では，患者は自覚する痛みを「激痛」という言

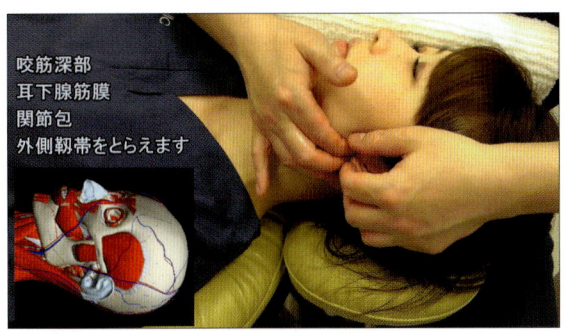

図2　咬筋部・顎関節部の筋膜マッサージ療法

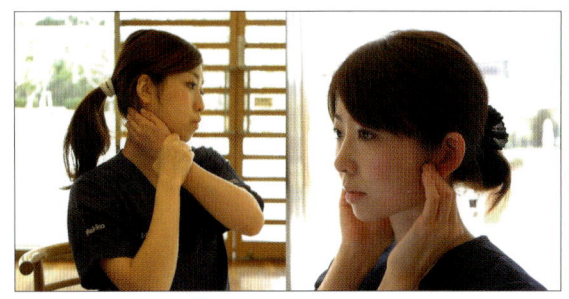

図3　セルフマッサージ
左図：胸鎖乳突筋部．右図：咬筋深部

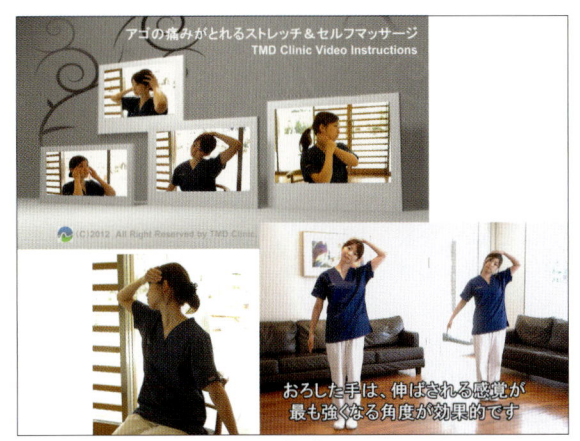

図4　セルフケア指導用ビデオの利用

葉で表現するほど疼痛が強い場合が多いため，初診当日は強めの鎮痛薬を処方したいところであるが，炎症ではない筋膜痛には用法・用量が拡大された中枢に作用するアセトアミノフェン（カロナール®など）による鎮痛効果は期待できるが，ロキソニン®，ボルタレン®などの末梢に作用する非ステロイド性消炎鎮痛薬が奏功することはなく，効果があるとすればプラセボ効果が主体であることを認識しておく必要がある．

関節包も組織・生理学的には筋膜の一部であり，関節包に対する筋膜マッサージ療法も，咀嚼筋に対する筋膜マッサージ療法と同等の即時治療効果が期待できることから[11,12]，耳下腺筋膜や咀嚼筋の筋膜と同様に筋膜マッサージ療法の対象とする．炎症性ではない虚血性疼痛である筋膜痛の場合は，従来の感覚に流されて安静と投薬という治療方針を選択することのないように注意したい．

2）基本症例（軽症例）

基本症例（軽症例）は顎関節症の中で最も症例数の多いグループで，画像診断では特記する所見は見当たらないにもかかわらず，深部痛・放散痛を数カ月にわたり自覚するケースである．疼痛レベルは日によって異なることが多く，長時間に渡り一定の姿勢をとったり，寒さで悪化する傾向がある．

主体となる病態は筋膜痛の緩徐な発症および突然の発症の混在であり，治療は安静ではなく積極的な運動療法を優先する．治療の主体となる療法として，セルフケア（ストレッチとセルフマッサージ）と行動（変容）療法（生活習慣の改善）に重点を置き，筋膜マッサージ療法を必要に応じて併用する．マッサージ療法の即時効果により，セルフケアに向き合うモチベーションが高まり，早期治癒をもたらすようになる．

3）難治症例（重症例）

難治症例（重症例）は，病悩期間が6カ月以上，数年に及ぶもので，画像診断では異常所見は見当たらないにもかかわらず，顎関節症の症状だけでなく，他の多くの身体症状を持ち合わせているケースが多い．さまざまな身体症状を自覚しているにもかかわらず，現在の医科領域での検査でも異常が見つからないため，重篤な疾患に罹患しているのではないかと，心配・不安を長期にわたり抱えていることから，心理面，精神面での不安定さを持ち合わせているケースが多く，さらに治りにくさに拍車をかけている特徴がある．

病悩期間が長いことで心因性疼痛に発展したり，脳の可塑性変化による神経障害性疼痛により症状が左右される段階となると，認知行動療法や歯科医師では処方ができない薬物療法を医科と連

表5 筋膜痛に対応する顎関節症の新しい治療体系

	発症からの経過時間	病態	所見の特徴	治療方針・内容
急性症状例（炎症性）(acute case 1)	数日〜数週間以内	炎症性疾患（骨折・打撲・筋炎・腱炎・滑膜炎など）感染性疾患（内耳・外耳部からの感染）	強い痛み 痛み部位が明確 痛みの持続 運動痛 自発痛 発症契機が明確で直後から発症 疼痛・腫脹・発熱の経日的増加	安静を優先 冷却 薬物療法 ・非ステロイド系鎮痛消炎剤（NSAIDs：ボルタレン®・ロキソニン®など） ・抗生物質
急性症状例（筋膜痛性）(acute case 2)	数日〜数週間以内	筋膜痛の突然の発症	深部痛（深い部位で感じる痛み）放散痛（広い範囲で感じる痛み）時間帯や日によって痛みの程度に差がある 運動痛 自発痛 発症契機が明確とは限らない 浮腫性腫脹はあるが発熱はない	安静にはせずに積極的に運動 理学療法 ①筋膜マッサージ療法 ②開口訓練 ③冷却・温熱療法 ④セルフケア（ストレッチ・セルフマッサージ）薬物療法 ・アセトアミノフェン（カロナール®など）
基本症例（basic/simple case）	数カ月〜6カ月程度 発症と自然治癒を繰り返す	筋膜痛の突然の発症 筋膜痛の緩徐な発症	深部痛 放散痛 時間帯や日によって痛みの程度に差がある 運動痛 自発痛 一定の姿勢をとり続けると発症・悪化する 寒い環境に長時間いると発症・悪化する 発症契機が明確とは限らない 浮腫性腫脹はあるが発熱はない	安静にはせずに積極的に運動 理学療法 ①セルフケア（ストレッチ・セルフマッサージ）②行動（変容）療法（生活習慣の改善など）③冷却・温熱療法 ④筋膜マッサージ療法 ⑤開口訓練 患者説明 ・病態と対処法の説明 薬物療法 ・アセトアミノフェン（カロナール®など）
難治症例（complex/chronic case）	6カ月以上の病悩期間 発症と自然治癒を繰り返す	筋膜痛の突然の発症 筋膜痛の緩徐な発症 神経障害性疼痛 心因性疼痛 社会的疼痛 (social pain)	深部痛 放散痛 時間帯や日によって痛みの程度に差がある 運動痛 自発痛 一定の姿勢をとり続けると発症・悪化する 寒い環境に長時間いると発症・悪化する 浮腫性腫脹はあるが発熱はない 他の身体的訴え（めまい・頭痛など）を伴う 医科領域の診断では異常が認められない 発症契機に思い込みが伴う 睡眠障害を伴うことがある 心理社会的問題を抱えている	安静にはせずに積極的に運動 理学療法 ①筋膜マッサージ療法 ②開口訓練 ③冷却・温熱療法 ④セルフケア（ストレッチ・セルフマッサージ）⑤行動（変容）療法（生活習慣の改善など）患者説明 ・病態と対処法の説明 薬物療法 ・アセトアミノフェン（カロナール®など）・鎮痛効果を期待した抗うつ薬（トリプタノール®などの三環系抗うつ薬など）・ブラキシズム抑制効果を期待した抗不安薬（ベンゾジアゼピン）認知行動療法

携しながら行っていくことになり，開業歯科医師としてはハードルが高い治療となってしまう．しかし，この難治症例グループも病態の主体，あるいは一部は筋膜痛であるケースが多く，安静ではなく積極的なマッサージ療法と運動療法により，症状の寛解，消失が期待できる．基本症例ではセルフケアを主体として，筋膜マッサージ療法はモチベーションを向上させる役割が大きかったが，難治症例では，重い身体症状を緩和，寛解させるために，筋膜マッサージ療法に重点をおいた治療計画をプランニングするようにしている．

5. 難治症例を増やさないために

実際には器質的な損傷がないにもかかわらず，過去の経験などから痛みを感じてしまう脳活動がある．何らかの引き金で，痛み刺激が与えられると，脳内に痛みの識別に関する感覚と，痛みの不快感の情動が同時に伝えられ，不快感の情動が新たな痛み刺激を発生させ，痛みが増悪した体験の記憶や過去の不快な身体症状に伴う自律神経系の変動が自動的に身体に再現される．このパターンが頻繁に繰り返されると，脳内の神経回路を形成するニューロンの活動が持続的に活発化するようになり，通常とは異なる個人的な人生経験に基づく痛覚の情報伝達経路が形成されていくという心因性疼痛の理論的機序として紹介されている[13]．

また，このような連鎖は，心因性疼痛の引き金になるばかりでなく社会的な痛み（ソーシャルペイン：social pain）発生のメカニズムとして考えられている．脳内の身体的な痛みで活動する領域の活性化が心の痛み領域でも認められ，自己の体験が痛みを修飾・増大させる可能性を示唆する一方で，不当な扱いをされたというような社会的ストレスに関連して痛みの知覚が容易に変化することがわかってきている[14]．

これは痛みの発生・悪化には，社会・職業・経済との関わり合いが大きく影響していることを意味している．たとえば，病院スタッフに対する不信感や恨みにより痛みレベルは変化し，ドクターショッピングのような行動は，その典型であると指摘されている．このようなケースは，痛みの本質的な原因は身体局所の器質や構造には見あたらないことがほとんどで，個人の履歴，人格，人間関係，社会的立場など，その個人を取り巻く環境にアプローチしていく必要が出てくる．

このように複雑な疼痛性疾患が長期にわたり重なり合うと，心理・社会的な問題を持ち合わせた，いわゆる難治症例（重症例）に該当する顎関節症患者を増やすことになる．このような症例は，患者自身にとっても・医療者側にとっても・社会にとっても，何らの価値を生み出すことはない．的確な診断と適切な治療を早い段階で行うことにより，難治症例に進展する手前で，痛みや機能障害から患者を解放することが可能である．そのためにも，社会的な認知度はまだ低いが，現在，臨床現場ではもっとも注目されている病態である「筋膜痛」の診断方法と治療方法の確立と普及が急務と考えている．

（原 節宏）

文献

1) International RDC/TMD Consortium. DC/TMD announcement. For citation: http://www.rdc-tmdinternational.org/Home.aspx
2) Main CJ, Williams AC: ABC of psychological medicine: Musculoskeletal Pain, BMJ, 325, 534～537, 2002.
3) Us Department of National Institutes of Health : Management of temporomandibular disorders, National Institutes of Health Technology Assesment Conference Statement, J Am Dent Assoc, 127（11）:1595～1606, 1996. For citation: http://www.ncbi.nlm.nih.gov/books/bv.fcgi?rid=hstat4.chapter.27389
4) AADR TMD Policy Statement Revision, Approved by AADR Council 3/3/2010.
For citation: http://www.aadronline.org/i4a/pages/index.cfm?pageid=3465
5) Clark GT, Kim YJ: A logical approach to the treatment of TMD. Oral and Maxillofacial Surgery Clinics of North America. Medical Management of TMD, 149～166, 1995.
6) 井川雅子，村岡 渡，大久保昌和，Gooddard G：

TMDを知る—最新顎関節症治療の実際—改訂第2版, 108, クインテッセンス出版, 東京, 2011.

7) Europian Commission Research Directorate General: Low back pain; Guidelines for its management, 2004.
For citation: http://backpaineurope.org/web/html/m_committee.html

8) Rollman A, Naeije M, Visscher CM: The reproducibility and responsiveness of a paitent-specific approach: a new instrument in evaluation of treatment of temporomandibular disorders, J Orofacial Pain, 24（1）: 101〜105, 2010.

9) Travell JG, Simons DG, 川原群大（訳）: トリガーポイント・マニュアルi・ii 筋膜痛と機能障害, エンタプライズ, 東京, 1983.

10) Fricton J: Myogeneous temporomandibular disorders. diagnostic and management considerarions. Dent Clin North Am, 51（1）: 61〜83, 2007.

11) 原 節宏：疼痛を伴う開口障害に対する筋・筋膜マッサージ療法の即時効果. 日本アンチエイジング歯科学会, 2: 27〜32, 2009.

12) Hara S: Immediate effect of myofascial massage for condyle region with pain, The 88th International Association for Dental Research General Session, #4919 abstruct, 2010.

13) Koyama T: The single-epock fMRI design. Neuroimage 19: 976〜987, 2003.

14) Sanfey AG, Rilling JK, Aronson JA, Nystrom LE, Cohen JD: The neural basis of economic decision making in the Ultimatum Game. Science, 300: 1755〜1758, 2003.

19 ミニマルインターベンションとこれを支える歯質接着技術

　歯冠修復処置の基本コンセプトは，う蝕に関する知見の蓄積と接着技術の飛躍的向上によって，ミニマルインターベンション（Minimal Intervention：MI）という新たな治療概念を導きだした．コンポジットレジンは，優れた歯質接着システムと併用することによって，機能と審美を両立させた歯冠修復処置を即日に行うことを可能にしている．
　また，修復の対象は前歯や小窩洞に限局することなく，歯冠破折などの比較的大型窩洞や臼歯部においても隣接面を含む窩洞，さらには失活歯に対してもその適応範囲が拡大している．健全歯質を残置しながら，修復操作を容易に行うことを可能とした接着技術は，MIを考えるにあたって欠かすことのできないものである．
　ここでは，MIという治療法の概念とともに，これを可能にした優れた接着性を示すコンポジットレジン接着システムについて解説する．

1. MIとは

　う蝕治療は，カリオロジーの発展を背景としたう蝕の病因や進行に関する解明，あるいは接着性修復材の開発によって発展してきた．現在では，う窩を形成していないう蝕病変のエナメル質に対しては，積極的な再石灰化処置を行うという方向性が示めされている．さらに，切削という介入を必要とする処置であったとしても，修復材の接着性が向上したところから，保持形態や予防拡大を必要としなくなった．そのような流れを背景として2000年にTyasらが論文誌上でMIに関する原則を発表するとともに，2002年FDIからPolicy StatementとしてMIの概念が以下のようにまとめられた（表1）．

1）口腔内細菌叢の変容と疾病のコントロール
　う蝕は感染症であるから，最初に着手することは感染の制御，プラークコントロールおよび炭水化物の摂取制限を行うことである（図1）．

2）患者教育
　患者に対しては，う蝕の成因を十分説明するとともに，食習慣に関する指導を行うことが重要となる．う蝕は様々な手段を用いることによってコ

表1　Minimal Interventionの考え方

1．	口腔内細菌叢の変容と疾病のコントロール
2．	患者教育
3．	う窩を形成していないう蝕病変の再石灰化
4．	最小限の侵襲による修復処置
5．	不良修復物の補修修復

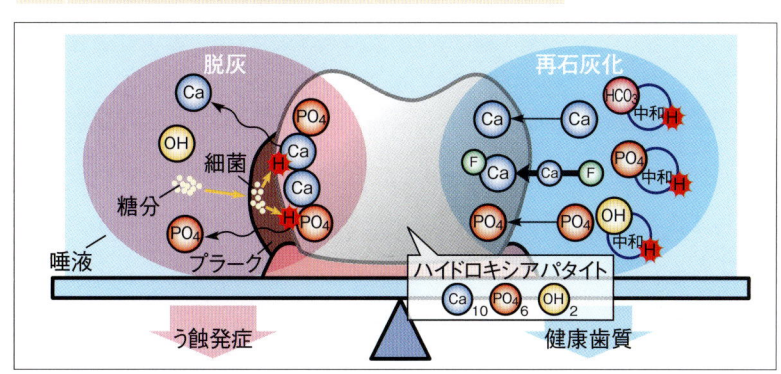

図1　歯質において生じる脱灰と再石灰化の揺れ動く過程でう蝕が発症する．したがって，いかに脱灰を抑制するかがう蝕を予防するカギとなる

ントロールできるものであることを認識してもらい，その方法について十分に説明する．

3）う窩を形成していないエナメル質あるいは象牙質う蝕病変の再石灰化

歯質の脱灰と再石灰化という現象には，唾液の存在が重要な役割を果たしているところから，唾液の量と質についての評価を行うべきである．フッ化物を主とする各種イオンを積極的に用いることによって，エナメル質のホワイトスポットあるいはう窩を形成していない象牙質う蝕では，進行を停止あるいは再石灰化を期待することができる．また，病変部の再石灰化に伴う変化に関しては，適切な方法を用いた経過観察によって確認するとともに，これを記録することが重要である．

4）う窩を形成した病変に対する最小限の侵襲による修復処置

不可逆性のう蝕病変あるいは機能的，審美的に問題のある場合には，修復処置を行うことで対処する．修復の際には，健全歯質を極力保存するようにし，感染した象牙質の除去に限局すべきである．歯質切削には，回転式切削器具のみではなく，状況に応じて超音波装置，エアーアブレージョン装置あるいはレーザ装置を用いる．窩洞外形は感染歯質の存在範囲によって決定され，予防拡大や保持形態を付与する必要はないことを鑑みると，主要切削器具であるエキスカベータの使用も臨床的には有効となる（図2）．

修復には，歯質接着性を有するグラスアイオノマーセメントあるいはコンポジットレジンが用いられる．このうち，グラスアイオノマーセメントは脱灰した非感染性象牙質の再石灰化を促すことが報告されているが，この点については更なる臨床研究が必要である．

5）不良修復物の補修修復

旧修復物に何らかの問題が生じた場合，これを改善するためには，いくつかの方法がとられている．これまでは，旧修復物をすべて除去して新しい材料を用いて処置することが一般的であったが，問題となる部位のみを除去して補修修復を行うことが推奨される．これによって，旧修復物をすべて除去する際に生じるであろう健全歯質の過剰切削を防止できる．

2. MI を支える接着性レジン修復システム

Buouocoreが1955年にリン酸エッチングを提唱して以来，歯面処理法は歯質に対する接着性の獲得を考えるうえで極めて重要なものとされてきた．象牙質に対する接着性の獲得に関しては，1984年にデンティンプライマーが導入されたことが大きなエポックメーキングとなったものの，臨床の現場からはステップ数の増加とともに各操作ステップにおけるテクニックセンシティブ因子を考慮する必要性が生じることになった．そこで，歯質に対する接着性はそのままにしながらも，操作ステップ数を省略する方向に製品開発のターゲットが向けられた．

臨床面からは，臨床操作ステップ数を減少させることと，安定した接着性を獲得するという2つのことが求められた．本邦において使用されている接着システムは，セルフエッチングの製品が主流であり，その臨床成績からも信頼性は高いものである．しかし，欧米においては，リン酸エッチングを前処理として用いるエッチ＆リンスシステムが未だに半数以上の歯科医師に用いられているという現状を鑑みると，歯質接着という技術の困難さ以上に，象牙質を対象とした接着技術に対する考え方には，メーカーあるいはこれを用いる臨床家それぞれの立場があることが理解できる．

シングルステップセルフエッチアドヒーシブの歯質に対する接着強さは，3ステップあるいは2ステップセルフエッチシステムと比較すると劣るとされていたものの，短期的な臨床成績では，脱落等の重篤な事故は皆無であり，審美性とともに機能性に関しても良好に経緯している．さらに，実験室レベルの研究によっても，エナメル質および象牙質ともに，従来の2ステップシステムと同等，あるいはそれを支える接着強さを示すシステムも開発されている．これらのシステムを臨床応用するにあたっては，今一度，歯質接着の基本的な考え方を理解する必要がある（図3）．

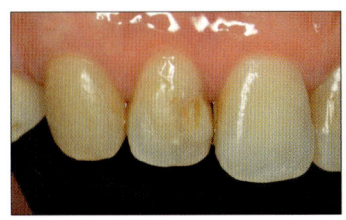

a. 前歯部の審美性の回復を希望して来院

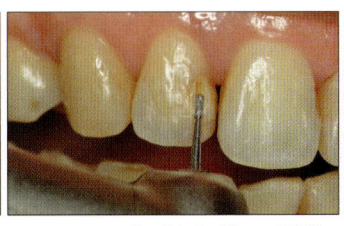

b. MIのコンセプトに従って開発されたダイヤモンドポイントを用いて旧修復物を除去

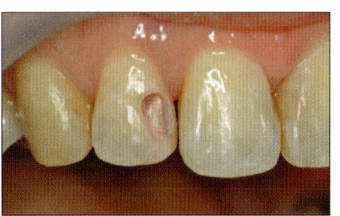

c. う窩の開拡後にう蝕検知液を用いてう蝕病巣を染め出す

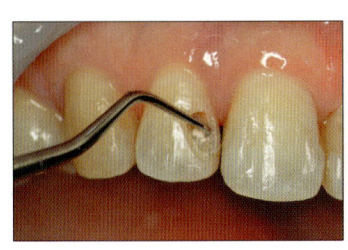

d. 回転式切削器具とともに，手用切削器具であるスプーンエキスカベータを用いて病巣を丁寧に除去

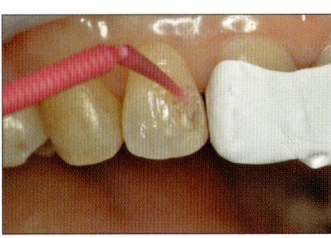

e. アドヒーシブの塗布に関しては，製造者指示に従うことが肝要

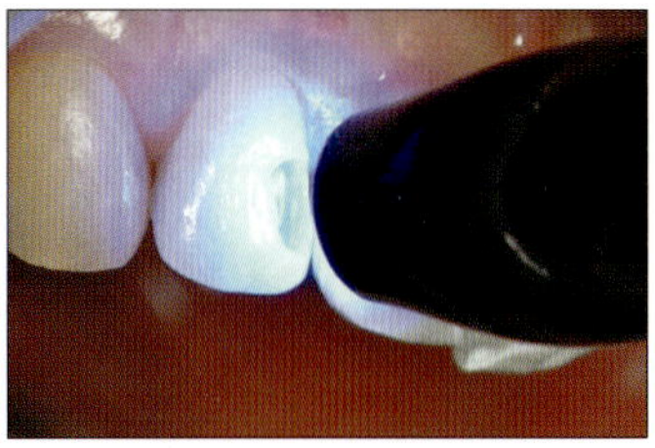

f. アドヒーシブへの光線照射もまた，これ確実に行うことが最適な接着性を得るために重要

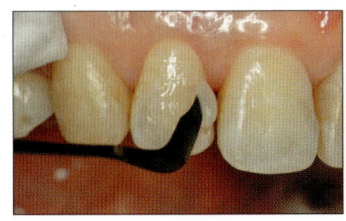

g. 適切なレジン充塡器を用いて充塡操作を行う

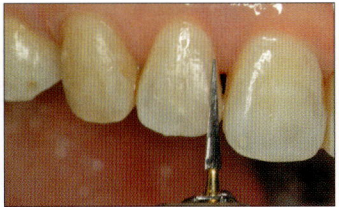

h. 形態修正は12枚刃のカーバイドバーを用いて行う

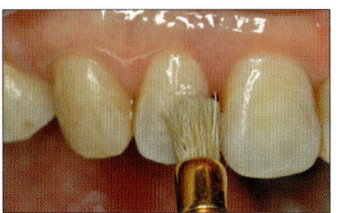

i. コンポジットレジン専用の研磨器具を用いて研磨操作を行う

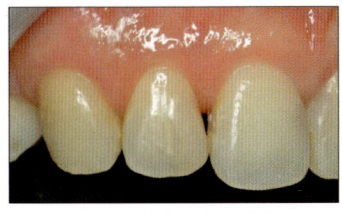

j. 前歯部で隣接面を含む窩洞の修復では，移行部の形態付与が審美性回復のポイントになる

図2　スプーンエキスカベータを用いた修復処置

3. 接着システムとその接着機構

　エナメル質と象牙質とをリン酸を用いて同時に処理し，その後水洗を行うシステムには，3ステップと2ステップのエッチ＆リンスシステムとがある．リン酸を用いたトータルエッチングは，エナメル質に対しては最も確実で安定した接着性を示す前処理法であり，今日においてもその臨床応用効果にたいする信頼性には高いものがある．エナメルエッチングの効果としては①清掃作用，②粗糙化作用，③接着面積の増加，④ヌレ性の向上および⑤極性化作用が挙げられる．リン酸によって脱灰されて粗糙化したエナメル質表層部に，ボンディング材が浸透してそこで重合硬化する．こうして形成されたレジンタグによって微細な機械的嵌合と投錨効果を生じ，エナメル質接着が獲得される（図4）．

　象牙質接着においては，歯面処理によってスメアー層の除去，ヌレ性の獲得，そしてレジン成分の象牙質への拡散と浸透を図っている．象牙質をリン酸で前処理すると，無機質成分が除去されてコラーゲン繊維が露出する．このコラーゲン繊維

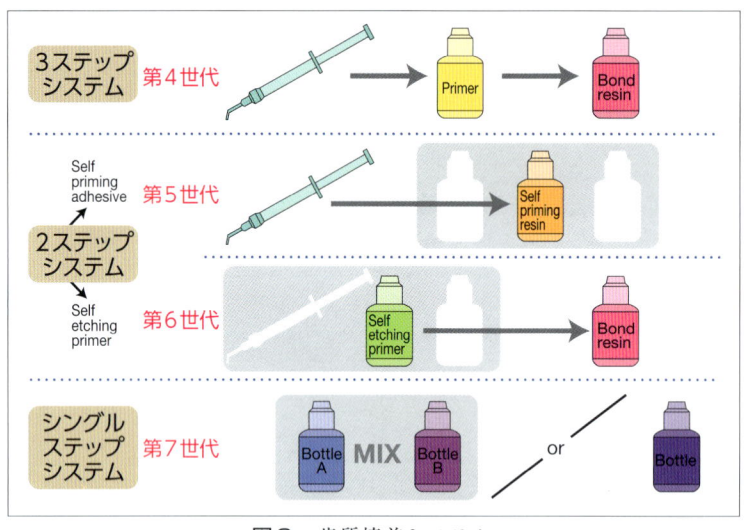

図3　歯質接着システム
その世代を経るに連れてステップ数が減少する傾向にある

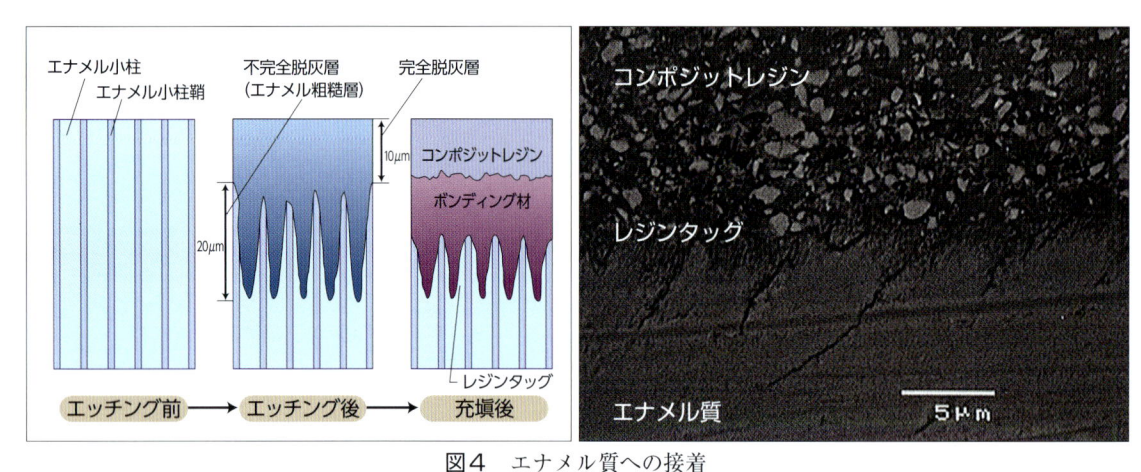

図4　エナメル質への接着
エッチングによって形成された粗糙面にレジンが浸透硬化してレジンタッグを形成することによる

束は，水洗後に乾燥させると収縮するためにレジン成分が浸透できなくなる．そこで，エッチングされた象牙質を適切な湿潤状態に保つ必要があり，この臨床手技をウェットボンディングテクニックと呼んでいる（図5）．しかし，臨床において，常に処理歯面を適切な湿潤状態にすることは困難なことから，この手法はテクニックセンシティブとされている．これに対して，セルフエッチングシステムは，水洗後に象牙質面を適切な湿潤状態するなどの必要性がなく，術後知覚過敏も少ないシステムとされている．

セルフエッチングシステムには，2ステップのセルフエッチングプライマーシステムとシングルステップのセルフエッチアドヒーシブとが市販されている．プライマーあるいはアドヒーシブが歯面処理材として機能するところから，セルフエッチ（self-etch）という名称で呼ばれることになった．セルフエッチングプライマーあるいはセルフエッチアドヒーシブには，酸性の機能性モノマーが含有されており，水分の存在によって酸として機能し，歯面をエッチングする効果を発揮する．また，これらのモノマーは歯質に対するヌレ性を向上させる効果も併せ持っている．セルフエッチシステムは，リン酸エッチングによる前処理と比較して臨床操作に伴うテクニックセンシティブ因子が少なく，しかも象牙質に優しいシステムとされている（表2）．とくにシングルステップセルフエッチアドヒーシブは，歯面処理からボ

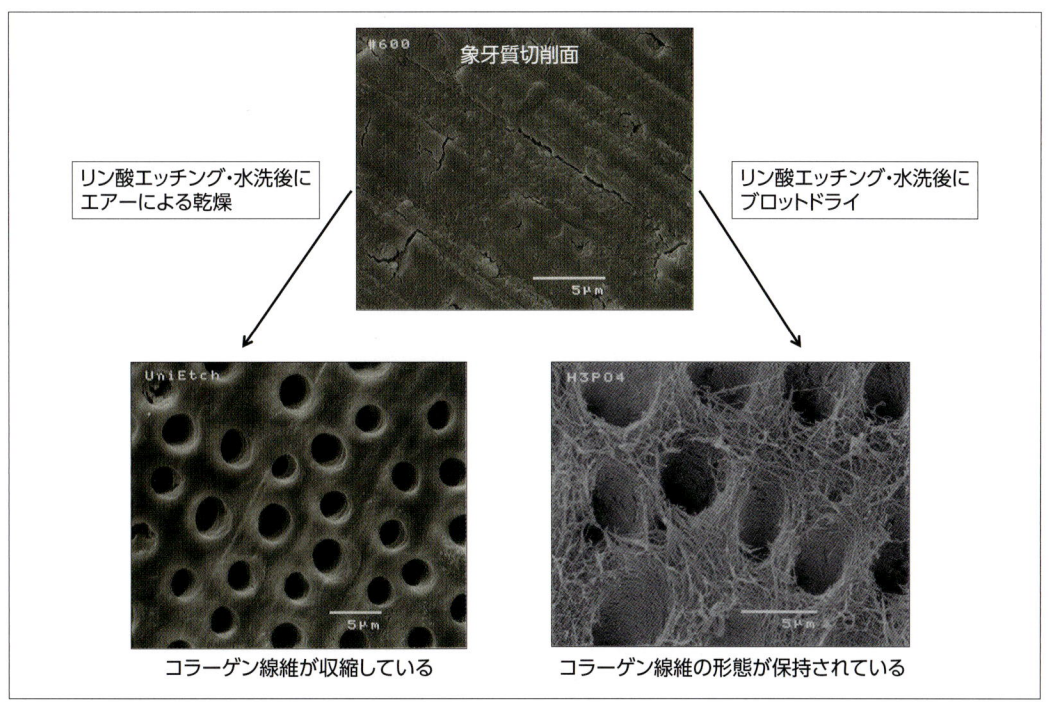

図5 象牙質のリン酸エッチング後の乾燥状態の違いが表面性状に及ぼす影響
象牙質をエッチングし，水洗された歯面はブロットドライすることで湿潤状態を保つ必要がある．
もし乾燥させると，コラーゲン線維が収縮してレジン成分が浸透できなくなる

表2 セルフエッチシステムの臨床的利点

1．	テクニックセンシティブ因子が少ない
2．	脱灰とレジンの浸透が同時に生じる
3．	術後知覚過敏が少ない
4．	多くのハイドロキシアパタイトが残留する

ンディング材の塗布までを一回の操作で行う簡便性から，本邦においては臨床で使用される接着システムの主流となっている．

4. シングルステップシステムの臨床使用のポイント

シングルステップセルフエッチアドヒーシブは，その特徴として機能性モノマーとともに水分が含有されていることは前述した．セルフエッチアドヒーシブは，エナメル質あるいは象牙質表層を脱灰しながら拡散し，歯質と化学的結合を形成する．そのために，酸性機能性モノマーは酸として機能する必要があり，これには水分の存在が欠かせない．アドヒーシブ中に水分が存在していることに関しては，やや奇異に感じるかもしれないが，これがあるからこそ歯質接着は獲得できるのである．ひとつのボトル中に，「水と油」という，相反する性質の成分を共存させるためには，高いレベルの技術が必要である．レジン成分と水との相溶性を図る高い技術によって均質な液状となり，だからこそ歯質表面を完全にシールできるのである．

歯質表層を効果的に脱灰するためには，できるだけ多くのアドヒーシブ歯面に塗布することが望ましい．また，窩洞が比較的大型であり，周囲のエナメル質が未切削の場合では，エナメル質に限局したエッチング（selective etching）を行う，あるいはアドヒーシブのアクティブ処理を行うなどの対応が必要となる（図6）．

歯面に塗布されたアドヒーシブは，$10\mu m$以下の被膜として接着に寄与している．理論的に，歯質に対する接着強さは，接着界面を構成する歯質，アドヒーシブそしてコンポジットレジンの機械的強度に依存する．したがって，アドヒーシブ層の機械的強度が高いことが望まれる．そのために，酸として機能したアドヒーシブは，成分中から水分を除去する必要があり，その後の光線照射によって確実に重合硬化させることが必要となる．臨床的には，スリーウェイシリンジを用いて

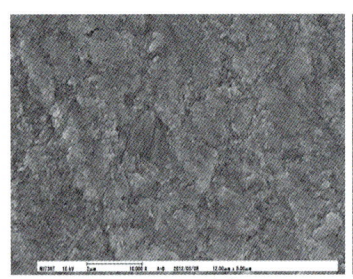

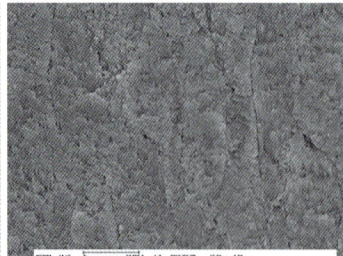

| a.アドヒーシブ塗布のみ | b.アドヒーシブ塗布時に
アクティブ処理 | c.リン酸エッチング後に
アドヒーシブ塗布 |

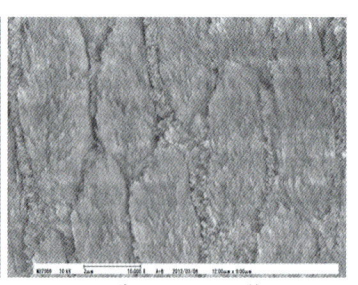

図6　シングルステップアドヒーシブ処理面
a.は脱灰されている．b.これをアクティブ処理するとさらに粗糙感が強くなる．もちろん，リン酸処理を行えば，c.エナメル質面は確実に脱灰してエッチングパターンも明瞭に観察される

エアブローが行われるが，この操作は，セルフエッチアドヒーシブがベストパフォーマンスを示すために極めて重要である．さらに，光線照射に関しては，使用している照射器の光強度を常にチェックすることも怠ってはならない．光強度が弱い場合では，緊急避難的には照射時間を延長することで対処する．

アドヒーシブをディッシュに採取した後の使用可能時間に関しても注意が必要である．とくに，溶媒としてアセトンなどの揮発性溶媒を使用している製品では，2〜3分以内で使用することが指示されている．もちろん，製品によっては遮光下で滴下後も30分間以内であればこれを使用できるものもある．製品による違いを理解するためにも，使用前に添付文書を一読することが勧められる．

5. コンポジットレジン修復と術後管理

コンポジットレジン修復に伴う歯髄刺激性の原因に関しては，歯面処理材あるいは修復材そのものに起因するという考えは，現在では否定されている．術後知覚過敏などの歯髄刺激の原因は，不完全な接着によって生じる辺縁漏洩とこれに引続く細菌侵入であることが判明している．もちろん，高速切削に伴う熱の発生にも注意が必要であり，病巣除去後の窩洞内の清掃あるいは，接着操作中に窩洞内が血液や唾液で汚染されることがないように留意することは必須である．いずれにしても，歯髄刺激を防止するためにも，修復操作の各ステップを確実に行うことに留意する．

修復を終了してからは，定期的なメインテナンスを継続することになる．コンポジットレジン修復物の口腔内における寿命は，アマルガムあるいはメタルインレーとほぼ同程度で，7〜8年と推定されている．この修復物で避けられない不快症状としては，修復物表面に生じるwear（損耗）があげられる．その程度にもよるが，wearに対しては再修復を行うのではなく，まずは補修修復を選択すべきである．修復物の最表層を削除し，補修面にシランカップリング剤を塗布し塗布した後にアドヒーシブ処理し，コンポジットレジンを補修するというものである．

6. おわりに

MIの概念に基づいたう蝕治療においては，う窩形成前の処置とともに，う窩を形成した症例では，歯質接着性材料を用いた修復が重要となる．カリオロジーの発展とともに，歯質接着とコンポジットレジンの機械的性質が向上したことによって，失われた機能を回復させるとともに審美性の高い歯冠修復処置が可能となった．もちろんう蝕治療の成功には，MIの基礎的根拠である病変の管理とともに使用する修復材に対する理解と取り扱いに対する習熟が不可欠である．歯科臨床においては，知識とテクニックとのバランスが求められることは，いつの時代でも変わらないものである．

（坪田圭司，宮崎真至）

20 酸蝕歯の予防と修復処置の実際

酸蝕歯とは，日常の生活の中で進行するTooth Wearのうち，飲食物あるいは胃液由来の酸などによって歯冠が損耗する疾患である．う蝕リスクを低減化させることに焦点が置かれている日本の歯科治療においては，今後，生活環境の変化に伴って生じる第3の硬組織疾患となるであろうと懸念されている．
この酸蝕歯の原因は複雑であるために，予防を含めた処置法については未だ確立されていないのが現状である．本稿では，酸蝕歯について，その予防法とともに進行した症例に対しての光重合型コンポジットレジンを用いた修復処置のポイントについて考えてみたい．

1. はじめに

酸蝕歯とは，Tooth Wearの一つに分類される硬組織疾患であり，歯冠部エナメル質あるいは象牙質表面が細菌の関与なしに，酸によって化学的に溶解する疾患である．すなわち，食物や飲料などはヒトの日常生活活動のために欠くことのできないものであるが，酸蝕歯の誘因ともなる．

このように，酸蝕歯の原因は多様であり，予防を含めた処置方針について，最新の情報を収集することが重要と考えられる．

2. Tooth Wear としての酸蝕歯

Tooth Wearとは，成人の97％以上が罹患し，そのうち約7％が病的レベルにまで進行しているとされる硬組織疾患である．その成因から，化学的要因で生じる酸蝕および機械的要因で生じる咬耗と摩耗とに分類される（図1～3）．とくに酸蝕は，Tooth Wearの原因の中でも最近では重要視され，これに咬耗や摩耗が合併すると，歯質の損耗がさらに大きくなるとされている（図4）．

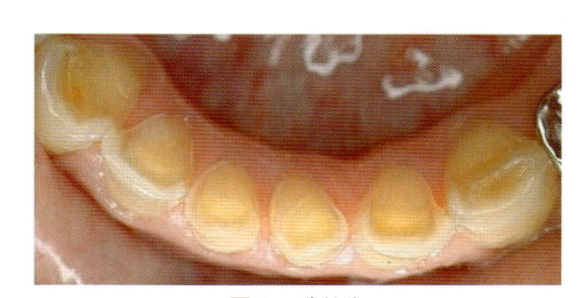

図1 酸蝕歯
拒食症の患者の口腔内．下顎前歯部舌側面に酸による著しい損耗（Wear）が認められる

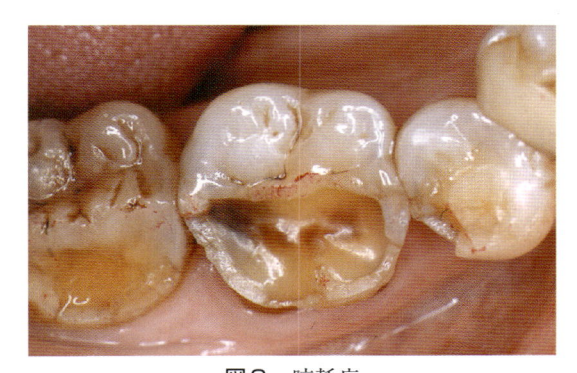

図2 咬耗症
咬合による病的なすり減りにより，機能咬頭外斜面に大きな実質欠損が認められる

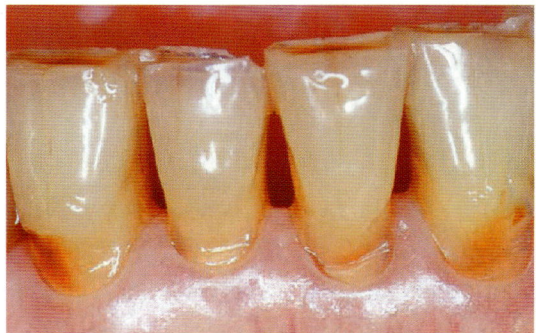

図3 摩耗症
露出歯根面のブラッシングの不正によると考えられる摩耗．欠損面は滑沢でプラークの付着は認められない

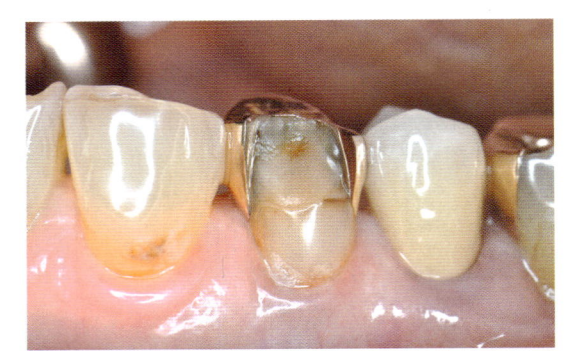

図4 複数の因子が重なることで歯質の損耗は大きくなる

表1　酸蝕歯に影響を及ぼす因子

- 飲食物中の酸（食物，飲料，摂取頻度）
- 酸性の内服薬（アスコルビン酸など）
- 胃食道逆流症，消化不良，消化性潰瘍
- 拒食症，過食症
- 他の医学的疾患による頻回な嘔吐（悪性腫瘍，腎疾患，肝疾患など）
- 環境中の酸（産業，職業に関連）

表2　各種飲料のpH

精製水	7.45	100%オレンジジュース	4.62
コーヒー（無糖）	7.67	ビール	3.80
ヘルシア緑茶	7.45	スポーツドリンク	3.35
コーヒー（加糖）	7.40	栄養ドリンク剤	2.96
お茶	7.11	黒酢	3.18
豆乳	6.89	コーラ	2.14

酸蝕を誘発する因子は，大きく内因性と外因性に分類される（表1）．内因性因子として，反復性嘔吐あるいは胃内容物の逆流が，外因性因子として，飲食物由来の酸および産業あるいは職業的な環境に由来する酸などがそれぞれの代表としてあげられる．現在では，労働環境の改善が進んだことによって，環境に由来する酸蝕症はほとんど認められなくなった．一方，食習慣の変化に伴う清涼飲料水の摂取量の増加は，酸蝕歯発症との関連性が高いと認識されている．

3. 酸蝕の原因

1）飲食物由来の酸

飲食物が有している歯質脱灰作用に関しては，すでに欧米では大きな話題となっており，学術雑誌でも採りあげられている．

酸性の食物や飲料は日常生活において消費されるため，広範囲な年齢層に対して酸蝕歯のリスクとなり得る．生活習慣に大きな変化が認められる現代においては，日常の生活の中に酸蝕歯発症の原因が潜んでいることを認識すべきである．

（1）炭酸飲料水

毎日摂取している飲料のpHを測定してみると，意外に低いものが多く存在していることに驚かされる（表2）．とくに炭酸飲料は，炭酸ガスソーダによる刺激がのど越しの爽快感を生み出すのであるが，これもまた酸蝕歯の要因とされている．

清涼飲料水あるいは炭酸飲料水の約7割が，そのpHを測定すると酸性領域にあり，これらの摂取の頻度が高くなると酸蝕歯の危険性も増すことになる．酸蝕歯は炭酸飲料を缶から直接摂取するケースに発現が多く，その進行スピードも速いとされている．

その特徴は，前歯よりも臼歯で症状が進行していることが多く，とくに下顎大臼歯で進行が著明である．また，摂食障害とは異なり，患者は炭酸飲料の摂取に関しては素直に問診に答えることが多いので，鑑別は比較的容易である．

（2）柑橘類

柑橘類の摂取による酸蝕歯の発症は，その頻度としては胃酸および炭酸飲料に次ぐものとされている．健康に対する意識が高い者によく見られる習癖として，柑橘系食品を好んで，頻繁かつ過剰に消費する傾向がみられる．これらの食品の摂取は体調の維持にとって必要となることではあるが，酸蝕のリスクを増大させる原因ともなる．

柑橘類による酸蝕歯の出現は，前歯よりも臼歯で多いが，歯間部への食片圧入が関与するために上下顎の違いはあまり認められないことを特徴と

する．

2）胃液の逆流

胃食道逆流症（逆流性食道炎）は，ストレス，過飲過食や飲酒に起因する胃酸過多，食道下部括約筋の弛緩，喫煙や加齢による機能低下，食道裂孔ヘルニア，妊娠や肥満による腹圧の上昇あるいは非ステロイド系鎮痛剤服用などによって生じる．このように，原因が多岐にわたるために，その頻度は比較的多いとされる．

胃液由来の酸による歯質の損耗は，上顎歯列の口蓋側で多く認められることを特徴とする．これに対して，下顎前歯は舌に護られているために，酸による影響は軽微なものとなる．胃酸の逆流による酸蝕歯のパターンは，自己誘発性嘔吐を特徴とする精神疾患では必ず認められる．このようなケースでは，酸蝕歯の進行が速く，比較的短時間のうちに重度な状態に移行することが特徴である．

4．酸蝕歯の予防

1）生活習慣のコントロール

酸蝕歯は生活習慣因子，生物学的因子および化学的因子などがその進行に関与しているところから，予防に関しても多方面からのアプローチが必要となる．また，酸蝕歯の存在を患者が自覚するのはかなり進行してからになるために，罹患した後にこれを進行，増悪させない処置についても予防の範疇に入るという認識を持つべきである．これに基づいて歯科医師が適切な診断を行うと共に，それぞれの対処法を提示することが重要である．

これまで述べたように，飲食や嗜好などの患者個々の生活様式や行動様式の違いは，酸蝕歯を惹き起こす重要な因子となる．酸蝕歯を理解するためには，その原因となる飲食物が比較的多いこと，そして酸性食品のすべてが酸蝕歯の原因となるわけではないことにも着目する必要がある．例えば，ヨーグルトは，そのpHが4前後と低い値を示すものの，カルシウムあるいはリン酸を多く含むところから，脱灰力は弱いとされている．また，脱灰力を有する飲料にカルシウムイオンを添加すると，歯質の溶解傾向が抑制されることも判明している．一方，柑橘類に多く含まれているクエン酸は，生体にとって重要な物質であるものの，酸としての機能とともに歯質中の無機質とキレート錯体を形成し，結果として脱灰能が高い．このように，飲食物に含まれる酸の種類およびそれぞれの付着性には留意が必要である．

酸性食品による酸蝕歯の進行は，比較的長い期間をかけて進行するものであり，単にpHの低い飲食物を大量摂取することを原因とするものではない．小児期における間食の与え方で，いわゆる「だらだら食い」がう蝕の進行との関連から問題視されているように，酸性飲食物を，比較的長い時間かけて摂取するともに，この習慣を毎日続けることが酸蝕歯の進行に関連する．したがって，酸性飲食物の摂取への配慮としては適度な量を適切な方法で摂取するような食生活習慣の指導が必要となる．

2）唾液のコントロール

酸蝕歯の進行に影響する生物学的因子としては，唾液，歯の組成と構造，歯の解剖学的形態，咬合，口腔軟組織の解剖学的形態あるいは嚥下パターンなどがあげられ，その中でも唾液の影響は大きい．酸蝕歯が病的状態までに進行するには，う蝕病変と同様に，脱灰と再石灰化の平衡関係が何らかの要因によって崩れ，脱灰傾向が長期間にわたることが必要である．したがって，唾液緩衝能が低く，安静時での唾液分泌量の少ないことは，歯への酸性物質の接触時間を増大させる原因となり，酸蝕歯のリスクが増大する．もちろん，酸からエナメル質を保護するための防御層となるペリクル形成もまた，唾液の重要な役割である．

エナメル質表面は，主として唾液タンパクおよび唾液糖タンパクに由来する有機被膜であるペリクルに覆われている．歯質の表面が清掃された直後に形成される初期のペリクルは，酸に対する抵抗性は低いものの，これが成熟して一定の厚みになると酸の拡散速度を低減化させる機能を発揮する．超高齢者社会を迎える日本においては，生活習慣病による薬剤の服用を必要とする患者も多いことから，患者個々の唾液の流出量や緩衝能に関

する情報を十分に把握するとともに，口腔乾燥を防止する洗口剤の使用も必要となる．

3）フッ化物などの応用

フッ化物の応用は，エナメル質に対してはその脱灰を抑制し，再石灰化を促進させる効果がある．一方，象牙質へのフッ化物応用効果については，実験室環境では耐酸性獲得効果が示されているが，臨床的な検証にはまだ時間を要する課題とされている．また，抗う蝕作用を示すとされるキシリトールは，カルシウムイオンと複合体を形成することによって，歯質からの無機成分の溶出を抑制し，フッ化物との共存下でさらに大きな効果を発揮するとされている．

また，Casein Phosphopeptide-Amorphous Calcium Phosphate Nanocomplex（CPP-ACP）に関しても，その酸緩衝能，脱灰抑制能および再石灰化促進能が注目されており，酸蝕歯を予防するための一助として期待されている．さらに，積極的な歯質再石灰化を促進するNovaminなども米国では市販されており，この分野における新しいテクノロジーの導入には注目したい．

4）ブラッシング指導の注意点

ブラッシングを行うにあたり，歯磨剤を併用することによって，口腔衛生状態とともに審美性を改善する効果が期待される．ブラッシング時の歯磨剤の併用は，これを用いなかった場合と比較して，明らかなプラーク除去効果の違いがあることが判明している．最近では，プラークや着色の除去に加えて，歯質強化作用によって酸蝕歯を予防する歯磨剤も市販されている．ブラッシング指導時には，その方法ばかりではなく，適切な歯磨剤の選択についても伝えるようにしたいものである．

酸蝕歯は，患者の日常生活あるいは生活習慣との関連も深い疾患であるところから，その予防においては一つの側面からのアプローチでは難しく，複数のリスクについて考慮することが必要である．したがって，患者から注意深く問診を行うとともに，予防と管理においてもオーダーメイド的な対処法が欠かせないものとなる．

5. 修復処置の実際

これまで述べてきたように，酸蝕歯の原因および進行程度はさまざまであり，必ずしも予防的な処置のみで対応できるケースばかりとは限らない．広範囲な実質欠損によって審美性や機能性が大きく損なわれた症例では，Minimal Interventionを考慮しながら光重合型コンポジットレジンを用いた修復処置が選択されることになる．光重合型コンポジットレジンは，優れた歯質接着性や審美性だけでなく，モノマー組成の変更，フィラー技術の向上，あるいは重合起媒方式の改良などによって機械的強度が向上し，その適応範囲が前歯部のみならず臼歯部にも拡大している．さらに最近では，フッ化物をはじめとした各種イオンを放出するバイオアクティブな性質を有するコンポジットレジンも市販されており，歯質の強化とともにさらなる酸蝕の進行を予防するためにも有効と考えられる．

酸蝕歯に対して光重合型コンポジットレジン修復を行う際には，被着歯面を構成するエナメル質と象牙質とを明確に区別する必要がある．とくに，セルフエッチシステムを用いて修復操作を行う際には，酸蝕歯質は通常の歯質と比較して接着強さが低くなることも考慮する．そこで，セルフエッチシステムを用いる場合には，エナメル質に限局したエッチング処理（selective etching）を行うことが推奨される．もちろん，象牙質にはエッチング材が塗布されないように細心の注意が必要である．

さらに，酸蝕歯症例においては，知覚過敏への対応として知覚過敏抑制材が使用されるケースも多い．この際注意が必要なのは，知覚過敏抑制材の中でも，樹脂を用いて歯面をコーティングするタイプの製品の使用である．シュウ酸カルシウムを主成分とした知覚過敏抑制材に関しては，これがコンポジットレジンの歯質接着性を阻害しないことが報告されているが，レジン系材料では，被着歯面にこれらが残留することによって歯質接着性が発揮されない可能性もある．

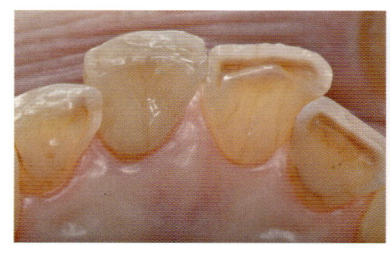

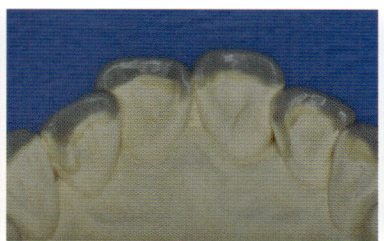

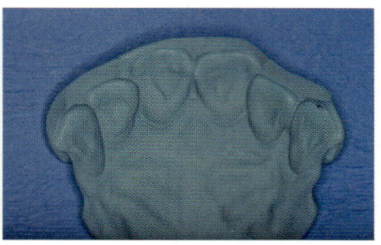

図5　上顎口蓋側の酸蝕歯
スタディーモデル上でワックスアップを行い，パテ状シリコーン印象材を用いたコアを製作．修復処置が確実に行える

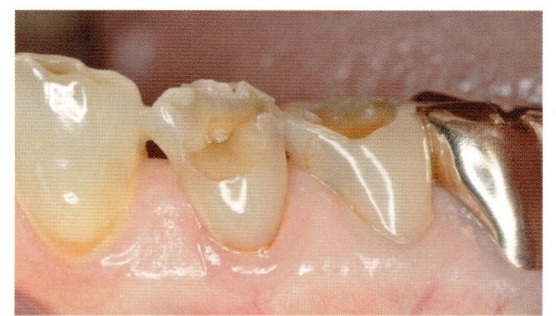

図6　歯頸部のコンポジットレジンに欠損はなく，プラークの付着も認められることから，酸蝕歯を疑う

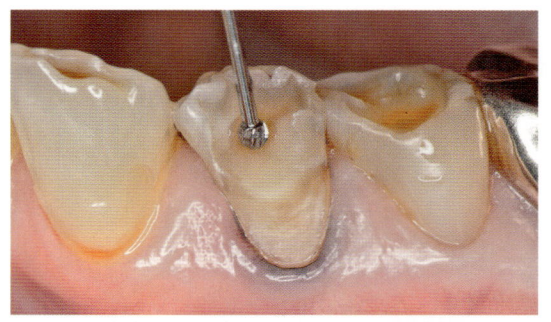

図7　旧修復物を除去した後，新鮮面を露出させるよう，象牙質を一層削除する

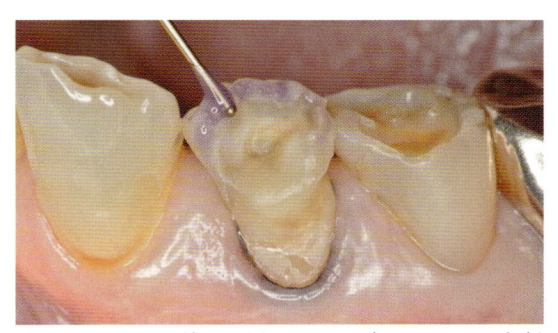

図8　エナメル質に限局してリン酸エッチングを行う．象牙質に付着しないよう，十分に留意する

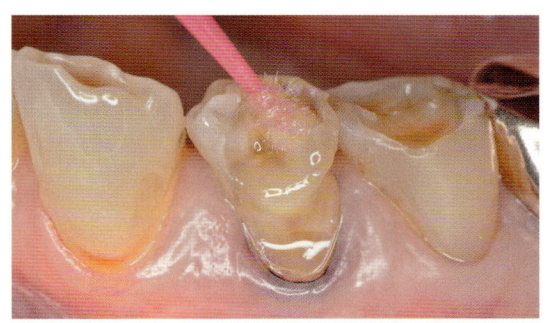

図9　セルフエッチアドヒーシブを塗布し，エアブローした後に照射する

　さらに，修復治療にあたっての考慮事項としては，修復する部位，範囲および咬合接触状態などもあげられる．酸蝕歯は，その成因から上顎歯列の口蓋側や下顎臼歯部の咬合面に広範囲に認められることが多い．上顎前歯部の口蓋側では，目には触れない部位ではあるが，アンテリアガイダンスとして顎運動に関与する部位であることから，機能的形態付与に何らかの工夫が必要となる．そこで，欠損が広範囲にわたる症例においては，スタディーモデル上で対合関係を考慮してワックスアップを行い，この形態をパテ状シリコーン印象材を用いて印記したシリコーンコアを応用することによって，機能とともに解剖学的形態を回復することが容易となる（図5）．もちろん，臼歯部修復においては，咬合負担能についても考慮する必要がある．光重合型コンポジットレジンの耐摩耗性に関しては，製品による違いがあるとともに，修復部位とともに個別の咬合関係によって異なることを理解すべきであることはいうまでもない．審美性とともに，咬合という機能面に配慮するためにもレイヤリングテクニックを取り入れることが重要となる（図6〜14）．

6. おわりに

　酸蝕歯に対する対応に関しては，修復時における歯科医師のチェックは欠かすことができない．

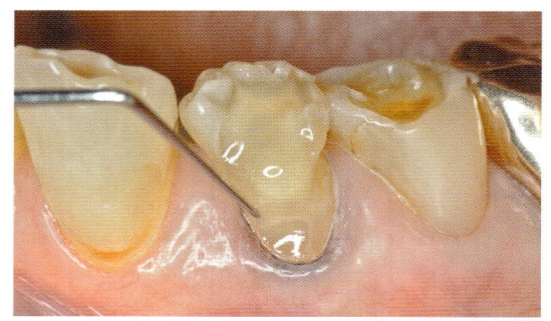

図10 フロアブルレジンを一層充填することで被着面をスムーズにするとともに，気泡の混入を防止する

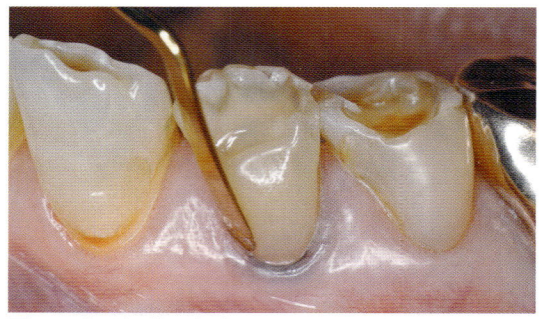

図11 歯周組織の健康を図るために適切な解剖学的形態を付与する

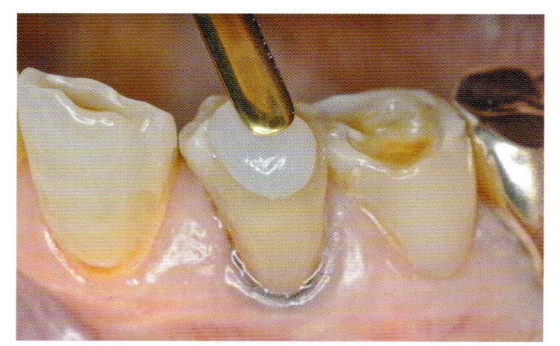

図12 咬合関係を考慮しながら適切なレジンペーストを填塞する

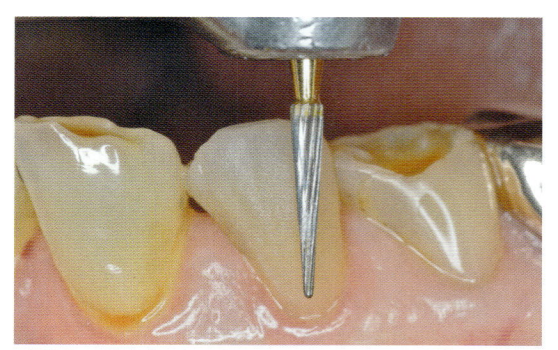

図13 形態修正にはカーバイトバーが有効である

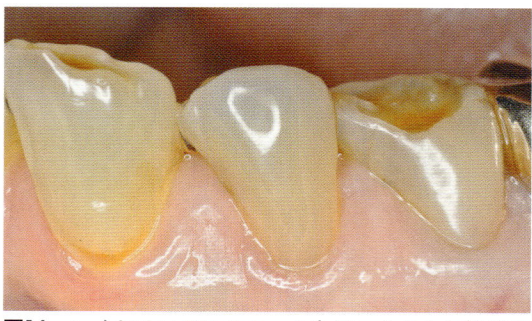

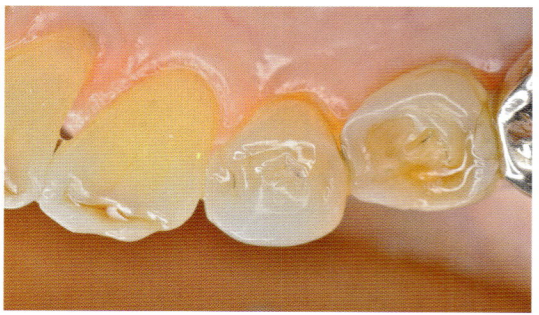

図14 レイヤリングテクニックを用いることで機能面だけでなく審美的にも満足いく修復処置が可能となる

今後増加するであろう第3の歯科疾患としての酸蝕歯に対して，これを予防するための手法とともに，管理を継続するシステムの構築が望まれるところである．

（黒川弘康，宮崎真至）

参考文献

1) Reston EG, Closs LQ, Busato AL, et al. FR: Restoration of occlusal vertical dimension in dental erosion caused by gastroesophageal reflux: case report, Oper Dent, 5(1): 125～129, 2010.

2) Bartlett DW, Fares J, Shirodaria S. et al. M: The association of tooth wear, diet and dietary habits in adults aged 18-30 years old, J Dent, 39(12): 811～816, 2011.

3) Dietschi D and Argente A: A comprehensive and conservative approach for the restoration of abrasion and erosion. Part I: concepts and clinical rationale for early intervention using adhesive techniques, Eur J Esthet Dent, 6(1): 20～33, 2011.

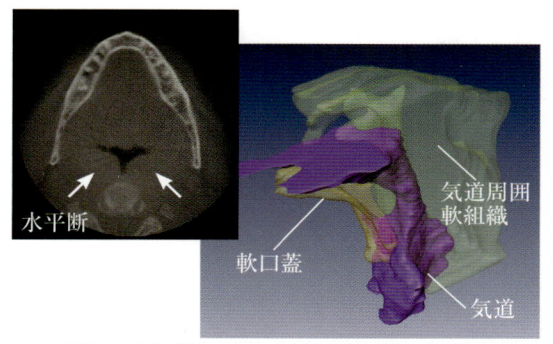

図2 上気道に対する周囲軟組織の影響[1]

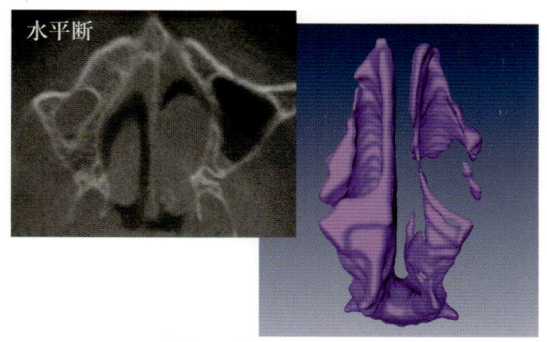

図3 鼻気道の観察[1]

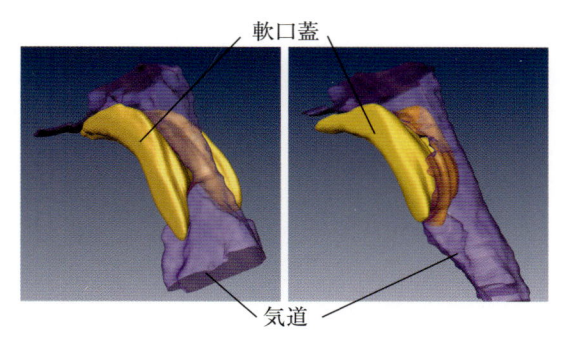

図4 上気道に対する軟口蓋の影響[1]

　図2は，CTの水平断と気道および周囲軟組織の三次元再構築像を示す．正常者において，気道は冠状断で円形もしくは楕円形を呈する．しかし，この症例では，気道周囲軟組織に圧迫され（矢印），三角形を呈し狭窄している．この所見は，投影像である側方頭部エックス線規格写真では把握困難な所見である．このような形態となる原因の一つとして肥満があげられる[2]．

　図3は，鼻気道のCT水平断および三次元再構築像である．鼻甲介粘膜の肥厚により右側鼻気道が狭窄し，左右非対象となっているのが確認できる．鼻呼吸の可否はOA効果に影響するため，把握しておきたい所見である．

　図4は，肥厚・伸長した軟口蓋の三次元再構築像を示す．両者とも正常者と比較し軟口蓋が長い．左の症例では，軟口蓋のサイドが肥厚し気道の左右径に，右の症例は軟口蓋中央が肥厚し気道の前後径に影響していることがうかがえる．このように，軟口蓋の肥厚パターンにはいくつかあり，気道への影響もさまざまであることが考えられる．

　図5は，脊椎の気道への影響を示した三次元再構築像である．左の症例では，頸椎の回転に伴い，気道形態が変化していることがわかる．右の症例では，環椎の前結節の肥大により，気道が狭窄していることがわかる．

　図6は，CTの冠状断（左）と下顎骨隆起と舌の三次元再構築像（右）である．舌根部は骨隆起により圧迫され，舌背が異常な高位にあることがわかる．睡眠時には，舌房が狭いため舌が気道へ沈下し，気道が狭窄することが考えられる．

　上記のように，CTでなければ把握困難な所見もあるが，図7のような前縦靱帯の石灰化等による気道の圧迫など[3]は，側方頭部エックス線規格写真で観察可能であるため，下顎位や気道形態と併せ観察する必要がある．

5. OAの種類と作用機序

　口腔内装置は，作用機序および設計により分類されている．主要なカテゴリーは舌を前方で保持するTongue positioner deviceと，下顎を前方に位置させるMandibular advancement device (MAD)である．さらに，MADは調節性と非調節性に分類される．調節性の装置は，装着後，下顎の前方移動量を調整できるほか，ある程度の可動範囲を有するものもあり，患者の生理的機能を妨げず，筋のリセットを図ることができる．その反面，コストや煩雑な製作工程などの欠点を有している．

　MADの作用機序は，下顎を前方に位置させ，舌や軟口蓋を前方に保持することによる気道拡張である．

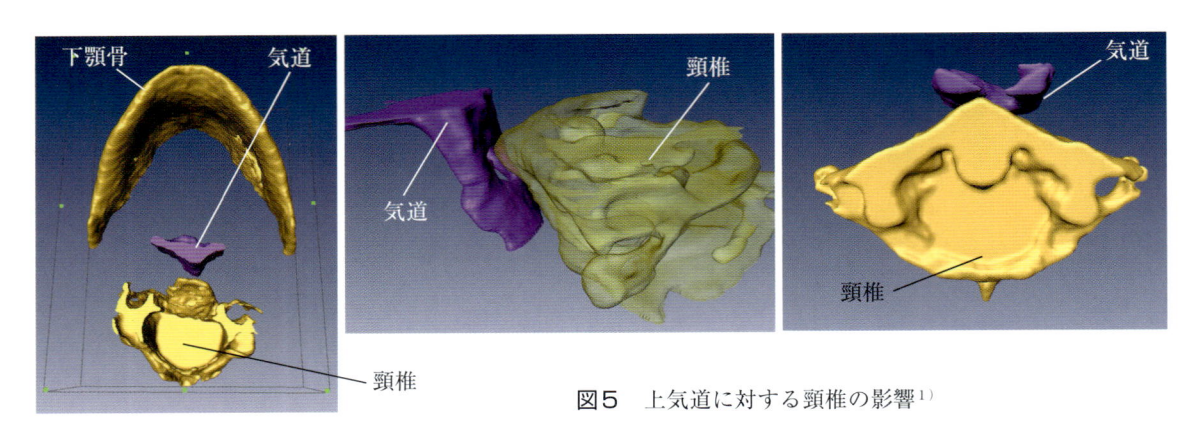

図5 上気道に対する頸椎の影響[1]

図6 上気道に対する下顎骨隆起の影響[1]

図7 頸部石灰化物の観察[3]

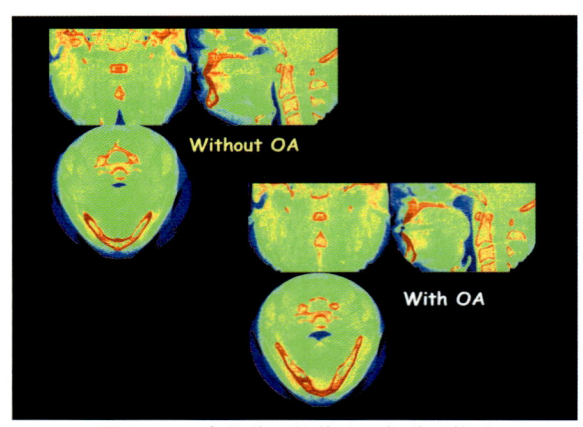

図8 OA未装着・装着時の気道形態[4]

　図8に，OA未装着および装着時の気道形態を示す．装着時の気道は，未装着時と比較し明らかに拡大していることがわかる．

6. 下顎前方移動量とスプリントの設計

1）下顎前方移動量

　MADを製作する際の下顎前方移動量は，一般的に最大前方移動量の75％とされている[4]．前方位にて咬合採得を行う際には，咬頭嵌合位のように安定性がないため，レジンキーを作るなど工夫が必要となるが，簡便な方法としては，割り箸等の利用が考えられる．これらを利用することにより，上下スプリント分の厚み（垂直的距離）を確保することができ，咬合器上で挙上するよりも正確に上下顎関係を再現することが可能である．とくに，固定式のOAを製作する場合には，このような方法をとることを勧める．

　最大前方滑走量とOA製作時の前方移動量は，

図9　上下スプリントの設計

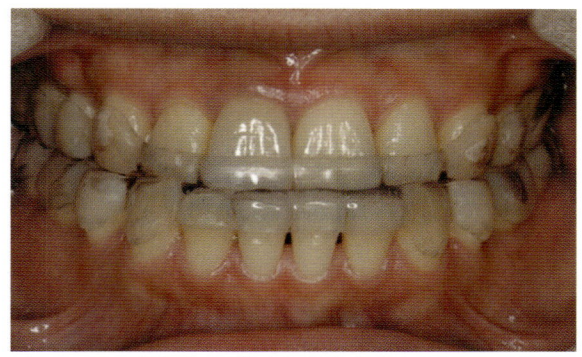

図10　口腔内に装着されたOA

副作用発現時や医科からの術後OA再調整の要請時に対応できるよう診療録に記載しておく．

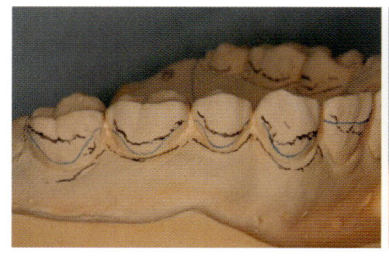

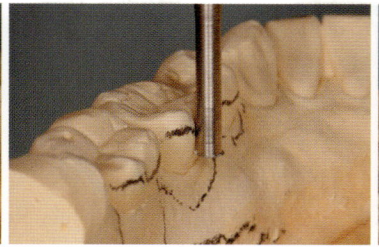

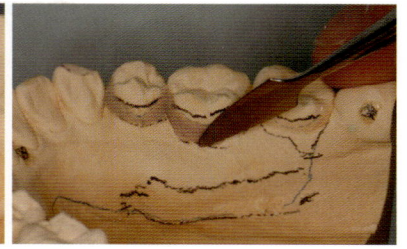

2）上下スプリントの設計

上下スプリントは，睡眠時にOAがはずれる等のリスクを抑えるため，キャップクラスプの設計に準じ，0.25mmのアンダーカットを設定する（図9左）．基本的には，頰側のアンダーカットを利用するが，十分でない場合（特に下顎）は，舌側のアンダーカットも利用する（図9中央）．過剰なアンダーカットはブロックアウトする（図9右）[5]．

加圧（吸引）式成型器を用いて，ポリエステルシート（φ2mm）を圧接し，設計線に従いカットし，咬合器上で上下を固定する．

図10に口腔内装着時の写真を示す．

OAの効果ついては，過去にさまざまな報告がある．AHIが5 events/hour以下となる著効を含め，OAの効果が有効（術前AHIの50%以下）に認められるものは，装置の種類によっても多少異なるが約65%程度といわれている[6]．現在のところ，どの装置が良いかは明かでないのが現状である．

7. OAの副作用

OAの副作用には，唾液過多（流涎），顎関節症状（顎関節痛・咀嚼筋痛），歯の痛み，口腔乾燥，歯肉の不快感や起床時の咬合の違和感など一過性の症状と，歯の移動，骨格的変化や咬合異常など一過性でない変化がある．一過性の症状については，装着後数日から数週間で自然に緩解，または，OAの調整により改善することが多い．

いずれの症状についても，経過観察時に問診やアンケートなどで確認し，診療録に記載しておく．

8. 術後検査依頼

睡眠状態や副作用の発現などを確認後，OA製作依頼元に睡眠呼吸検査依頼書を作成し，患者に術後検査を受けるよう指示する．

9. おわりに

歯科における，睡眠時無呼吸症候群の治療には医科との連携が必須となる．治療の流れや情報伝達に必要な知識を身につけ，円滑なネットワークを構築することが治療成功の鍵となる．

（小川　匠，重田優子）

文献

1) Shigeta Y, Enciso R, Ogawa T, et al: Upper airway alterations/abnormalities in a case series of obstructive sleep apnea patients identified with cone-beam CT. To appear in Proceedings of CARS' 2007. St. Louis (NY): Elsevier Science Health Science div.

2) Yuko Shigeta, Reyes Enciso, Takumi Ogawa et al: Correlation between retroglossal airway size and body mass index in OSA and non-OSA patients using cone beam CT imaging, Sleep

Breath, 12:347~352, 2008.

3) Ando E, Ogawa T, Shigeta Y, et al: A case of obstructive sleep apnoea with anterior cervical osteophytes, Journal of Oral Rehabilitation, 36: 776~780, 2009.

4) Ihara K, Ogawa T, Shigeta Y, et al: The development and clinical application of novel connectors for oral appliance, J Prosthodont Res, 55 (3) :184~188, 2011.

5) Glenn T. Clark: Mandibular advancement devices and sleep disordered breathing, Sleep Medicine Reviews, 2: 163~174, 1998.

6) Kathleen A: Ferguson, Rosalind Cartwright, Robert Rogers, Wolfgang Schmidt-Nowara, Oral Appliances for Snoring and Obstructive Sleep Apnea: A Review. SLEEP, 29 (2) : 244~262, 2006.

22 歯の移植
―移植歯のレプリカを用いた自家歯牙移植術―

　自家歯牙移植術は，保存不可能な要抜去歯や歯の欠損部位があり，同時に咬合に関与していない智歯や埋伏歯が存在する場合，治療計画の一つとして検討に値する．われわれ歯科医師は日頃の臨床で多くの歯を抜歯している．その一方で，欠損部位に義歯，ブリッジおよびインプラント等による補綴処置を行う必要があり，治療計画の立案に悩むこともある．

　自家歯牙移植術は，古くからの治療法でありながら，移植後の歯根の吸収という大きな問題を抱えてはいるが，固有の歯と同様に削合や連結ができ，隣在歯の保全が可能で，患者に受け入れられやすい治療法である．しかし，適応症が狭く，特に術式が規格化されておらず経験的な部分が多いことから一般臨床に応用されていない．

　移植後の歯を生着させるためには三つのポイントがある．第一は，移植歯の歯根膜の損傷を最小限に留めること．第二はできるだけ移植歯の歯根の形態と移植床の形態を合わせること，第三は抜歯から移植までの時間を短くすることである．

　われわれは，歯科用コーンビームCT（以下CBCT）の画像より移植歯の三次元構造モデルを構築し，光造形システムを用いて移植歯のレプリカを作製，移植床の形成に使用している．移植歯の歯根膜を損傷させる事なく，移植床を形成することができ，また移植歯を移植直前に抜歯する事が可能となるため，移植床に適合するまでの時間が大幅に短縮され自家歯牙移植術の経過が良好となっている．

1. 通常の自家歯牙移植術

1）歯根未完成歯

　移植の適応となるのは，歯根全長の1/3～2/3程度の状態のものがよく，年齢は20歳までが良いとされている．移植床となる部位には急性炎症などみられず，目的とする歯を入れる十分な大きさと形態を必要とする．また，隣在歯が歯周炎などに罹患していないことも重要である．大きさは，移植歯の歯冠が歯肉縁下に埋伏する程度がよく，歯のある場合は抜去して拡大する．

　歯のない場合は頬側に粘膜骨膜弁をつくり，電気エンジンを用いて形成し，滅菌生理食塩水で洗浄した後，生理食塩水を含んだガーゼを挿入しておく．移植歯の抜去は，なるべく損傷させないように，歯嚢の保存をはかりつつ行い，直ちに移植床内に挿入する．その後，移植歯の歯冠を可及的に被覆するように歯肉縁を頬舌的に縫合する．歯冠を歯肉で被覆できない場合は隣在歯と暫間固定を行う．

2）歯根完成歯

　術式の決定は，スタディモデルおよびエックス線診断により行われる．理想的な移植歯は単根歯である．抜歯時に歯根膜の損傷が少なく，移植床との適合および根管治療の時も有利となるので，複数の候補がある場合は慎重に選択する．通常抜歯が先に行われるが，これは移植床を先に形成して，抜歯が成功しなかった場合問題となり，また，移植歯の形態，歯根膜の状態などを先に把握する必要があるためである．抜歯時はなるべくエレベーターの使用は避けて，鉗子を用いて愛護的に行う．抜歯から移植までの時間はできるだけ短時間に行い，その間，乾燥させずに生理食塩水などに浸漬させておく．完成歯の移植の場合，根管治療が必要な事が多く，口腔外で行われると歯根膜を損傷させてしまう事になる．

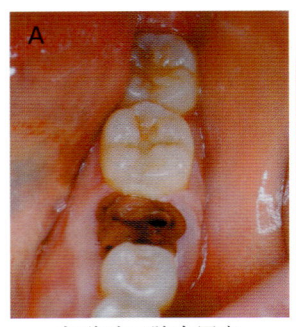

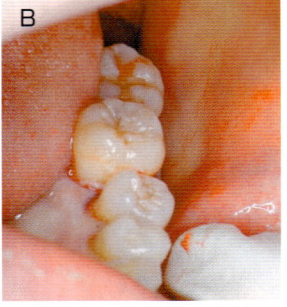

初診時口腔内写真　　　移植床へ移植歯の試適

図1　下顎左側第一大臼歯部へ同第三大臼歯を移植

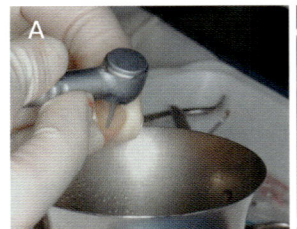

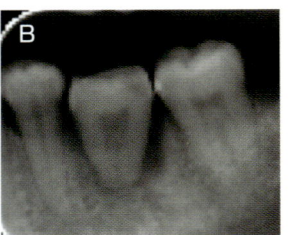

口腔外での咬合調整　　　歯根の吸収

図2　歯根膜を損傷し，早期の歯根吸収がみられた例

移植床の形成は，歯のある場合には抜去して拡大する．歯のない場合は頬側に粘膜骨膜弁をつくり，いずれも電気エンジンを用いて低速で形成を行う．移植歯と移植床との適合は，咬合平面から1～2mm低位でゆるやかな適合が良いとされ，試験的に移植歯を挿入して移植床を形成するが，この操作にも時間と回数が掛かり，歯根吸収の原因となっている．縫合は頬舌的に縫合して，隣在歯と暫間固定を行う．

症例は，29歳の女性．下顎左側第一大臼歯が保存不可能なため下顎左側第三大臼歯の移植を希望され紹介来院した．下顎左側第一大臼歯は残根状態であるが，周囲粘膜に発赤，腫脹および排膿などは認められない（図1-A）．局所麻酔下に下顎左側第一大臼歯を抜歯し移植床の形成を行った．下顎左側第三大臼歯を抜歯して移植床に試適したところ適合が悪いため，数回にわたり移植床の再形成を行った（図1-B）．さらに，口腔外で咬合調整を行う必要もあり，移植床への適合に時間が掛かり，早期に歯根の吸収を認めている．（図2-A，B）

2．レプリカを用いた自家歯牙移植術

近年，画像診断技術の進歩は著しいものがあり，単純エックス線写真だけだったものが，CTやMRIなどにより，立体の2次元断層像が容易に得られ，さらにコンピュータ処理することにより3次元表示CT画像として見ることが可能となった．また，口腔外科領域ではCTの画像よりCAD/CAMシステムを応用し光造形で顎骨のモデルを作製し，術前評価やモデルサージェリーを行って手術法や術後形態の検討，また，モデル上で装置やプレートの調整を行って，手術時間の短縮と安全性の向上に大きく貢献している．

CBCTの普及も目覚ましく，用いた3DX（㈱モリタ）による画像は鮮明であり，任意の断面で画像を得ることが可能であるため，顎骨内の情報をより正確に得られ，内部構造の観察および距離計測が精密で各領域で活用されている．

われわれは，CBCTの画像より移植歯の三次元構造モデルを構築し，光造形システムを用いて移植歯のレプリカを作製，移植床の形成に使用する．レプリカを用いることで，移植歯の歯根膜を損傷させる事なく，移植床を形成することができ，また移植歯を移植直前に抜歯する事が可能で，移植床に適合するまでの時間が大幅に短縮される．

1）術式：下顎左側第一大臼歯へ下顎左側第三大臼歯を移植する模式図（図3）

①第一大臼歯は抜歯の適応であり，移植可能な第三大臼歯が存在するため自家歯牙移植術を計画．

②第一大臼歯を抜歯後，第三大臼歯のレプリカを用いながら，外科用バーおよびインプラント埋入用バーにて，移植床を形成．

③移植床に第三大臼歯のレプリカを試適し，移植床との適合および対合歯，隣在歯との関係を診査する．

④移植歯を移植直前に抜歯し移植，縫合固定を行う．

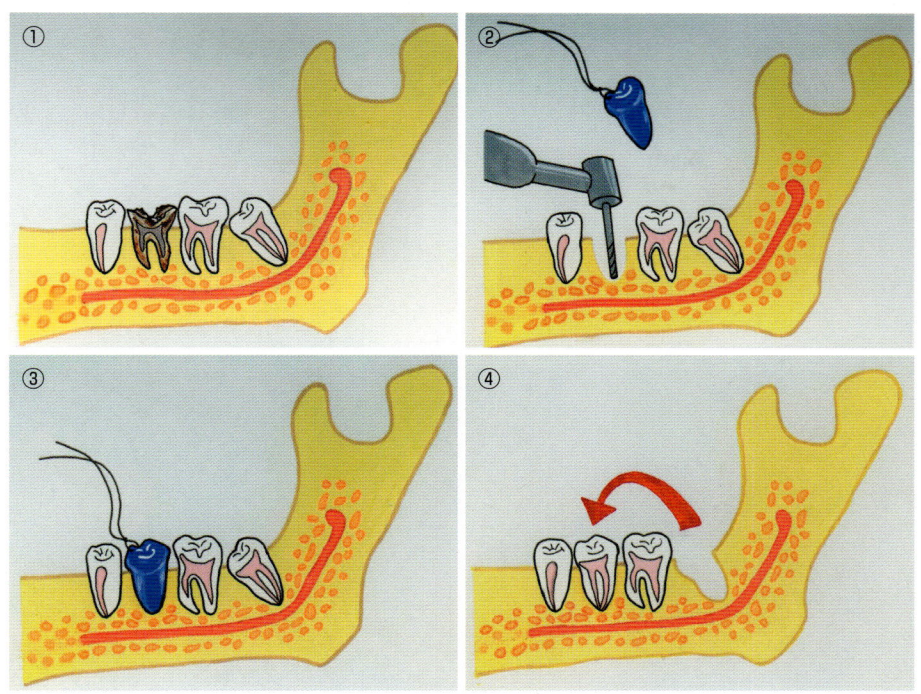

図3 下顎左側第一大臼歯部へ同第三大臼歯を移植する模式図

2）レプリカの作製

　CBCT（3DX）を用い，撮像時間17秒，撮像条件は，電流10mA，管電圧85kV，付加フィルターは1mmCuで移植予定の下顎右側第三大臼歯を撮影．撮影範囲は高さ30mm，幅38mmの円柱形で，歯列平行断像，歯列横断像，水平断像の画像再構成を行った．

　得られた画像データを0.25mmのスライス画像とし，3D骨梁構造計測ソフト（R. 2. 02. 12-S, RATOC）を用いて歯の画像のみを抽出し三次元モデルを構築（図4-A）．光造形システムに引き継ぎ，光硬化型UDMA系レジン，デソライトを使用，SCR8000HD（デンケン社製）を用いレーザー部として680nmの半導体レーザー，レーザースポット径0.15mm，レジン積層厚0.1mmで三次元モデルを作製，移植歯のレプリカとした（図4-B）．

3. 症例

1）症例1：下顎左側第一大臼歯部へ下顎右側第三大臼歯を移植した症例

　患者は27歳の男性．下顎左側第一大臼歯が保存

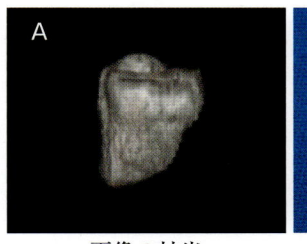

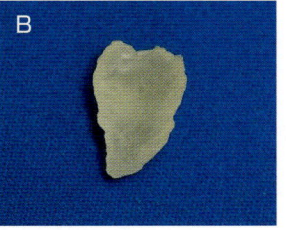

図4　移植歯の画像抽出とレプリカ
画像の抽出　　　移植歯のレプリカ

不可能と診断され，自家歯牙移植術を勧められ紹介来院した（図5, 6-A）．CBCTの画像より（図6-B），下顎右側第三大臼歯のレプリカを作製，局所麻酔下に下顎左側第一大臼歯を抜歯，レプリカを用いてインプラント埋入用バーで移植床の形成を行い，移植床との適合，隣在歯および対合歯との関係を診査した（図7-A）．次いで下顎右側第三大臼歯を抜歯し，ただちに移植床へ移植，縫合固定を行った（図7-B）．術後4週で水酸化カルシウム製剤による根管治療，術後3カ月でガッタパーチャポイントによる最終根管治療を行い，補綴処置を行った．現在8年を経過するが良好に機能している（図7-C, D）．

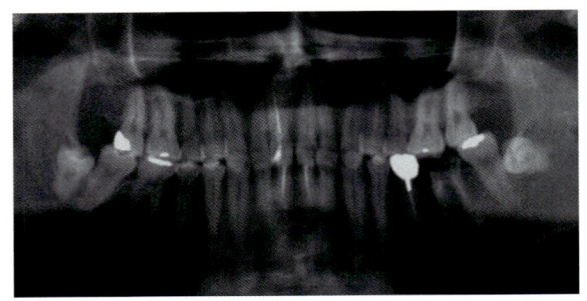

図5　初診時パノラマエックス線写真（症例1）

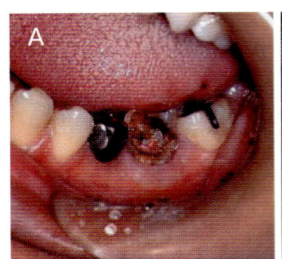

第一大臼歯は保存不可能　　移植歯CBCT画像

図6　初診時口腔内写真およびCBCT画像

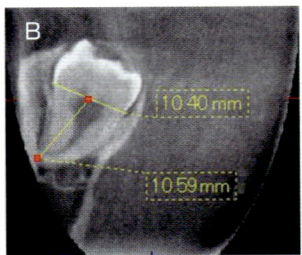

レプリカを用いて診査　　　　移植床へ移植

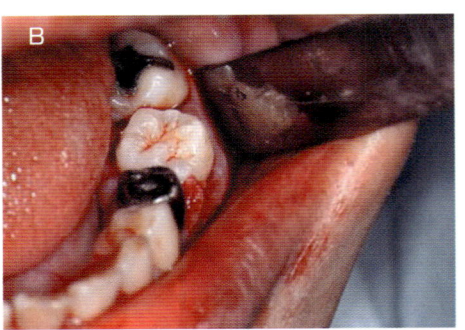

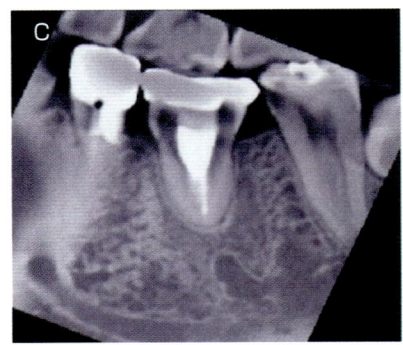

術後8年CBCT画像　　　　術後8年口腔内写真

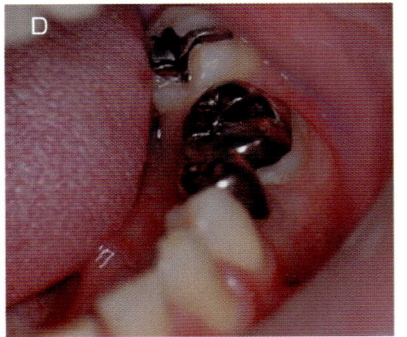

図7　術中口腔内写真および術後8年経過観察

2）症例2：先天欠如の部位に便宜抜去予定の下顎右側第二小臼歯を移植した症例

患者は24歳の女性．前歯部の空隙が気になることを主訴に矯正歯科を受診，上顎右側側切歯，上顎右側第二小臼歯，上顎左側第二小臼歯，下顎左側第二小臼歯の先天欠如および下顎左側第二乳臼歯の晩期残存が認められ，下顎右側第二小臼歯が便宜抜去の予定であるため，自家歯牙移植術を勧められ紹介来院した（図8）．初診時上顎右側側切歯相当部に移植床を形成するスペースは認められず（図9-A），上顎右側犬歯および上顎右側第一小臼歯を近心移動させ，上顎右側第一大臼歯との間に移植床の空隙を作るため矯正治療を開始し

た．1年6カ月後，上顎右側第二小臼歯相当部に十分な骨の幅と上顎洞との距離を確保する事ができた（図9-B）．

CBCTの画像から移植歯のレプリカを作製，局所麻酔下にインプラント埋入用バーで，方向と深さを確認しながら移植床の形成を行った（図10-A，B）．移植床にレプリカ試適して移植床との適合，隣在歯および対合歯との関係を診査した（図10-C）．次いで下顎右側第二小臼歯を抜歯し，ただちに移植床へ移植，近遠心を頬舌的に縫合，移植歯の上でタイオーバーを行い，さらに隣在歯と固定を行った（図10-D）．術後4週で水酸化カルシウム製剤による根管治療を開始，術後3カ月で

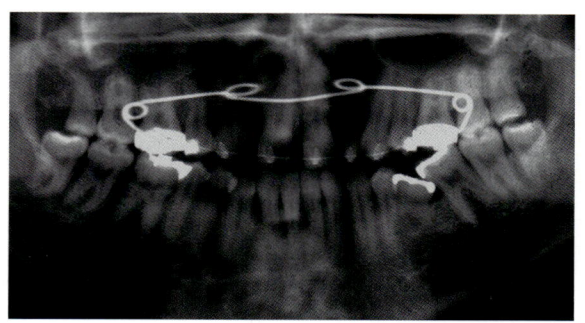

図8 初診時パノラマエックス線写真（症例2）

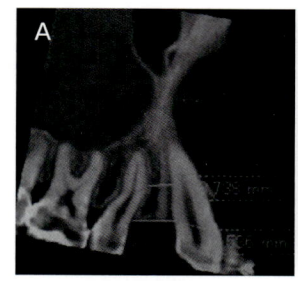

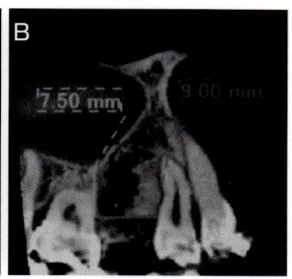

初診時CBCT画像　　1年6カ月後CBCT画像
図9　CBCT画像

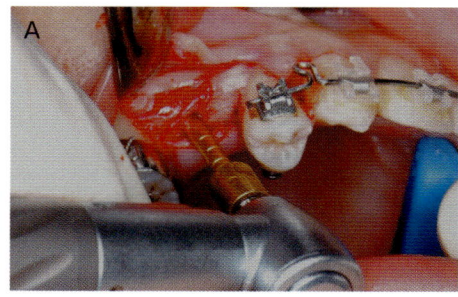

インプラント埋入用バーで形成　　深さと方向の確認

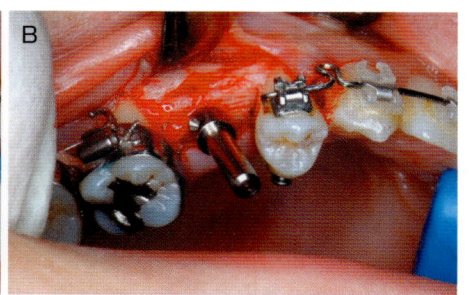

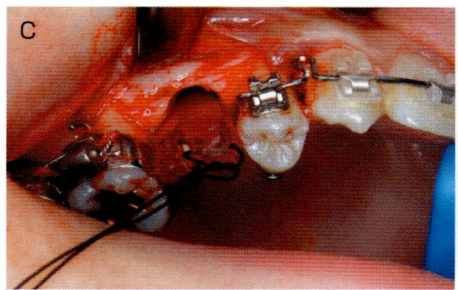

レプリカを用いて診査　　移植床へ移植

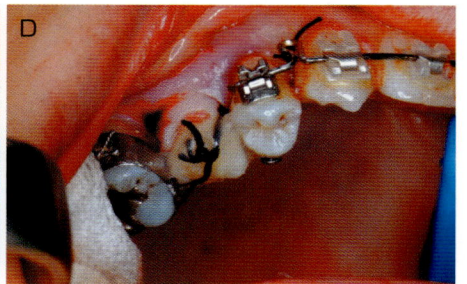

図10　術中口腔内写真

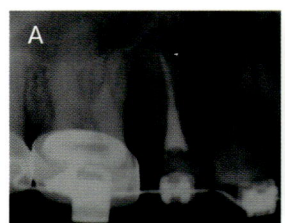

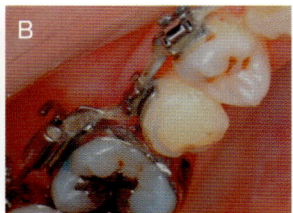

デンタルエックス線写真　　口腔内写真
図11　術後3カ月で根管充填

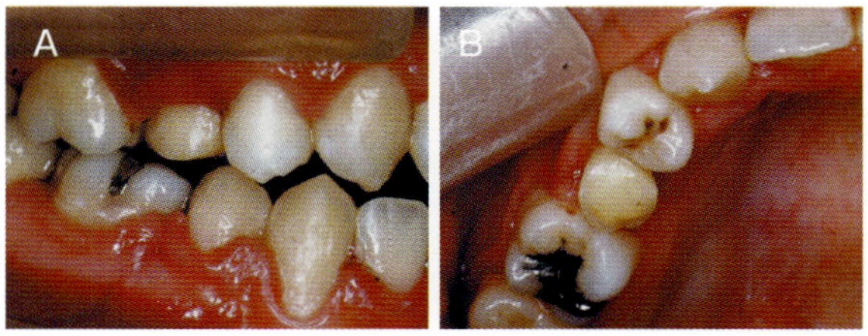

矯正装置を除去
図12　術後1年口腔内写真

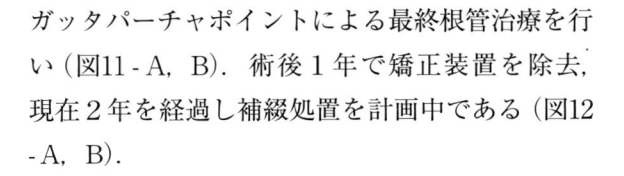

ガッタパーチャポイントによる最終根管治療を行い（図11-A, B）．術後1年で矯正装置を除去，現在2年を経過し補綴処置を計画中である（図12-A, B）．

4. まとめ

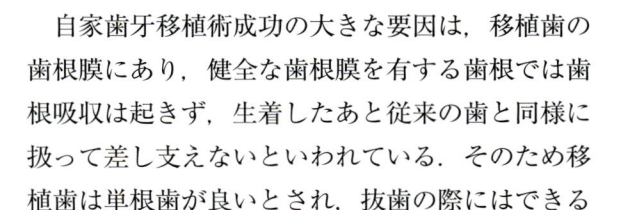

　自家歯牙移植術成功の大きな要因は，移植歯の歯根膜にあり，健全な歯根膜を有する歯根では歯根吸収は起きず，生着したあと従来の歯と同様に扱って差し支えないといわれている．そのため移植歯は単根歯が良いとされ，抜歯の際にはできる

だけエレベーターの使用，歯根膜麻酔を避け，歯根膜を傷つけないようにし，植立までの時間を30分以内に完了させる．その間，移植歯の乾燥の防止が重要で，生理食塩水や歯牙保存液への浸漬が必要といわれている．移植床の形成について見ると，その形態をできるだけ移植歯に合わせるべきだが，その空隙を一定に保つことは不可能で，1〜2mm程度では良好な修復が起こり，3〜5mmが限界であるともいわれ，これらが成功のポイントと思われる．

われわれの行っているレプリカを用いた自家歯牙移植術は，画像データより，移植歯の歯根形態や歯根長を術前に把握する事ができるため，抜歯時，傷害が予測される難症例を除外でき，移植歯の選択に有用である．また，レプリカとインプラント埋入用バーを用いて，移植床を形成するため，時間的に余裕が生まれ，過剰な形成をさけることができる．さらに，隣在歯や対合歯との咬合関係も移植歯を用いることなく確認する事ができるようになった．現在まで30例を経験し，最長例は約10年で良好に経過している．移植歯の抜歯から移植床への適合まで移植歯を口腔外に放置することなく1分以内に完了させることができるため，望まれている術式の規格化の一助となると考えている．

（本田雅彦）

参考文献

1) Andreasen J O：カラーアトラス歯牙の再植と移植の治療学，クインテッセンス出版，東京，1993.
2) Andreasen J O：カラーアトラス外傷歯治療の基礎と臨床，クインテッセンス出版，東京，1995.
3) 下地　勲：入門・自家歯牙移植—理論と臨床—，永末書店，東京，1995.

23 歯科心身症

歯科心身症という言葉からイメージするのは,「対応に苦慮する患者」ではないだろうか.
「舌がヒリヒリして気になる」,「口臭が気になる」「口の中が粘つく」や「治療したら咬み合わせが悪くなり,咬めなくなった」などと訴える患者を経験した歯科医師は多いのではないだろうか.このような患者は一般に話が長く,しかも内容にまとまりがないために対応に苦慮する.こうした患者の多くは歯科心身症として心療歯科での治療の対象となる.

1. 心身症

日常の生活の中で使用される言葉の中に,身体の部分を使用している言葉がある.例えば「肩の荷を降ろす」,「眼は口ほどにものをいう」などであり,秦[1]によれば6,500ほど存在するという.この中には口腔に関係する言葉も存在する.「歯を喰いしばる」,歯を喰いしばって耐えるのか,頑張るのか.いずれにしてもこの状態が続けば咀嚼筋群に負担がかかり,筋肉や顎関節に異常が起こる.また,「怖くて口がからからになった」も恐怖や不安が継続することで口腔乾燥症が起こるかもしれない.

われわれの研究では,心理ストレスを負荷することにより唾液分泌が減少する傾向にあることが分かっている.このように口(身体)と心は密接に関連している.これが心身相関といわれるものである.他の部位でも「胃の具合が悪くなった」,「下痢,便秘が繰り返し起こる」など心理ストレスが身体にさまざまな影響を与える.逆に身体症状が心に影響を与えることもある.心身症とはこのような状況の中で,出現してくる身体疾患である.日本心身医学会によれば「心身症とは身体疾患の中でその発症や経過に心理的・社会的要因が影響しているもので,うつ病や神経症は除く」とされている.簡単に言えば心理ストレスが症状を発症させたり,増悪させたりする疾患である.喘息,リウマチ,アレルギー,過敏性大腸症候群など多くの疾患が心身症とされている(図1).

2. 歯科心身症

1)舌痛症

口腔領域ではどのような疾患があるだろうか.表1に記載する.しばしば遭遇するのが舌痛症と

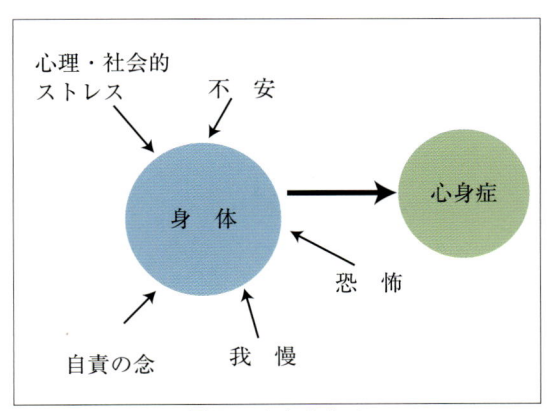

図1 心身症とは

表1 口腔領域で見られる心身症

1. 舌痛症	7. 口臭症
2. 非定型歯痛	8. 味覚異常
3. 一部のTMD	9. 口腔乾燥症
4. 歯科治療恐怖症	10. 咬合異常感症
5. 再発性口内炎	11. 口腔内異常感症
6. 義歯神経症	その他

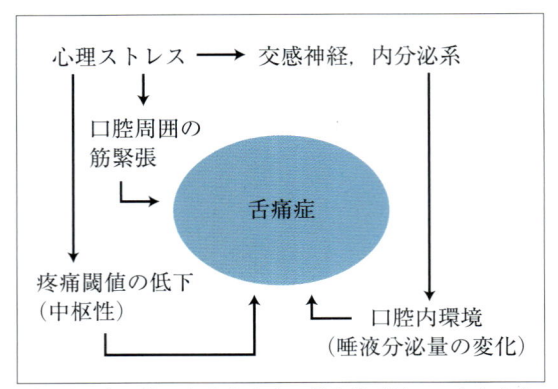

(小池一喜，他：心身症発症の社会的要因，日本心療内科学雑誌：16，(3)，2012より引用)

図2　舌痛症の発症機序[2]

いわれる病態である．特徴は，舌に顕著な疼痛を引き起こす所見がない，食事時に疼痛が消失する，疼痛は表在性であるということである．触診でも疼痛がなく，血液検査でも顕著な異常が認められないことが多い．しばしば口腔乾燥を伴う．患者の心理・社会的ストレスが強くなると，口腔乾燥のためか，触診により疼痛を訴えたり，刺激物に対し疼痛を訴えるようになる．味覚障害が出現することもある．著者の調査では半数は歯科治療後に出現している．特に高価な補綴処置や，患者の希望しない処置のあとに多くみられるようである．50歳代から70歳代の女性に多発する．以前は50歳代の女性に多く見られたが，最近では60歳代に多発している．男性は10例中1例程度である．50歳代以降の女性がすべて舌痛症になるわけではなく，真面目で責任感が強く，頑張り屋の患者に多い．患者でこのようなタイプの女性が来院した場合，患者が希望しない治療は避けたほうがよい．

舌痛症の発症については図2に示すが，心理的・社会的なストレスが交感神経や内分泌の機能を亢進させ，口腔内環境特に唾液分泌の減少を引き起こす．また口腔周囲の筋肉の緊張が起こってくるとも考えられ，さらに中枢での疼痛閾値の低下によって舌痛症が出現してくるのではと著者は考えている[2]．

2）口腔内異常感症

この病態は患者の訴えをよく聞くことで，医学的に理解可能な場合と，理解不能な場合がある．前者は「口の中にねばねばしたものが溜まり飲み込むことができない」など唾液分泌と関係すると考えられる例で，後者は「口の中から虫が出てくる」などと訴える例である．後者の場合，一般の歯科では対応が難しい．精神科的な診断はセネストパチー（体感異常症）といわれる．患者は口腔内だけに訴えがあり，他の部分の症状が無く，行動や言動に特に問題が無い場合と，統合失調症などの疾患を疑われるような妄想や幻覚がある場合がある．後者のような患者が来院したら，まず話を聞き，否定しないことである．「あなたはそう感じているのですね．」などと相槌を打ちながら話を聞くのがよい．そして，訴えをこちらが理解したことを伝える．また患者自身がとても辛かったであろうと想像したことも伝える．そして，患者には客観的には治療が必要とは見えないことを告げる．その際鏡などを使用して説明するとよい．そして，「この症状に関してはこちらでは治療が難しく大学病院を紹介します」程度のことを話し，紹介状を書くことである．

前者に関しては，同様に患者の話をよく聞き，症状の要約と患者の辛さを推測し，自分が感じたことを述べる（この部分をどのようにするかは後述する）．口腔乾燥が認められる場合は安静時唾液の測定を行う．測定は15分間何もせず，その間に湧出してきた唾液を紙コップなどに吐き出してもらい，計測する．一般に15分間で3 ml以上分泌されていれば問題はない．多くの患者は唾液分泌量の低下が認められる．また，粘調性であることがしばしばみられる．患者には，緊張すると粘ついた唾液が分泌され，この唾液のために口腔内の症状が出現してくることを説明する．多くの患者は日常的に気づかずに緊張していることがあることを説明する．

また，食事時には口腔内に症状がないことを自覚してもらうことにより説得力が増す．例えば「いつも口の中がねばねばしているのですね．食事のときも同じですか」と聞くことである．これにより，心身相関について説明する．これだけでも患者は気分的に楽になる．

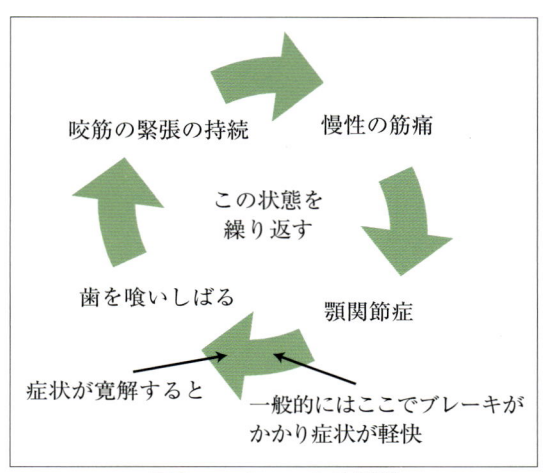

図3　ストレスと筋緊張

3）非定型歯痛

患者の訴えに見合うだけの症状が，患部の歯や歯肉に認められない．しかし疼痛を訴える．疼痛は耐え難く，このような時歯科医師は抜髄や抜歯をしてしまう．一時的に疼痛は軽減するが，再燃し，前方の歯が痛むなどとさらに訴えを続ける．このような状態を非定型歯痛という．このような場合に頭の片隅においておかなければならないのが，「関連痛」である．

筋痛が歯に放散することがしばしばある．このような場合，咀嚼筋群の触診を行い，圧痛の有無を調べることが大切である．もし，咀嚼筋群に圧痛が存在したり，圧迫により口腔内に疼痛が出現する場合は筋筋膜痛と考え対応することが必要である．いずれにしても疼痛の原因をできる限り調べ，その上で疼痛の原因となる状態が考えられない場合は非定型歯痛と診断する．

4）顎関節症

一部の顎関節症は心理的要因の関与が考えられる．最初に記載したとおり歯を喰いしばって頑張っていると，咀嚼筋群に炎症が出現し，筋痛を起こしてくる．さらに喰いしばりが続くことにより，症状が慢性化する場合がある．一般に顎関節症はしばらくすると症状が軽快してくるといわれている．しかし毎日喰いしばっていると，咀嚼筋群のリラックスする時間が短くなり，筋痛が慢性化する．このため疼痛が改善し難くなる．さらに

関節円板にも影響が出てくる．かみ合わせ日記などを患者に渡し，喰いしばりを自覚してもらうことが大切である．そして，なぜ喰いしばるのかを考えてもらうことが必要である（図3）．

5）歯科治療恐怖症

一種の外傷後ストレス症候群と考えられる．以前に歯科医院でとても辛い思いをさした経験のある患者に多いようである．このような患者は，やっとの思いで歯科医院を受診している．口腔内の状態は多数のう蝕が認められ，抜歯以外に処置しようがないこともしばしばみられる．このような患者に対し，初診時に歯科医師が「どうしてもっと早く来なかったのか」と叱責するようなことがある．患者は「明日は歯科に行こう．明日は歯科に行こう」と思いながら毎日を過ごし，やっとの思いで歯科を受診したのに歯科医師からの叱責が飛んでくる．これでは益々歯科治療が嫌になるであろう．

このような患者が来院したときはまず褒めてあげることが必要である．「今日は頑張って歯科医院に来たのですね．よく頑張りました」などと言うことが大切である．こうした言葉により，患者は安心し，次回も通院してくれる可能性が出てくる．ただ，症例によっては鎮静法など考える必要がある．

6）再発性アフタ

原因としては細菌，ウィルス，アレルギー反応，疲労などさまざまなものが挙げられている．またベーチット病などの全身疾患の部分症状である場合もある．心理的ストレスが関与する可能性がある．ストレスがなくなれば消失することが多い．治療に関しては，ステロイド剤が使用されているが漢方薬が有効な症例もある．

7）義歯神経症

神経症などという言葉を使用しているが，現在はこの言葉自体があまり使用されない．来院時に多数の義歯を持参し，「何軒かの歯科医院で入れ歯を作ってもらったが，どれも使えない」と訴える患者がある．多くは保険外で治療するが，義歯を装着するとすぐに「入れ歯が合わない．歯肉が

痛い」などとさまざまな不満を訴え，歯科医師を困らせる．多数の義歯を作っても患者が使用できないのであれば，技術など歯科医師側の問題ではなく，患者に問題があると考えたほうがよい．

8）口臭症

真性口臭と仮性口臭そして口臭恐怖症に分類される．真性口臭症は実際に口臭の存在する場合であり，仮性口臭症は，口臭は存在するが気になるほどではない場合で歯科医師がきちんと対応すれば症状は改善していく．しかし患者の中には何年も何十年も口臭を気にしている者が多く，「公共の乗り物に乗れない」，「乗っても息を止めている」など日常生活に不自由している者もいる．

口臭恐怖症は，実際には口臭がないにもかかわらず，かたくなに口臭があると思い込み，強い不安や，口臭に対する恐怖を抱くようになってしまった状態である．このような患者は，強い不安があり，それを改善することが先決で，精神科などに紹介する必要がある．

9）口腔乾燥症

この状態は，唾液腺疾患や糖尿病，服薬，高齢者で出現する．しかし，強い心理的ストレスが加わることによっても，口腔乾燥は出現する．舌痛症や口臭症と併存することがしばしばみられる．問題となるのは安静時唾液で，15分間の安静時唾液を調べると全く分泌されない者もいる．しかし，血液検査では前述の疾患を疑うような所見が認められないことがしばしばみられる．

また，摂食時には嚥下障害もなく，水分を取りながら食事をするということもない．口腔内は乾燥感が強く，高齢の患者では糸状乳頭の萎縮が認められる．味覚障害が併存することもある．

10）咬合異常感症

患者は，最初噛み合わせがおかしいと言い出すことが多い．特に保険外診療後に訴え始めることが多いようである．「少し噛み合わせが高い」と訴えられると，歯科医師は補綴物を調整せず，健全な対合歯を削除してしまうことがある．多くの場合は，患者はこの状態に適応してくる．しかし，一部の患者では，一時的に咀嚼筋群の緊張が出現した可能性があり，補綴物を調整すれば事なきを得たと考えられる．この場合，健全歯を削除してしまったことにより患者は希望しない治療をされたと考えることもあって，咬合の違和感が改善しないためにさらに他の歯の治療を開始し，やがてもとの咬み合わせが全く分からなくなり，どこで咀嚼してよいのか分からなくなってしまう．ついには，残存歯がすべてtemporaryに置き換わることになる．

結局精神科を受診して治療を受けなければならなくなり，同時に歯科医師が咬合を改善する治療を繰り返すことになってしまう．これでは患者も，咬合を回復させようとする歯科医師も共に不幸である．このような場合，当然患者は最初に治療した歯科医師には治療して欲しくないわけで，こうして咬合異常感を訴える患者が出来上がってくる．とにかく最初が肝心で，補綴処置を行った後に患者が咬合の違和感を訴えた場合は，その補綴物の調整あるいは作り直しだけを行うべきと考える．そうすることにより，他の部分は咬合が維持されているので，改善の可能性が高いと考える．

11）味覚障害について

ここで取り上げる味覚障害は，「全く味覚が分からなくなってしまった」，「口が苦くて仕方がない」「旨味を感じない」などと患者が訴える場合である．原因は現在不明で，一般的には薬剤の副作用として現れてくる場合が多いと考えられる．

3. 治療について

歯科心身症の治療には，心理療法と薬物療法がある．近年歯科医師が抗うつ剤や抗不安薬を使ってはいけないなどと言われている．しかし，目の前に辛い患者が存在し何とかしなければならないわけで，特に患者に対し歯科心身症の病態説明をきちんとできるのは歯科医師だけである．

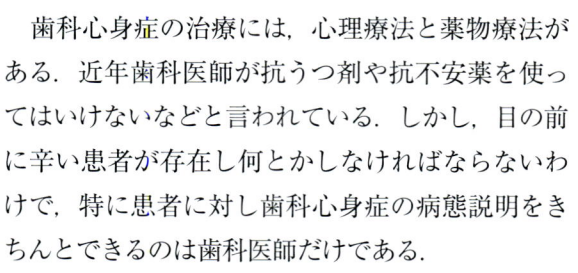

患者が病態説明を受け入れ，治療法に納得することで薬剤の効果が現れる．投薬の量も減少させることが可能となり，これは医療費の減額にも繋がると考える．

表2 自律訓練法の一般公式

自律訓練法標準公式
背景公式 「気分がとても落ち着いている」
第1公式（重感公式）「右腕が心地よく重たい」
第2公式（温感公式）「両手のひらが心地よく温かい」
第3公式（心臓調整公式）「心臓が規則正しく拍動している」
第4公式（呼吸調整公式）「呼吸が楽になっている」
第5公式（腹部温感公式）「お腹が心地よく温かい」
第6公式（額部涼感公式）「おでこが心地よく涼しい」

表3 抗不安薬の分類

1. 短時間型（半減期が3〜6時間程度）
   クロチアゼパム
   エチゾラム　フルタゾラム
2. 中間型（半減期が12〜20時間程度）
   ロラゼパム　アルプラゾラム　ブロマゼパム
3. 長時間型（半減期が20〜100時間程度）
   ジアゼパム　クロキサゾラム
   フルジアゼパム　クロルジアゼポキシド
   オキサゾラム　メダゼパム　メキサゾラム
   クロラゼプ酸二カリウム
4. 超長時間型（半減期が100時間以上）
   ロフラゼプ酸エチル　フルトプラゼパム
   プラゼパム

半減期が長いほど常用量依存が顕著でなくなる．

1）心理療法

(1) 一般心理療法

心理療法の基本は一般精神療法といわれる「患者の話を傾聴しありのままを受け入れる受容」，「患者の辛さを知り，共感している支持」そして「患者に現在の病態について分かり易く説明すること，患者が治癒に向かって努力していることをみとめること」を「保証」という．いずれにしても患者の話を聞くことはとても忍耐のいることである．患者の話を聞いていると治療者の心に「この患者はどうしたら帰るかな？」「話が長くて面倒だ」「いつまで同じことを言っているのだ」等の不快な感情が起きてくる．これらはすべて患者の持つ不快な感情に起因する．そこで，時々自分を客観視することができるようなトレーニングをしてみるとよい．そうすると，患者の話を聞いている自分は，今どのような感情があるのかと考えることになる．

前述の感情が自分にとって不快な感情であり，それが患者が抱いている不快な感情に起因すると考えることができるようになる．この時，治療者は「あなたの話を聞いているととても辛い感じになりました」「あなたの話を聞いただけで辛くなった．まして，あなた自身はその辛さのなかに身を置いたのだから，さぞ辛かったでしょうね」などと言ってやると，患者は救われた感じがする．この客観的に自分を見る自分を「観察する自我」と呼ぶ．時々，「自分は今どんな気持ちなのだろうか」と客観的に自分を見る練習をすることが患者への良い対応に結びつくと考える．

(2) 自律訓練法

一種の自己催眠である．詳しくは自律訓練法について書かれた本を読むか，日本自律訓練学会という学術団体のホームページを参照．

自律訓練法には標準公式と特殊公式がある．多くの場合，標準公式の第2公式まで指導すると，症状は改善する．表2に自律訓練法の一般公式を示す．自律訓練法は心理療法の中で最も身体の変化が出やすいとされる．

(3) 交流分析

エリックバーンにより1950年代に創始された心理療法で，精神分析を簡便にしたものといわれている．患者の対人関係のパターンを調べたり，自我状態を調べたりして陥りやすい不快な対人関係を改善し，自己実現を目指すものである．日本交流分析学会という学術団体がある．

(4) その他

現在流行の認知行動療法や多数の心理療法が存在する．ほとんどの心理療法に学術団体が存在する．

2）薬物治療

抗不安薬や抗うつ薬の投与が主体となる．前述のように医師の指示の下でしか投与ができない．しかし，これらの薬についても知識は必要である．表3は抗不安薬，表4は抗うつ薬について示したものである．

(1) 抗不安薬

近年常用量依存という副作用が存在することが知られるようになった．これは，急激に服薬を中

止すると不安感，抑うつ感，痙攣発作などが出現するもので，2〜3週間で症状は改善する．作用時間が短く，効果が強いもの程この症状が強く出現する．

(2) 抗うつ薬

以前は3環系，4環系といわれる薬剤を使用していたが，副作用がしばしばみられた．近年SSRI，SNRI，NaSSAと呼ばれる抗うつ薬の投与が主体となっている．

(3) 漢方薬について

表5は著者が歯科心身症に使用している漢方薬である．この中には健康保険の摘要外の薬剤もある．しかし，患者の証（患者と漢方薬の相性のよ

表4 抗うつ薬の種類

1. 三環系
   アモキサピン
   ノルトリプチリン　アミトリプチリン　トリミプラミン
   イミプラミン　　　クロミプラミン　　ドスレピン
   ロフェプラミン
2. 四環系
   マプロチリン　セチプチリン　ミアンセリン

以上は古くから使用されている抗うつ薬で副作用が多い

3. SSRI
   フルボキサミン　パロキセチン　セルトラリン
4. SNRI
   ミルナシプラン　デュロキセチン
5. NaSSA
   ミルタザピン

3.〜5.は近年発売された抗うつ薬で副作用は少ないとされている

表5 口腔領域の疾患に筆者がしばしば使用する方剤

病名	方剤名	証	備考
口腔乾燥症	五苓散	不問	振水音
	白加人参湯	実 - 中間	
	柴苓湯	中間証	胸脇苦満
にがみ	小柴胡湯	中間証	胸脇苦満
口内炎	葛根湯	実証	
	温清飲	実 - 中間	
	半夏瀉心湯	中間 - 虚	
舌痛症	甘麦大棗湯	虚証	ヒステリー傾向
	小柴胡湯	中間証	胸脇苦満
	加味逍遥散	虚証	
歯痛，歯肉痛	立効散	不問	
	葛根湯		
三叉神経痛様疼痛	葛根湯	実証	
	五苓散	不問	
	呉茱萸湯	中 - 虚証	扁桃痛，嘔気
顎関節症	葛根湯	実証	
	芍薬甘草湯	虚証	
	甘麦大棗湯	虚証	
	半夏厚朴湯	虚証	咽頭部閉塞感
ヒステリー性のもの	甘麦大棗湯	虚証	
	半夏厚朴湯	虚証	咽頭部閉塞感
更年期による症状	加味逍遥散	虚証	
	当帰芍薬散	虚証	強い冷え性

うなもの）が合うと有効である．漢方薬の投与は，試しに湯に溶かして服用させ，飲むことができれば1カ月程度続けさせている．症状に変化がなければ他の漢方薬に変えている．

4. 最後に

困った患者とはどのような患者であろうか？さまざまな患者が存在すると思うが，来院予定の2〜3日前から，極端な場合は治療が終わって次回の予約を取った時から歯科医師がその患者が来ることを考えただけで不快な感情がわいてくるような患者であろう．こういう事態を招かないように注意することが重要と考える．とは言ってもこうした事態を避けるのはなかなか難しい．

一般にこのような患者は，われわれ歯科医師にうまく取り入ることが上手い．例えば，現病歴を聞いているときに，「何軒かの歯科医院に通ったがうまくいかなかった」，あるいは他の歯科医院の悪口をいい，「先生がとても上手だという評判を聞いてやってきた」などと言う．このようなことを言われると当然悪い気はしない．私が何とかしてやろうと考えるようになる．しかし，この誘惑に乗ってはいけない．何軒もの歯科医院を受診し，治療がうまくいかないことは少ない筈と考えるべきなのである．この場合，まず患者の話を十分に聞き，患者の状態の概要を「あなたの状態はこういうことでいいですか」など，患者の訴えを受容する．そして，「あなたに関しては，多くの歯科医師が治療を行っているにもかかわらず，治っていません．このことから考えて，私はあなたを治療する自信がありません」と伝えることが最も良い方法と考える．

以上のようなことを踏まえながら日常の診療にかかわることで，歯科医師はストレスを抱えなくてすむと思われる．

（小池一喜）

文献

1）秦　恒平：からだ言葉の本，筑摩書房，東京，1984.
2）小池一喜，他：心身症発症の心理社会的要因：舌痛症を中心にして，日本心療内科学会雑誌，16（3）：167〜171, 2012.

24 アンチエイジング
―歯科領域が担う健康づくりと抗加齢―

歯科領域が担うべき抗加齢に関連する医療を模索するならば，歯科の予防や治療が口腔の健康はもちろんのこと，全身規模の健康づくりの中でどのようなエンドポイントと結びついているのかを真っ先に検討するべきである．

歯科の一次医療機関が実施している主な診療には，咀嚼機能回復，口腔細菌および歯周病等慢性炎症のコントロール等々があり，これらと全身的影響との関係を荒削りに提示するならば，口腔細菌由来菌血症と血管，慢性微弱炎症と代謝性疾患，咀嚼不全と栄養不足などが挙げられる．歯科は，これらの生活習慣病形成，発症の極めて上流のイベントと密接な関係があると言える．

世相の健康・抗加齢志向から，歯科ではこうしたニーズが担えるように，予防の守備範囲を広く捉え変革すべき時期を迎えている．

言うまでもなくわれわれの身体は相互に関連しており，口腔と直接関係のある事象は治療学で対応し，間接的だが重要な相互関係がある事象は，保健指導で関わっていくべきである．この部分を補強強化していけるならば，歯科発の実質的健康づくりが目を見張るレベルで効果を発揮すると予測される[1]．

1. 歯科医療のパラダイムシフト

これまで長きにわたり，歯科のパラダイムとは「歯」の健康であり「歯の予防」であった．歯周，補綴など治療学上のエンドポイントも「歯を残すこと」，「口腔機能の回復」までであった．社会の基本的な通念が根底から変化することをパラダイムシフトと呼ぶが，従来の常識や概念を覆し，歯科のエンドポイントに一般的な健康づくり，抗加齢を推進する目標を加えなければならない（表1）．

歯科診療所で行う"予防"は，う蝕と歯周病のリスクコントロールまでがゴールであったが，その先にある生活習慣病予防，若々しい身体づくりを目標に絡めるとより広がりが出て効果的である．さらに他科との連携も一層取りやすい関係となる．

図1に示すメタボリックドミノは，代謝性疾患の下地形成から不可逆的で重篤なステージに進行

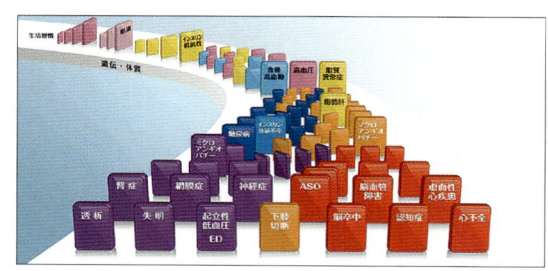

表1 予防歯科のパラダイムシフト

	旧パラダイム	新パラダイムシフト
う蝕予防／治療	う蝕予防 歯の健康	糖質過剰摂取による高血糖防止 Ⅱ型糖尿病移行リスク低減
口腔ケア／歯周治療	歯の保存 歯周組織の改善	炎症性物質による糖質・脂質代謝障害改善 菌血症による血管内皮炎予防
欠損補綴治療	咀嚼機能回復	栄養状態回復 適正体組成改善

（伊藤 裕：慶應義塾大学医学部内科学ホームページより）

図1 メタボリックドミノ（慶応義塾大学医学部内科学 伊藤裕教授による）

倒れ始めると，下流へいくほど止めるのが困難であり，できるだけ上流で流れをくい止める必要がある．この考え方においては（1）ドミノが「重積」する危険性，（2）ドミノの「流れ」における各症状の関わりかた・発症の時期，（3）流れの「連鎖」反応が重視されている

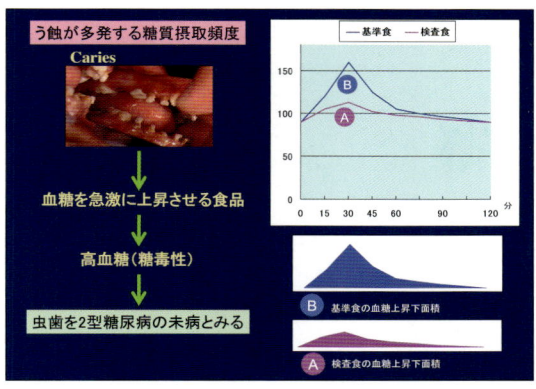

図2　グリセミックインデックス（GI）
グラフBに示される血糖値の上昇下面積（基準食の血糖上昇の大きさ）に対する，グラフAの上昇下面積（検査食の血糖上昇の大きさ）の割合で表わされる

表2　糖毒性の特徴

高い糖濃度（高血糖）により体内のタンパク質が糖と結合（糖化）して，機能を失った糖化タンパク質（AGE: Advanced Glycation End-product）となる
糖化タンパク質は代謝されず，体内に蓄積する（高血糖の記憶）
糖化タンパク質はマクロファージを刺激して炎症性物質を作り出す

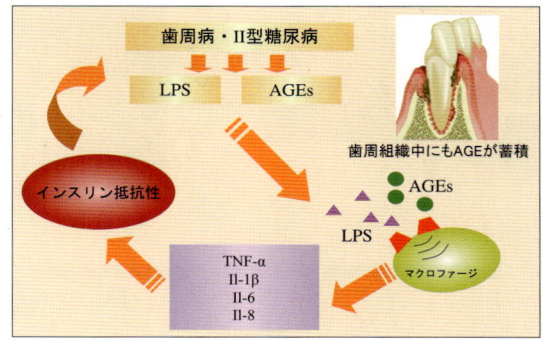

図3　AGEとマクロファージ

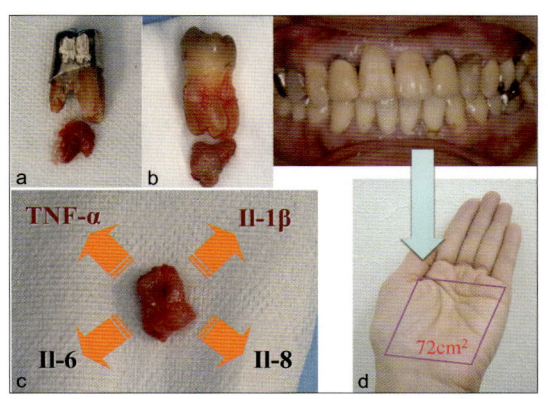

図4　a～c. 根尖病巣　d. 28本の歯の全周囲に5mmの歯周ポケットがある場合，ポケット内の潰瘍の面積は大人の手のひら（約72cm^2）に相当する

するまでの病態を，ユニークなドミノに例えており，下流に至るほどドミノをくい止めることが困難になる．

歯科は，う蝕と高GI食品摂取の関係，細菌と炎症制御の関係，咀嚼機能と摂取カロリーおよび栄養状態，そして代謝回転との絡みから，代謝性疾患の早期ドミノ倒しの最上流の防波堤になり得るし，中下流域であっても疾病改善に必須な形で参画できるのである．

2. う蝕予防と生活習慣改善

スクロースの摂取頻度が高いと，口腔総菌数に対するミュータンスレンサ球菌比率が上昇して，非水溶性グルカンが歯面を覆い，エナメル質の脱灰反応が進行してう窩が形成される．う蝕は，感染症であると同時に少なからず高GI食品（図2）の摂取頻度の高い生活習慣を伴っている．

糖質を頻繁に摂取していると，高い糖濃度（高血糖）の状態が持続して体内のタンパク質が糖と結合（糖化）し，機能を失った糖化タンパク質（AGE：Advanced Glycation End-product）が生成される．

AGEは代謝されず，歯肉をはじめ，体内に蓄積する（高血糖の記憶）．マクロファージは，AGEに刺激され炎症性サイトカインを放出するため，局所の炎症を助長する結果となる（図3）．

こうした一連の負の事象を糖毒性と呼ぶが，抗加齢（アンチエイジング）の視点から見ると，う蝕を招く食習慣は高血糖を経由して，糖毒性（表2）の状態を伴い血管壁に負荷をかける．長期的にはⅡ型糖尿病へ移行するリスクと捉える．

したがってパラダイムシフト後は，う蝕に対して歯科保健指導ばかりでなく，糖質代謝改善までを包括した保健指導が必要である．

3. 歯周病細菌の制御と抗炎症と抗加齢

歯周病の予防治療に関連した既成パラダイムは，"いつまでも自分の歯でおいしく食事をいた

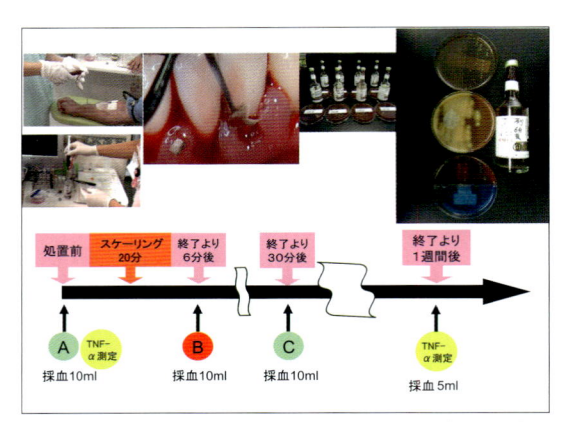

図5 重度歯周病患者からスケーリング前後で採血し，血液培養を行い口腔細菌を検出した．採血点Bを培養したものが右上の血液平板の写真である．おびただしい口腔細菌が検出されている

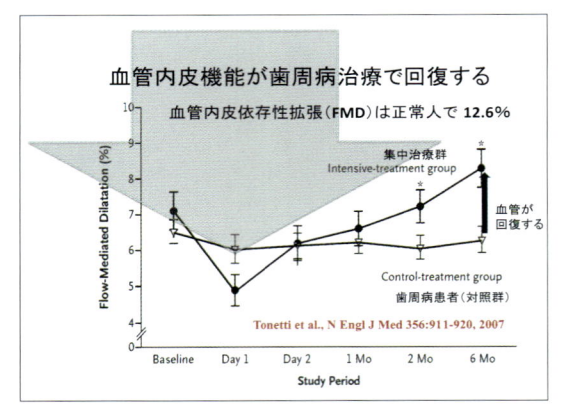

図6 血管内皮機能が歯周病治療で回復する

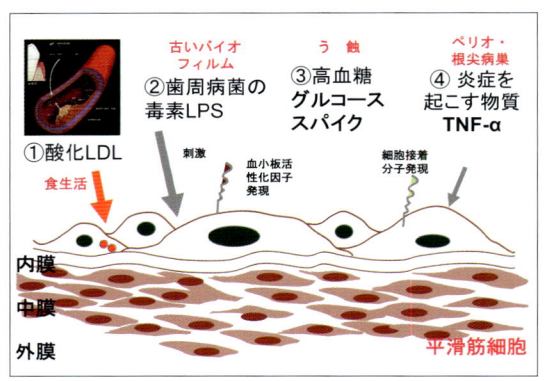

図7 血管内皮細胞が受ける歯科関連ダメージ4形式

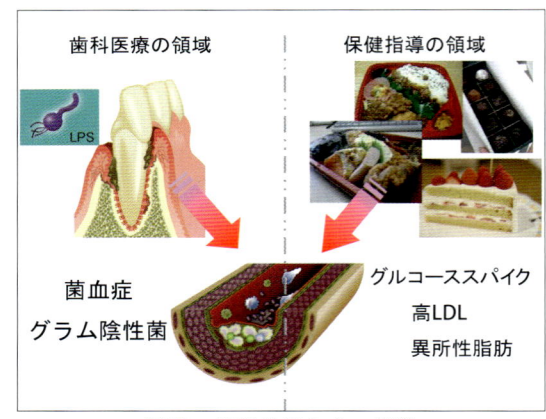

図8 歯周治療と食の指導

だく"とする部分が概ね支配的であった．さらにこの崇高なミッションに加え，歯周炎に続発する代謝性疾患や，歯周組織の血管から炎症性物質が侵入したり，細菌が侵入して起きる菌血症への対応も考慮しなくては，循環器の劣化は回避できず，精度の高い抗加齢は到底実現できない（図4）．

パラダイムシフト後は，歯周病と循環器疾患の関係（血管内への細菌，LPS等抗原の侵入）が重視される．"人は血管と共に老いる"といわれるように，抗加齢（アンチエイジング）の実践とは，血管を守る生活習慣と言い換えることもできる．歯周ポケットや根尖病巣から，日々微量ながら細菌や炎症性物質が血管系の中へ侵入し[2]（図5），歯原性菌血症[3]を生じて血管内壁を傷めてしまう．歯周治療が血管の弾力回復に作用するとされるエビデンスもある[4]（図6）．歯周病罹患状態に悪玉コレステロール増加，高血糖，脂質異常症，高血圧などの条件が加わると，血管内壁はさらに悪い状態に陥る．う蝕，成熟バイオフィルム，咀嚼機能が低下した食生活，歯周炎，根尖病巣など歯科的問題と脈管内壁の炎症の関係をシェーマで示す（図7）．

それゆえ歯科領域であっても，"血管の健康"を第2のエンドポイントにすえるならば，歯周治療と同時に，高血糖・高脂血症の状態改善および食習慣の指導，運動の処方などを実施して複合的な健康づくりを進めることが不可欠になる（図8）．

歯周ポケットが形成される以前の歯肉炎は，さほど重要度が高いとは認識されない疾患である．しかし，抗加齢医学の視点から慢性持続的に菌血症を呈する状態を考慮すれば，われわれが取り組むべき最重要課題となる．例えば，ディプラーキングやDental Drug Delivery System（3DS）[5〜7]の

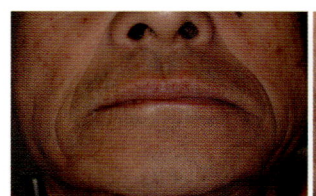

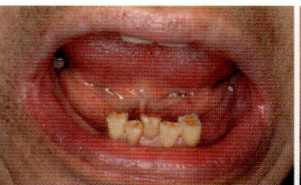

81歳男性　　　　　　　咀嚼力 90mg/dl　　　　　　補綴咀嚼力 149mg/dl
下顎両側臼歯欠損

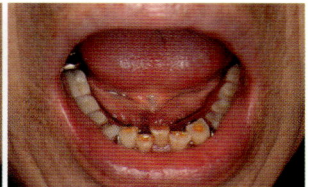

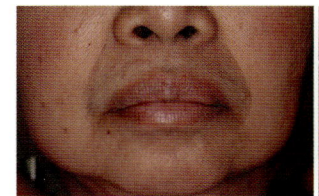

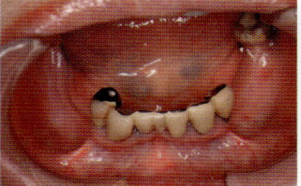

65歳女性　　　　　　　咀嚼力 81mg/dl　　　　　　補綴咀嚼力 104mg/dl
下顎両側臼歯欠損

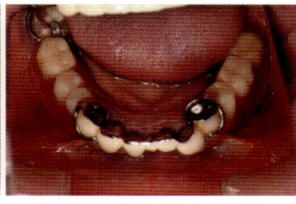

図9　81歳男性（上），65歳女性（下）の下顎臼歯欠損症例　咀嚼機能の補綴前，補綴後計測値

ように，口腔バイオフィルム（成熟し，病原性が増加した）を適切に入れ替え，口腔常在性グラム陽性球菌（善玉菌）が優勢な状態を目指す技術がある．今日のプラークコントロールは，バイオフィルムが石灰化する前に入れ替えていくのがスタンダードである．技術的に進化し十分確立されているため，さらに取り組みがなされれば満足な成果が得られるであろう[8〜10]．

歯周治療の新しいパラダイムは，歯を残す目的に加え，血管代謝性疾患の予防，治療，改善を包括し始めている．

歯科の独占業務であるバイオフィルムコントロール（ディプラーキング）は，血管系に汚物を入れないためにも大変有効である．旧パラダイムである"歯の健康維持"に，歯原性菌血症の防止と循環器の健康までが加算されると，それに伴って重要度も跳ね上がるのである．

しかしながら現状において未だ，歯肉炎や軽度歯周炎は，自覚症状に乏しいが故に放置される傾向にあり，"血管の健康"をエンドポイントにおいた啓発活動が今後求められる．

4. 補綴治療から補綴・リハビリテーション・栄養外来へ

歯科補綴治療のエンドポイントは，咀嚼機能の回復までが一般的である．しかし，今日求められるメタボリック症候群の抑制と健康づくりとのジョイントを考慮すると，補綴治療の担う役割は，「何でも噛めるように咀嚼機能を回復する」までを手段とし，ここから第2のエンドポイントである「メタボリック症候群」および「栄養状態の改善」にまで延長しなければ，包括的医療の中では機能しにくい．図1に示したメタボリックドミノ倒しに拮抗する補綴治療の役割を熟考すると，それが単なる咀嚼の回復であろうはずもない．

補綴における咀嚼機能回復は，一見目的のようで，実は栄養状態の改善までがエンドポイントであり，若々しくあるための手段なのである．

咀嚼機能回復後に，摂食品目と栄養と代謝回転に関する保健指導の実施を組み合わせた補綴・リハビリテーション栄養外来は，まさに理想形といえる．しかし，咀嚼機能回復とリハビリテーションに取りかかる以前に，咀嚼機能の基準値が必要となる．

循環器科や眼科では，拡張期，収縮期血圧や裸眼視力，矯正視力といった基準を用いて，健康か病気かの区別と治療効果の評価を行っている．近年外来で簡便に咀嚼機能を測定する装置（グルコセンサー）が登場している[11]．本装置では，客観データを用いて咀嚼機能を評価でき（図9），主な原理を示す（図10）．現在，先進医療に指定されたが，研究目的に使用が限定されている．こうした基準値さえあれば，基準値に満たない人は，

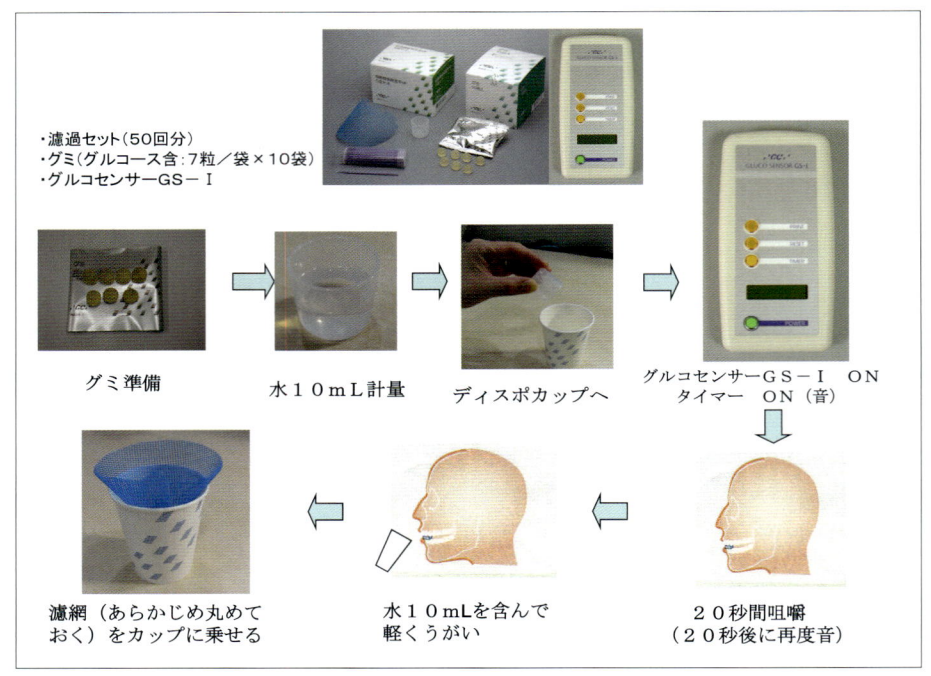

図10 咀嚼機能評価機器で，先進医療に指定された「グルコセンサー」
グルコース含有のグミを20秒間咀嚼した後，10mlの水で含嗽して吐き出し，そのグルコース濃度を血糖測定機器で計測，溶出した糖濃度をもって咀嚼値とする
（現在この機器は，『先進医療』の「有床義歯補綴治療における総合的咬合・咀嚼機能検査」に用いられている）

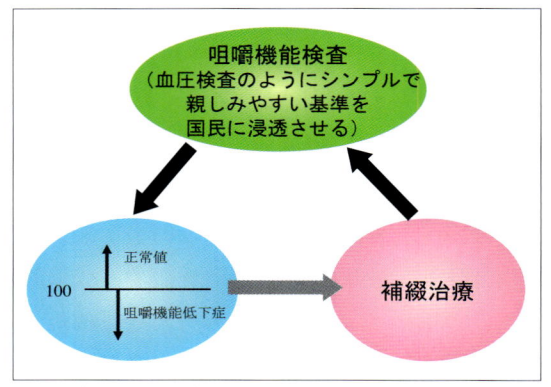

図11 被験者の主観ではなく，客観的な補綴治療の必要性が明らかになる

咀嚼機能低下症などとして自発的に歯科を受診するシステムが構築できる（図11）.

健康日本21の中に，1日350g（うち120gの緑黄色）野菜摂取を推奨する健康づくりの努力目標がある[12]．しかし大臼歯を喪失した場合，この達成は困難であり，早晩健康づくりから脱落してしまうのである．栄養指導に携わる管理栄養士など専門職の間でさえ，食事指導時の環境整備としての補綴治療の重要性と必然性が，必ずしも理解されているわけではない．

咀嚼機能が低下した人は健常人と比べ，軟性食材であるうどん，白米，チャーハン，麺類，パンなど糖質偏重の食習慣となるために炭水化物の摂取量が増え，反対にカロリーオーバーであっても，タンパク質・ビタミン・食物繊維・ミネラルなど，あらゆる栄養素の摂取量が低下する傾向が知られている[13,14]（図12）.

咬めない人に大規模な補綴，インプラント補綴などを施し劇的に咀嚼機能を向上させた上で，糖質中心の食習慣を放置すると，摂取カロリーが単純に増加してしまう．歯科医は保健指導を実施して糖質中心の食習慣栄養バランスを改善指導し，さらには基礎代謝をアップさせ，エネルギー代謝回転を再設定できれば内臓脂肪型肥満も改善され，理想的である（図13）．筆者の施設で実施している補綴・リハビリテーション・栄養外来の概要を表3に示す．

このように歯科医療に保健指導（食育・生活習慣指導）が有機的に加わって，さらに充実した医療構築が実現した暁には，歯科発の若々しい健康づ

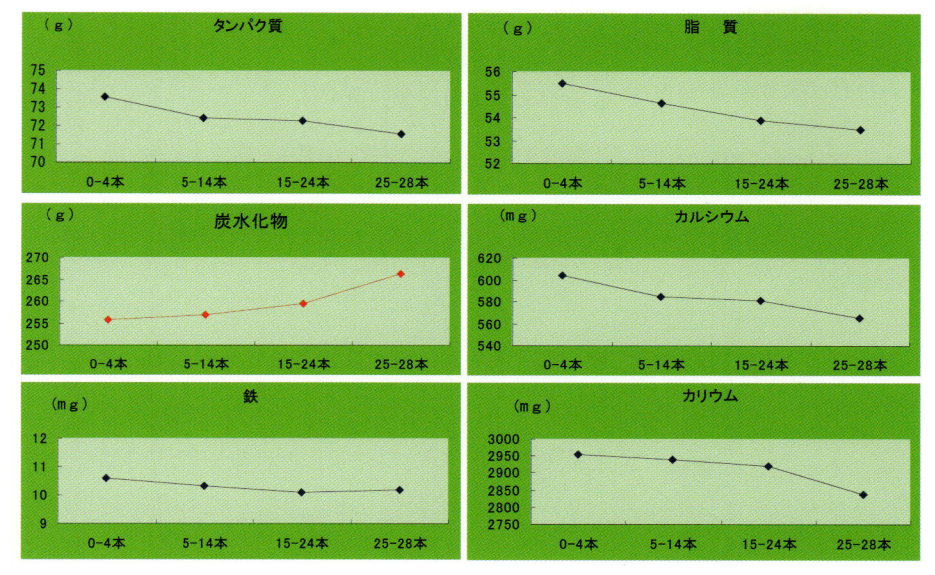

図12 喪失歯数別の推定栄養素摂取量平均値（1日あたり，n=19,371）
（愛知県がんセンター研究所疫学予防部・若井氏らによる厚生労働科学研究『歯科医師を対象とした歯と全身の健康，栄養との関連に関する研究』に基づく）

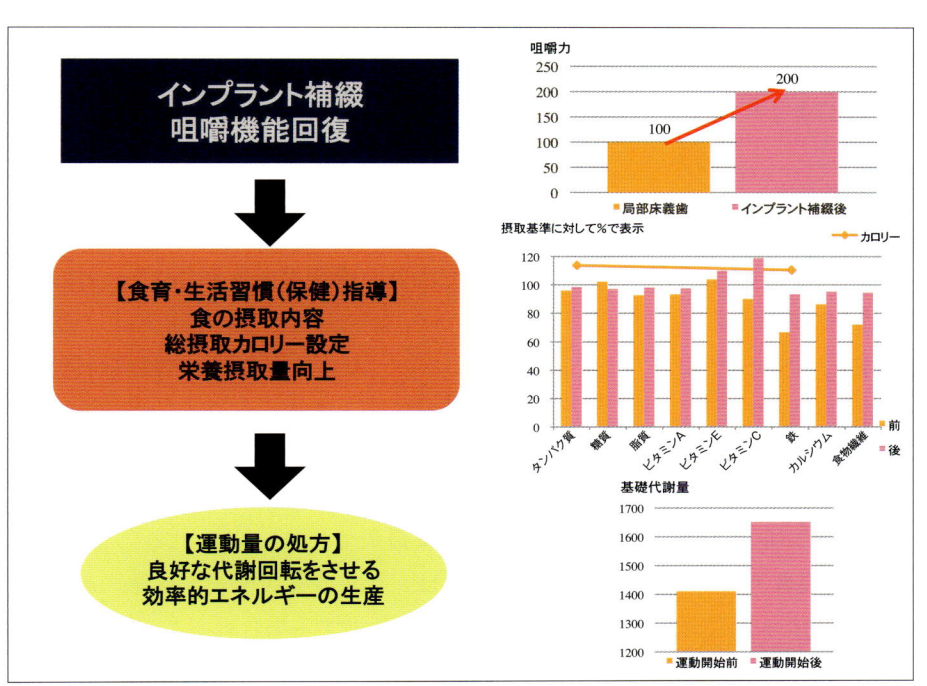

図13 咀嚼機能を向上させると同時に総摂取カロリー，基礎代謝，食習慣の再設定が必要になる．補綴直後に継続するリハビリテーション，栄養状態改善，運動の処方という包括的な保健指導である

くりが花開き，健康感を強く実感した国民から必ず高く評価されるであろう．

5. 歯科診療所における保健指導

抗加齢を実践するうえで大部分を占めるのが「健康を押し上げる保健行動」であり，効果的な知識教育が必要である．

歯科口腔疾患の予防・治療は，特定健診の対象となる疾病が形成される上流部分であることが多く，保健指導の担い手として大変好都合であり，かつ合理的である．

歯科のパラダイムのもとではいかにも関連が薄い保健指導であるが本来，医科と歯科には，保健指導を担うべき同等の義務が課せられているのである．歯科医師法と医師法の第一条を表4に示す．筆者の診療所では予防歯科に取り組んで来たが，食育との"のりしろ"から7年前より食育・生活習慣指導に取り組み，その必然性から現在保健指導のプログラムをほぼルーチン化するに至っている．実費にて保健指導を実施しているが，歯

表3 補綴診療の手順・保健指導・栄養状態・代謝回転の改善を有機的に組み合わせた診療の一般例を示す．主として保健指導は管理栄養士が受け持つことが望ましい

	補綴	保健指導
第1回目	補綴診断・補綴前咀嚼機能測定評価 スタディモデル・印象・咬合採得	FFQ／摂取カロリーの評価 体組成測定 基礎代謝測定 血液データ（血清アルブミン値・各種栄養評価）
第2回目	スタディモデル・印象・咬合採得 補綴物試適	知識教育 運動の処方 骨代謝・筋肉量向上の話 栄養改善の話 食べ物の入れ替えの予告
第3回目	仮義歯の装着・噛む機能のリハビリ 補綴物セット・微調整	補綴後代謝回転の変更努力開始 食事内容の変更 総摂取カロリーの変更 運動の処方 100g計測ダイエット 具体的な食事メニューをつける
第4回目	補綴後咀嚼機能再評価 補綴医診察・カウンセリング	動機付け支援 摂取カロリーの再評価

表4 歯科医師法第一条・医師法第一条

歯科医師法 第1章「総則」 （昭和23・7・30・法律202号）	第1条 歯科医師は，歯科医療及び保健指導を掌ることによって，公衆衛生の向上及び増進に寄与し，もって国民の健康な生活を確保するものとする．
医師法 第1章「総則」 （昭和23・7・30・法律201号）	第1条 医師は，医療及び保健指導を掌ることによって公衆衛生の向上及び増進に寄与し，もって国民の健康な生活を確保するものとする．

科単独の施設であっても，特定健診に続く特定保健指導の指定実施機関になることが可能である．

・咀嚼機能が回復したら適正体重，体組成づくりの方略と抗加齢

　体重の制御は健康の基本であり，常に適正体重を心掛けるべきである．

　保健指導の項目は，そのほとんどが低GI食品の推奨，トランス脂肪酸など悪い油の摂取制限，よい油の積極摂取など，受講者に自発的に家庭で取り組んでいただくものである．そのなかにあって100g計測ダイエットは，保健指導のあとで，指導者と受講者のあいだで結果が共有できる指導項目である．

　100g計測ダイエットは大分医科大学内科で考案された認知行動療法で，朝夕の体重を100g単位で計測し，キログラム計では測定できない微細な変化を知り，行動に生かすのが特徴である[15]（図14）．

　ヒトの体重は，夜間就寝中に発汗，エネルギー代謝が起こり，朝起床して排泄を済ませた後が一番軽い状態となる．これに対し夕食後就寝前には，摂取した食物水分などが加算されるので，体重が最も増加する．

したがって体重は，朝夕で約1kgから700g上下変動するので，こうした現象や計測時間を無視して体重測定を行うと，考慮した行動と結果が不一致となり，一喜一憂することになる．

　肥満者に減量の希望を問えば，大抵10〜15kgは減らしたいと答える場合が多い．やはり理想体重になってこそ成功と考え，そうでなければ，つらい努力をする意味が薄いと考えがちである．

　しかしこれは誤りで，努力目標は体重変化よりも，肥満・代謝性疾患の元凶である内臓異所性脂肪の減量であり，内臓異所性脂肪1kgの減量には計り知れない価値があるという事実は，意外に知られていない．身体に溜まった内臓異所性脂肪からは猛毒のアディポサイトカインが分泌され，日々身体を蝕み老化させている．これを脂肪毒性と呼んでいる（図15）．現実的な体重コントロールは1カ月に最大で約3kgとされる．これを越えた場合には，さまざまな弊害が身体に起こり，かえって老化が促進する場合もある．肥満判定基準（BMI）は重要だが，体組成はさらに重要である．保健指導で運動を処方し，食生活を改善した場合，内臓脂肪が2kg減じる反面，筋肉と骨密度が増加したならば，体重はむしろ増加する場合もあるが，体組成は良好になる．微々たる体重変化であっても，1kgの内臓脂肪が減ることで，体調が良くなる，肌の張り，艶が改善される，などの効果があることを是非お伝えしたい．

　食は（1）食事の量，（2）種類（内容），そして（3）食速度と食べる時間，の3つのファクターで制御できる（図16）．量を減らしたくなければ食事内容を変える．ゆっくり食べれば，急激なイン

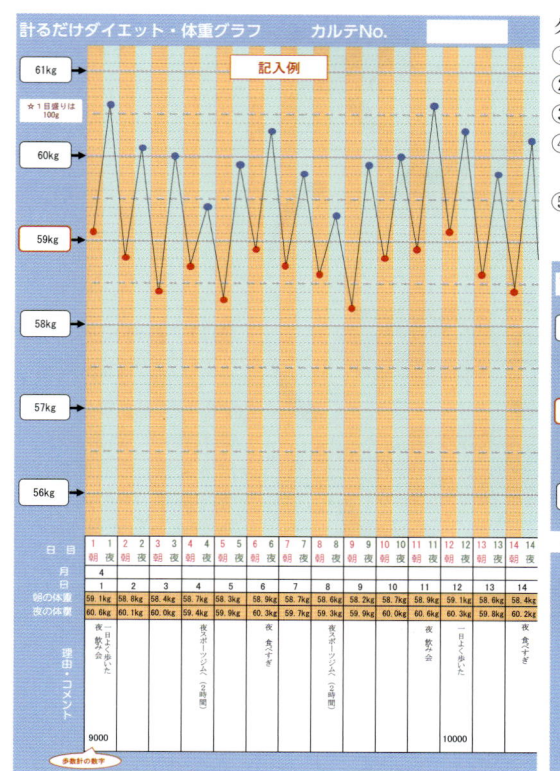

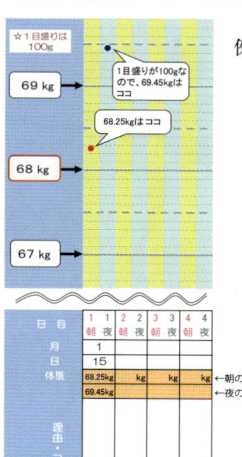

図14　100g計測ダイエット記入例と記入のしかた

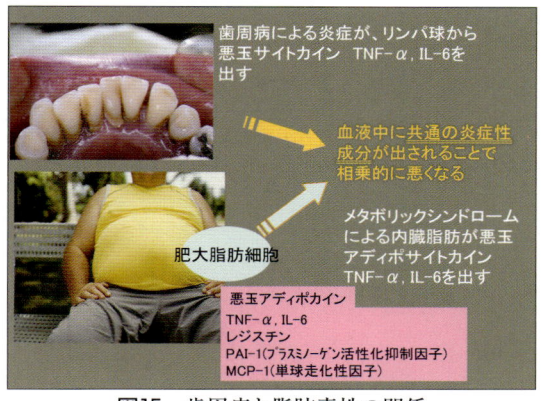

図15　歯周病と脂肪毒性の関係

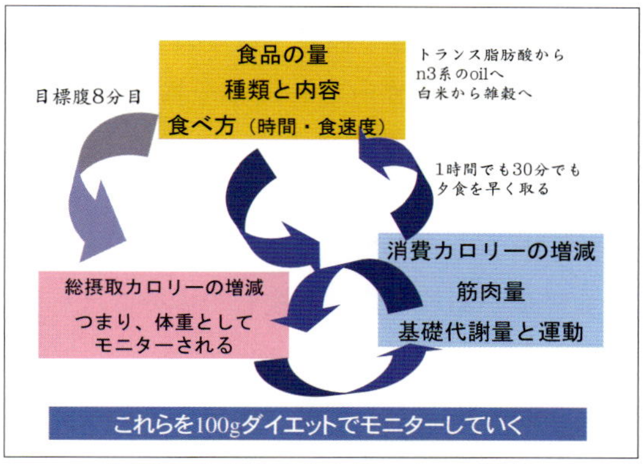

図16　食を適正化するための3要素

スリン分泌が抑えられ，高インスリン血症が改善する．

　インスリンは，別名老化促進ホルモンといわれる．大量に分泌させないことが大切である．食のファクターを変えたくなければ，スポーツを行ったり，日常生活動作を上げたりして運動量を上げる．運動は，初めに筋トレを行い，血糖値を下げた上で有酸素運動を実行すると，脂肪酸が代謝される．

　筋トレ後は，筋肉が破壊されて修復される過程でマイオカインという若返り物質が分泌される．

またマイオカイン様の物質が，強力に大腸がんの形成を抑制しているとされるデータがある[16]．

　100g計測ダイエットは，ほんの少し食べ方を変える，ほんの少し駅でのエスカレーター利用を止めるだけで，200g，300gというようにすぐに変化が体感できる．体重100g単位でのコントロールへの取り組みは，保健行動と変化の感覚を体でつかむことができるので，抗加齢に関する保健指導の主要項目の1つである．

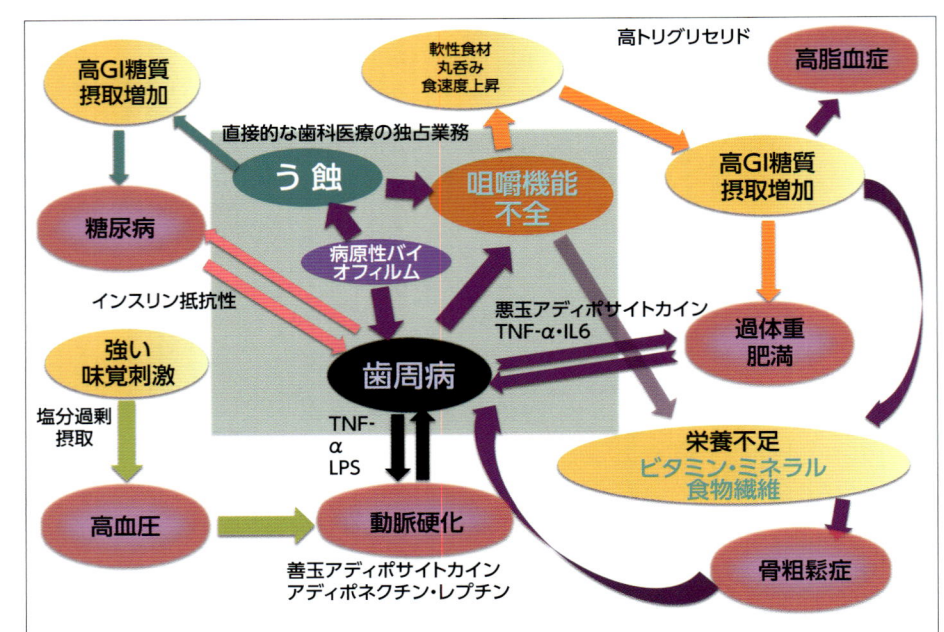

図17 歯科疾患と全身疾患との相互関係

グレーで示す部分は，慣例的に歯科医師が業務独占しており，まさに第一の評価項目となる病態である．その周囲には，生活習慣病の病態があり，直接的，間接的な相互関係がある．これらを歯科医療の第二評価項目として扱うべきである．

6. 歯周治療と連動した血管年齢，骨強度改善プログラム

厚生労働科学研究[1]によれば，80歳高齢者男性85名および女性153名を対象としたパノラマエックス線写真における下顎骨下縁皮質骨の形態所見と血中骨代謝マーカーとの関係を検討した結果，女性では骨吸収像が明らかなグループほどPICP（Ⅰ型プロコラーゲンC末端プロペプチド）濃度が上昇するという，有意な傾向が認められた．さらに骨粗鬆症があると歯を喪失しやすいことも明らかとなった．

歯周治療により炎症が消退すると歯槽骨の分解吸収が止まり，添加が起こる．こうした現象は，治療開始から約1年後のパノラマエックス線写真で，歯の外側の歯槽硬線が強く出現することで観察される．また，パノラマエックス線写真から骨密度を推定することも可能である[17]．

こうしたことから，積極的に骨密度，骨強度を改善するプログラムを歯周治療と連動させて実施するとよい．

骨強度は，骨密度（ミネラルの密度）＋骨質（コラーゲン分子の状態）の2つの要素で決まる．

ミネラルの占める体積とコラーゲンタンパク質の体積との割合は，50：50 Vol/Volであり，骨の中にはコラーゲン分子が意外に多く存在している．骨の弾力性に関しては，コラーゲン分子の強い架橋が重要である．

なお，コラーゲン分子の生理的架橋形成は骨質の改善以外に，肌の張りや血管の弾力性にも関係する[18]．コラーゲンの生合成には，ビタミンB6，B12，葉酸，ビタミンCの摂取が効果的である[19]．

骨質の改善には，以下のビタミン摂取と①②が示す行動が推奨されている．約3カ月間程度は摂取したい．

ビタミンB6	30 mg/day
ビタミンB12	15 mg/day
葉酸	1 mg/day
ビタミンC	500mg/day

①食品から摂取する

コラーゲンを多く含む食材の摂取は，ハイドロキシプロリン，ハイドロキシリジンなど他のタンパク質には含まれないアミノ酸の供給に有利である．しかし，食事から摂ったコラーゲンが，直接体のコラーゲンに同化するわけではなく，アミノ酸からの生合成反応を触媒するビタミン類も合わせて摂る．

食材では，牛すじ，手羽先，豚足，ふかひれ，カレイ，アンコウ，鮭，ゼラチン等がある．骨の25％はコラーゲンタンパク質で構成されている．コラーゲンタンパク質で形成された網の目にカルシウムやマグネシウムなどミネラルが埋められ，

骨が形成されている．したがってカルシウムだけでなく，タンパク質とそれらのミネラルを摂る必要がある．

　②負荷の高い運動

　カルシウムの摂取だけでは，骨にカルシウムが沈着せず，強度のある骨にはならない．運動負荷をかけることで，骨にカルシウムが蓄積され密度が増すのである．適度な運動は，コラーゲンの生合成量を増加させる．筋肉トレーニング後は，筋肉修復のために成長ホルモンが大量に分泌され，同時にコラーゲン生合成も活発になる．

7. まとめ

　アンチエイジングという単語が持つニュアンスは，何か特殊なホルモンや成長因子などを用いて若返るとするイメージが強い．そうした方法は重要だが，抗加齢とは知識を駆使して無益な老化を防止し，健康づくりを実践することに他ならない．主として疾患発症の上流を担う歯科から関係する事象は，まさに枚挙にいとまがないほど多岐にわたっている（図17）．

　本稿では，歯科が健康づくり推進の先駆的役割を担うための包括すべき機能，医療サービスの分野を提示した．

（武内博朗，花田信弘）

文献

1) 厚生科学研究「口腔保健と全身的な健康状態の関係」運営協議会（座長 小林修平）編：伝承から科学へⅡ口腔保健と全身的な健康状態の関係について，口腔保健協会，東京，2000．
2) Lockhart PB, et al: Bacteremia associated with toothbrushing and dental extraction, Circulation, 117：3118〜3125, 2008.
3) 菌血症に関連する口腔バイオフィルム細菌の検討に関する研究（武内らの発表データより：鶴見大学歯学部探索歯学講座・国立感染症研究所細菌第一部 H24.10.27，日本口腔感染症学会）
4) Tonetti MS, et al.：Treatment of periodontitis and endothelial function, N Engl J Med, 356（9）：911〜920, 2007.
5) Takeuchi H, et al：Clinical study of mutans streptococci using 3DS and monoclonal antibodies, JJID, 54：34〜36, 2001.
6) Takeuchi H, Senpuku H, et al：New dental drug delivery system for removing mutans streptococci from the oral cavity：effect on oral microbial flora, Japanese Journal of Infectious Diseases, 53：211〜212, 2000.
7) 武内博朗：う蝕細菌制御技術の科学と臨床—Dental Drug Delivery System（3DS）とは何か—．日本歯科医師会雑誌，60（5）：15〜25, 2007.
8) Kolenbrander PE and London J：Adhere today, here tomorrow: Oral bacterial adherence, Journal of Bacteriology, 175（11）：3247〜3252, 1993.
9) Kolenbrander PE, Andersen RN, Blehert DS, et al. Communication among oral bacteria, Microbiology and Molecular Biology reviews, 66（3）：486〜505, 2002.
10) 花田信弘監修：目的別PMTCとオーラルケア バイオフィルム制御とオーラルケアの到達点．124〜130，東京，クインテッセンス出版，2006.
11) 志賀　博，小林義典：先進医療に導入されたチェアサイドで簡便に行える咀嚼機能検査，東京都歯科医師会雑誌，59：479〜488, 2011.
12) 厚生労働省・健康日本21企画検討会・健康日本21策定検討会：21世紀における国民健康づくり運動（健康日本21）について報告書，2000.
13) 若井建志，他：歯科医師を対象とした歯と全身の健康，栄養との関連に関するコホート研究 歯科医師自身からのエビデンス発信をめざして，日本歯科医師会雑誌，58（9）：865〜873, 2005.
14) Yoshihara A, Watanabe R, Nishimuta M et al：The relationship between dietary intake and the number of teeth in elderly Japanese subjects, Gerodontology, 22（4）：211〜218, 2005.
15) 黒川　衛，坂田利家：糖尿病の自己管理 理論と実践指導 グラフ化体重日記と体重の自己管理，Diabetes Frontier（0915-6593）6（1）：63〜67, 1995.
16) Hojman P, et al: Exercise-induced muscle-derived cytokines inhibit mammary cancer cell growth, Am J Physiol Endocrinol Metab, 301（3）：E504〜510, 2011.
17) Taguchi A, et al: Validation of Dental panoramic radiography measures for identifying postmenopausal women with spinal osteoporosis, AJR Am J Roentgenol, 183（6）：1755〜1760, 2004.
18) Saito M, et al：Degree of mineralization-related collagen crosslinking in the femoral neck cancellous bone in cases of hip fracture and controls, Calcif Tissue Int, 79：160〜168, 2006.
19) Shiraki M, et al：Nonenzymatic collagen crosslinks induced by glycoxidation（pentosidine）predicts vertebral fractures, J Bone Miner Metab, 26：93〜100, 2008.

25 予防歯科

　歯科における2大疾患はう蝕と歯周病である．う蝕は硬組織中の無機成分が細菌の産生する酸により脱灰され，やがては有機成分も崩壊していく感染性病変である．歯周病もプラーク中の細菌によって引き起こされる炎症反応が深部に波及し，歯周組織に障害を与え，最終的には抜歯にいたる疾患である．う蝕も歯周病もプラークを構成する細菌によって引き起こされることから，両疾患の予防は細菌と宿主の関係をいかに理解しコントロールするかにかかっている．

　う蝕の原因はミュータンスレンサ球菌であるため，歯ブラシやデンタルフロスを用いてプラークを取り除く機械的プラークコントロールが予防の主体となる．また，砂糖摂取の制限もう蝕発生の低下につながる．フッ化物の応用もエナメル質の耐酸性の向上，再石灰化促進作用，細菌に対する酸産生の減少作用などから有用なう蝕の予防法である．う蝕予防を目的に使われる代替甘味料を食生活に取り入れることも，う蝕の発生しやすい小児には効果が高い．また，初期う蝕ではこのような方法を用い脱灰と再石灰化の平衡状態を再石灰化へ傾けることによる再石灰化処置による経過観察で対応するが，進行したう蝕では，罹患部位を切削器具で除去し，修復処置を行い機能と審美性の回復を図るほかない．

　歯周治療においても，主として口腔清掃の確立の下に，機械的な原因除去療法が行われているが，予防対策としては，従来からのブラッシングや食生活の改善にとどまっている．

1. バイオフィルム感染症

　う蝕および歯周病の原因となるプラークは，その体積の70％が細菌で占められている．細菌は，自身が産生した菌体外多糖に付着し，バイオフィルムを形成している．バイオフィルムは自然界に広く存在するが，口腔内も例外ではない．バイオフィルムには通水チャネルが備わっており，細菌への栄養補給や老廃物の排出が可能となっている．プラークは成熟するとともにその厚みが増し，菌数の増加だけではなくpH，酸素分圧，栄養分の局所的な差異が生ずることから構成する細菌の種類も変化していく．形成されたバイオフィルム中の細菌は，菌体外多糖に守られることにより，抗菌物質，抗体，食細胞から逃れ，安定した微小環境が作り出される．

　このバイオフィルム内で産生された酸により，う蝕が引き起こされる．また，口腔内のほとんどは，好気環境下であるにもかかわらず，バイオフィルム内での酸素分圧の低下から偏性嫌気性菌が生息しうる環境が作り出される．バイオフィルムは，これら菌体の産生する内毒素，酵素，vesicleなどの供給源となり歯周病を引き起こす．

2. バイオフィルム感染症の視点から

　う蝕も歯周病もバイオフィルム感染症であることから，機械的にバイオフィルムを除去することが最も大切である．しかし，この機械的プラークコントロールを補完する手段として，薬剤を用いた化学的プラークコントロールの研究開発も行われてきた．歯周治療において，抗生剤を全身あるいは歯肉局所に投与することにより臨床症状の若干の改善につながることは知られている．しかしながら，口腔内には耐性菌が存在しており，全身および局所に関わらず抗生剤の投与は，耐性菌の増加をもたらすことが報告されている．

　口腔内を無菌状態にすることは不可能であり，むしろ両疾患とも原因菌が明らかであることか

ら，その菌に対するワクチン療法やプロバイオティクス療法により口腔内の細菌叢をリスクの少ない状態に改善することの方が現実的である．すでに，歯周病に対して効果を有するプロバイオティクスやミュータンスレンサ球菌，および歯周病原菌の病原性に関わる酵素に対する鶏卵抗体を用いた製品が食品として市販されており，口腔内フローラを改善する新たな生物的プラークコントロールの手法として注目されている．

3. プロバイオティクス

バイオフィルム感染症である歯周病に対する治療としては，歯ブラシやスケーラーを用いた機械的プラークコントロールが，プラーク除去に対してもっとも有効な手段である．一方，これを補完する手段として，抗菌剤を用いた化学的プラークコントロールもあるが，プラーク中の細菌は菌体外マトリックスにより保護されているため抗菌剤に対して抵抗性を示し，急性期を除いた歯周治療においては有効な方法ではない．

近年，抗菌剤に頼らない感染予防の手段としてプロバイオティクスと呼ばれる有用微生物を用いた感染予防が注目されている．プロバイオティクス（probiotics）は抗生物質（antibiotics）に対比される言葉で，生物間の共生関係（probiosis）を意味する用語を起源とする造語である．プロバイオティクスは"腸内フローラ（細菌叢）のバランスを改善し，それによって宿主に有益な効果をもたらす生菌"と定義されている（図1）．

口腔内は腸管と同様に多種多様の細菌が生息している．腸管では，有用微生物である善玉菌により病原微生物である悪玉菌を抑制し腸管内フローラを改善するプロバイオティクス研究の報告が多くなされており，口腔内についても同様に，悪玉菌である歯周病原菌に対してプロバイオティクスを応用する試みがなされている．松岡らは，口腔内プロバイオティクスとして，*Lactobacillus salivarius* TI2711（LS1；図2）が歯肉縁下プラーク中の歯周病原菌を抑制することを報告している．歯周病原菌の中でも病原性の高い*P. gingivalis*, *T. forsythensis*を対象とし，LS1を含む錠菓を1回1錠（1錠当たりの菌数6.6×10⁷）1日3回，12週間服用させ，歯肉縁下プラーク中でのこれらの菌数の解析を行った．その結果，LS1服用群では有意に*P. gingivalis*菌数の減少が認められたが，*T. forsythensis*での減少は見られなかった．また，服用を中止すると*P. gingivalis*菌数は服用前のレベルまで増加した．一方，プラセボ服用群ではいずれの歯周病菌においても有意な増減は見られなかった．

このように，LS1の服用により歯肉縁下プラーク中の*P. gingivalis*が有意に減少したことは，LS1が歯周治療の一助となることを示唆するもの

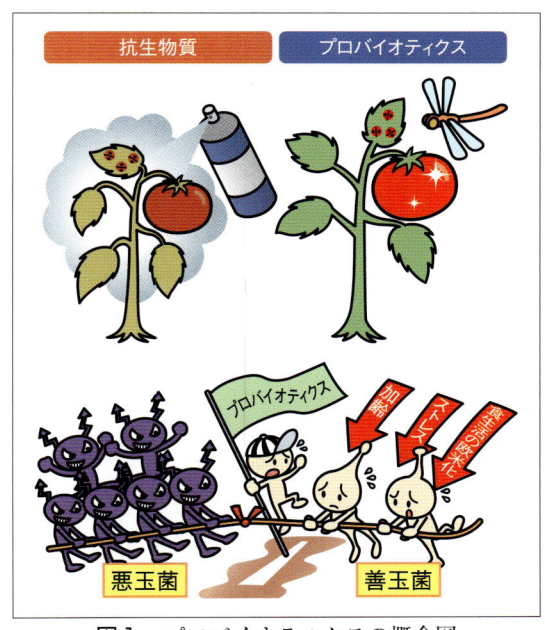

図1　プロバイオティクスの概念図

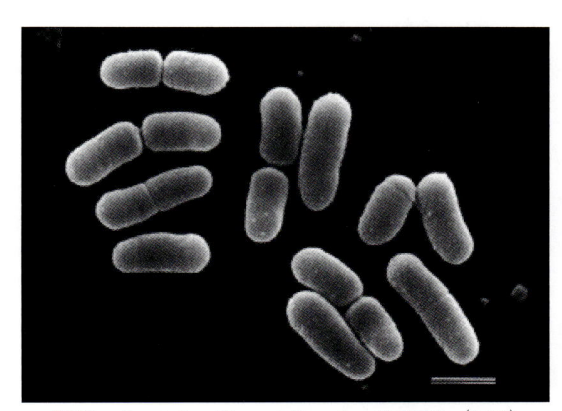

図2　*Lactobacillus salivarius* TI2711（LS1）

である．この研究において，LS1服用群において，歯肉縁下プラーク中で L. salivarius の有意な増加が服用期間のみ見られたことから，LS1は服用後にバイオフィルムを形成しているプラークに移行し，プロバイオティクスとして作用していたことが示唆される．これまでの in vitro の研究で，P. gingivalis 菌数に対するLS1菌数の割合が100万分の1でも，LS1は P. gingivalis を殺菌できることが示されている．したがって，LS1服用群のサンプル中に存在するLS1菌数の P. gingivalis 菌数に対する割合は P. gingivalis を殺菌に十分な量であったと推測される．LS1による P. gingivalis の殺菌作用はLS1が産生する乳酸によって起こっており，産生された乳酸濃度が40〜50mmol/lと（pH＝5〜5.5）に達すると P. gingivalis が殺菌される．L. salivarius はホモ発酵菌であり乳酸が唯一の代謝産物である．

乳酸はう蝕の原因になることが懸念されるが，一般的な L. salivarius と異なり，LS1は乳酸感受性の高さ（耐酸性は弱い）から選抜された菌である．そのため，自身も周囲の乳酸濃度上昇によって殺菌されてしまうので（40mM，pH＝5.5にて生存率0.3％，50mM，pH＝5.0にて生存率0.02％），過剰な乳酸の産生は起こらず，LS1自体がう蝕を引き起こす可能性は低いと考えられる．前述の臨床研究においても新たなう蝕発生や進行は16週間の観察期間中では見られなかった．一方，本研究では T. forsythensis に対する効果は見られなかったが，T. forsythensis は乳酸に耐性であることからLS1に殺菌されなかったと推測される．

以上のように，口腔内においても病原性の高いプラークに対し，プロバイオティクスを用いることにより，病原性が低い状態へのフローラコントロールが可能であることが示されている．

4．ワクチン療法

現在，歯周病予防のもうひとつの新たな試みとして，歯周病原菌の病原因子をターゲットとした歯周病ワクチンの開発が行われている．受動免疫によるワクチン療法は，他の個体や動物が作成した抗体を用いて病原体の病原性を中和する方法で，生体に直接抗原を投与しないため，能動免疫より安全性が高いと考えられている．特に鳥類では，親鳥が獲得した免疫抗体は，卵へと移行し，卵黄抗体（Immunoglobulin Yolk; IgY）として蓄積されることから簡便にワクチン用の抗体の入手が可能である．鶏卵中のIgYは遺伝子組み換えや屠殺を行う必要がないうえ，1個の鶏卵から40mg以上のIgYが精製できるため，コスト面からも有望である．さらに，IgYは，哺乳類で得られない抗原に対して特異抗体の産生が可能なケースもあるうえ，ヒトの補体やリウマチ因子と反応しないという優れた性質を持っている．IgYを用いた受動免疫療法は，う蝕の原因菌である Streptococcus mutans を対象にすでに実用化されており，グルコシルトランスフェラーゼに対するIgY抗体の効果が示され，本抗体を含むタブレットがすでに市販されている（ビーンスタークスノー，東京）．

P. gingivalis は red complex に分類され，歯周病の進行と密接な関係があると考えられている．中でも P. gingivalis が産生するジンジパインは宿主に対しさまざまな作用を有し，主要な病原因子であると考えられている．これまでに，われわれは，in vitro において，抗ジンジパインIgYがジンジパインの持つ酵素活性や細胞障害性の抑制効果を報告している．

そこで本研究は，鶏に抗原としてジンジパインを免疫して得られる鶏卵抗体（IgY-GP）をタブレット状に加工し，全身的に健康な成人に2カ月間投与し，投与前後の歯周組織を臨床的および細菌学的に評価した（図3）．

総数34名の被験者を対象に，全顎のスケーリング・ルートプレーニングを行った後，鶏卵抗体含有タブレットを毎食後（朝，昼，晩）を目安に1回に1個を12週間摂取した．実験群のタブレットは抗ジンジパイン鶏卵抗体を100mg含み，対照群は免疫をしていない鶏卵抗体を同量含むプラセボタブレットとした．タブレット使用前後の歯肉縁下プラークを採取し，P. gingivalis 菌数を real-time PCR法で測定した．また，臨床パラメータ

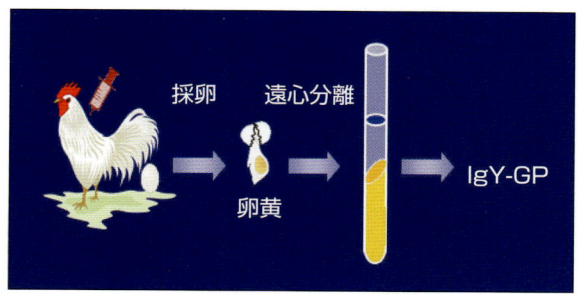

図3　受動ワクチンの作成方法

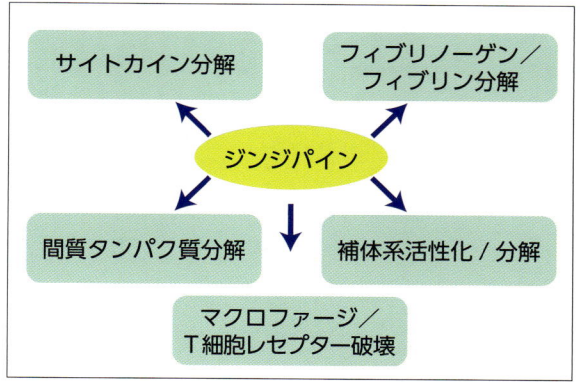

図4　ジンジパインの持つ病原性

として6歯を対象に平均歯周ポケット深さ（PD），プロービング時の出血（BOP）およびプラークコントロールレコード（PCR）を記録した．スケーリング・ルートプレーニング4週後，両群ともにPCRに変化は見られなかったが，BOPおよびPDの有意な改善がみられた．また，実験群では*P. gingivalis*菌数が有意に減少していた．12週後では，コントロール群に有意な変化は見られなかったが，実験群では，歯肉縁下プラーク中の*P. gingivalis*菌数，PDの有意な減少の継続が見られた．

今回，抗原として用いたグラム陰性偏性嫌気性菌である*P. gingivalis*は，歯周病の最も有力な原因菌であると考えられている．*P. gingivalis*の病原因子としては，リポ多糖（LPS），線毛，赤血球凝集素，溶血素およびジンジパインが報告されている．特に，ジンジパインは，*P. gingivalis*の産生するタンパク分解酵素活性の大部分を占める最も重要なタンパク分解酵素である．ジンジパインは宿主のタンパクを分解してアミノ酸，赤血球からヘムを獲得し，本菌が発育増殖するために不可欠な因子であるばかりでなく，宿主サイトカインおよび補体機能の不活性化，CD14などのマクロファージレセプターやCD4，CD8のようなT細胞レセプターを破壊し，宿主防御機構を破綻させ，菌の定着増殖に有利に働くと考えられている（図4）．このことから，ジンジパインは*P. gingivalis*によって引き起こされる歯周病に対する免疫療法のターゲットとして最も有力であると考えられる．本研究からも，機械的プラークコントロールによるバイオフィルムが破壊と併用することにより鶏卵抗体が効果的に作用する可能性が示唆された．

5．おわりに

今後，プロバイオティクスやワクチン療法を用いることにより，単に機械的あるいは化学的にプラークを除去するのではなく，プラーク中の病原性の高い細菌叢をコントロールすることで，病原性の低い細菌叢へと改善し，う蝕や歯周病の予防に結び付ける生物学的プラークコントロールが普及していくと考える．さらに，宿主の応答についても，血清抗体価を指標とする研究がなされており，宿主と細菌の相互作用を理解し，より予知性の高い予防歯科が確立されるものと期待される．

（菅野直之）

参考文献

1）松岡隆史，菅野直之，瀧川智子，他：*Lactobacillus salivarius* TI2711（LS1）の服用によるヒト歯肉縁下プラーク中の歯周病原性菌抑制効果，日歯周誌，48：315〜324，2006．

2）松岡隆史，中西　睦，相場勇志，他：*Lactobacillus salivarius* TI2711による*Porphyromonas gingivalis*殺菌の作用機序の解明，日歯周誌，46：118〜126，2004．

3）Sugano N: Biological plaque control: novel therapeutic approach to periodontal disease, J Oral Sci, 54: 1〜5, 2012.

26 在宅訪問歯科診療
―かかりつけ歯科医の在り方―

在宅診療は，患者が診療所に通院しているときから始まっている．在宅診療には特別な器具，装置が必要なわけではなく，従来通りの基礎に忠実な歯科医療が求められる．要巧緻性治療（歯内療法，クラウン・ブリッジ形成等）がどうしても必要ならば，「訪問」ではなく診療室への「搬送」に努めるべきである．人生90年時代に，「たとえ疾患があっても人は健康に暮らすことができる」といった健康感の構築も求められよう．

1. 在宅訪問歯科診療の対象者 ～「必要」と思った時が始めるとき～

日本人の場合，要介護になる原因疾患の第一位は脳血管障害（脳卒中）である（図1）．脳卒中は，死亡率が減少傾向にあるものの，罹患率は増加傾向にある．図1に示した疾患の中から，在宅訪問歯科診療の対象となる主なものは，脳卒中をはじめ，認知症，パーキンソン病，その他神経筋疾患，呼吸系の疾患である．年を追うごとにこれら疾患の後遺症を伴いながら生活する人口は増加し，しかもその期間は長くなっている．

しかし，これら疾患に対する歯科教育は，以前と比べて大きな変化を遂げているわけではない．事実，歯科医師国家試験には，脳卒中や認知症などに類する設問は未だ皆無に等しい．在宅訪問歯科診療の現場では，術者毎に診療方針，治療手技等には温度差があり，手探りであることは否めない．したがって，在宅歯科診療は歯科医が個人的に必要であると思った時が，実行すべき時であろうと思う．

また全身疾患名が付くと，とかく血圧，脈拍，呼吸管理などのリスク管理（リスクマネジメント）に議論が集中するが，在宅療養者は全身管理法が確立したからこその在宅療養である．歯科診療を遂行する上での本質は，むしろケアマネジメントにあることを認識したい．すなわち患者や家族への気配り，応接法，声のかけ方，話の聞き方といった類である．これは日頃，歯科医師が来院する患者に対して行っていることと基本的な違いはなく，あえて特記すべきこととすれば「診療室よりも患者を取り巻く環境を視野に入れながらの配慮が必要である」ということである．

2. 訪問診療を始めるターニングポイント ～かかりつけ歯科医の役割～

最近では診療所に通院する患者の中には，家族や介護者が同伴して来所することは決してまれではないだろう（図2）．「先日，主人が脳梗塞で倒れてしまったもので，しばらく伺うことができません．」といった患者サイドからの連絡を歯科診療所が受けたときに，「良くなったら連絡をください．」といった返事をしたならば，それを最後に患者からの連絡は途絶えてしまう．要介護状態になって，改めて歯科需要が顕在化するには，よほどの条件が備わらなければならず，顕在化した頃には口腔内は崩壊した状態になっている（図3）．

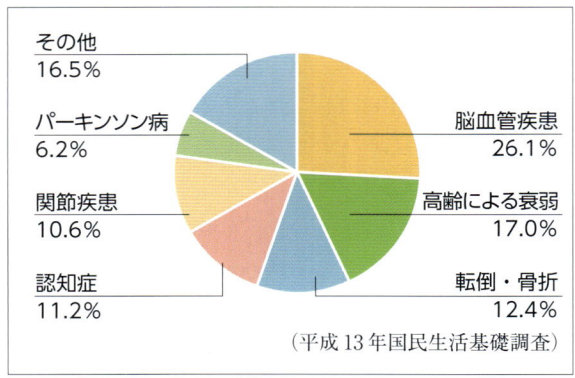

図1 要介護になる原因疾患
- 脳血管疾患 26.1%
- 高齢による衰弱 17.0%
- 転倒・骨折 12.4%
- 認知症 11.2%
- 関節疾患 10.6%
- パーキンソン病 6.2%
- その他 16.5%

（平成13年国民生活基礎調査）

「口の健康は生涯通じての健康に大きく関わっていること」「万が一，病気になって通院できない事態になったときこそ，口腔ケアは大事であること」「そのような時は，当院に連絡してもらえれば，こちらから伺うという手段もあること」などを診療室での治療の中で患者やその家族に語り，在宅訪問診療の動機づけをすることができるはずである．

「主人は車椅子になり連れて行けなくなってしまいましたが，以前，先生がおっしゃられていたように訪問診療をお願いできますでしょうか．」といった流れになっていくことだろう．かかりつけ歯科医として，訪問診療を開始するときというよりも，診療所に通院している時からの日頃のアプローチが大事であると思う．

3. 在宅診療を遂行するための基本理念 ～完治が必ずしも在宅診療のゴールではない～

歯科治療は常々完全治癒が求められており，診療報酬も「いつ治療が終了するか」を前提に組み立てられている．しかし，在宅における診療では，必ずしも完全治癒が達成できるとは限らず，抜歯，根管治療，クラウン形成といった手段を講じることによる歯科的完全治癒の試みを，むしろ避けるべき場面に多く遭遇する．理由は，病態を鑑みてのリスク回避であったり，歯科疾患完全治癒を施すための過程が患者への負担にこそなれ益とはなりづらかったりすることがあるからである．

たとえば残根そのものに抜歯や根管治療が適当であっても，鎮静薬剤による仮充填を施すことにより，現在の快適な生活を維持していくことが可能である場合，あるいは軟性材料（ティッシュコンディショナー）の方が患者の義歯受容に負担がない場合などがある．だからこそ，かかりつけ歯科医は，仮充填の確認と補填，あるいは軟性裏装材の補填や置換を定期的に施すことが求められる（図4）．このことは，一般医科において降圧薬，糖尿病薬などが定期に処方される概念と同等のものである．

苦痛を緩和し，快適な生活を営むために，口腔ケアは在宅歯科診療においては必須である．こうした場合の治療は，口腔ケアを確実なものにするための役割となり，ケアを「主」として治療が「従」となる発想も必要になる．

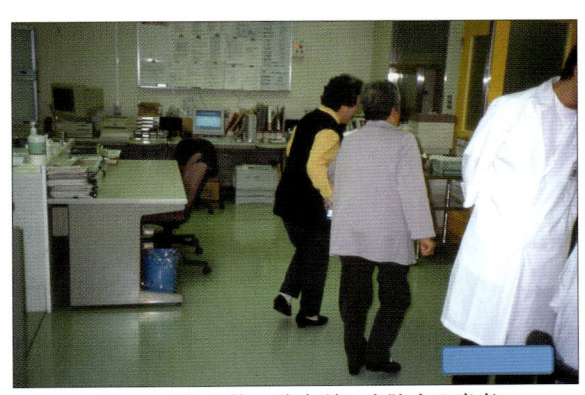

図2　家族を伴い診療所に来院する患者

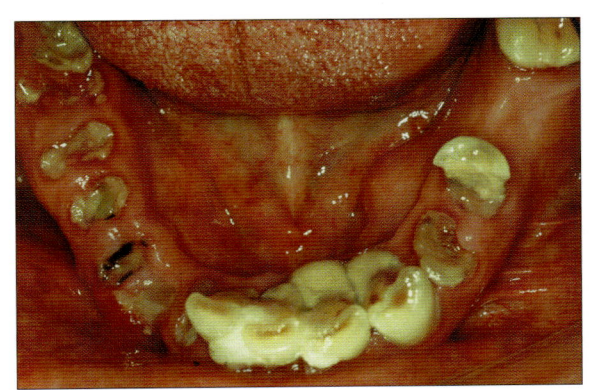

図3　脳卒中発症後6カ月の患者の口腔内
脳卒中発症以来，口腔ケアが実施されなかったために口腔内は崩壊してしまった

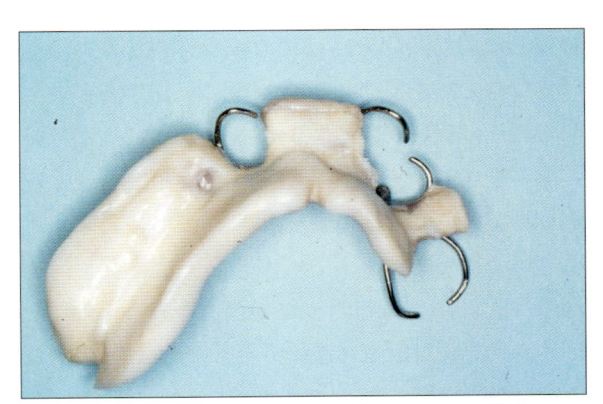

図4　定期的な在宅診療が施されている義歯
軟性材料の定期的な置換処置により，快適な義歯の装着が可能となっている

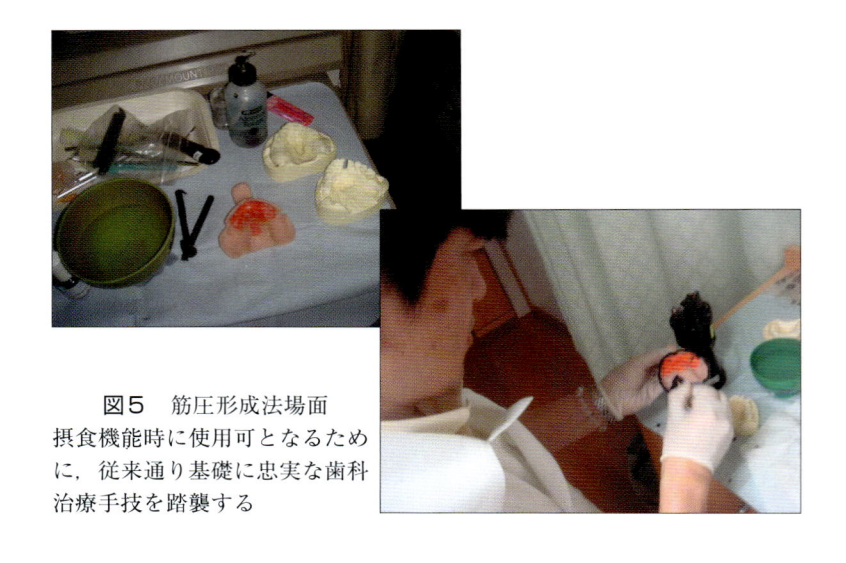

図5 筋圧形成法場面
摂食機能時に使用可となるために，従来通り基礎に忠実な歯科治療手技を踏襲する

4. 歯科治療の実際

1）治療手技は基礎に忠実であることに変わりはない

最近ではマイクロエンジン，バキュームなど診療所ユニットと同じ機能を装備した訪問診療専用ユニットが，より小型化，軽量化され市販されている．しかし，歯内療法，歯の形成等の**要巧緻性治療**には，たとえどんな機器を揃えたにしても限界はある．どうしてもそのような処置が必要であるならば，「訪問」ではなく「搬送」といった手段を講じて歯科診療室で治療にあたるべきである．

上部構造治療である義歯は，在宅においても診療室モデルでの処置が可能と思われる．「在宅」に特化した簡易な印象採得法や咬合採得法があるわけではない．あくまでも診療室で実施することと同様に，基礎に忠実な歯科治療を施すことが原則である（図5）．診療室で実施する治療過程を，在宅診療で端折るようなことは，診療室に外来する患者には受け入れられなくても，在宅療養患者には受け入れられるといった論理となり，そのことはおおよそ歯科医療体系に沿うものとは思えない．

2）義歯に関して

①機能回復用義歯，②形態回復用義歯，③機能訓練用義歯といった種別化も一法である．①は摂食するにあたり装着可能であることが求められるので，筋圧形成法など従来通りの手技，治療工程が必要である．②は機能印象をあえて必要とせず，外観を回復させることにより本人や周囲の者への生活意欲の高揚などを目的としたものである（図6）．③は義歯を装着しタッピング運動を他動的に施すことにより，口腔周囲筋群を活動させ，それらの廃用予防を目的とした義歯である（廃用予防の装置）．口腔機能訓練時のみ装着するので，これも機能印象は要しない．

印象採得にあたって，印象材の咽頭部への流入を防ぐために，坐位前屈姿勢が基本である．トレー後方に余剰の印象材が流れても落下するのは舌背前方部となり，咽頭部への流入を防ぐことができる．

咬合採得は，脳卒中片麻痺などでは片側に偏移している顔貌となりがちである．しかし決して顎関節の形態に異常があるわけではないので，咬合時には顎関節頭は関節窩に戻る．したがって術者による誘導は必要としつつ，再現性の高い中心位を基本に咬合採得を実施する．

以上は義歯治療なので，レジン切削用エンジンは必要であろうが，他には日常の基本セット以外に特別な備品や機器が必要なわけではない（図7）．

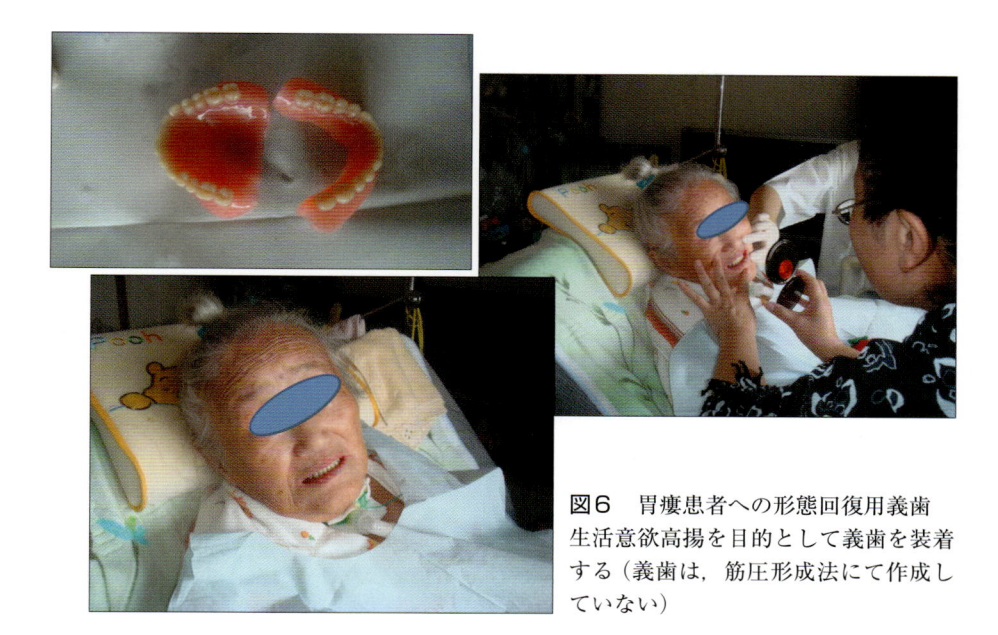

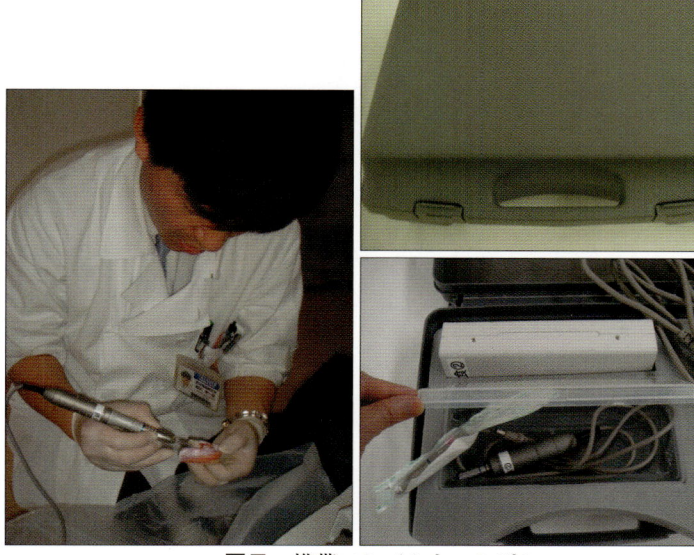

図6 胃瘻患者への形態回復用義歯
生活意欲高揚を目的として義歯を装着する（義歯は，筋圧形成法にて作成していない）

図7 携帯コンパクトエンジン

5. 摂食機能訓練
～診療所歯科医は口腔相の専門家として～

　在宅歯科診療は，1．歯科疾患治療　2．口腔ケアを軸に展開していくが，避けられないのが「摂食機能障害」である．診療所歯科医は，同じ摂食機能障害でも胃瘻など経管栄養している人や誤嚥している人のように咽頭機能に障害のある人を口から食べさせようではなく，まず経口摂取しているけれども，むせやすい，良く噛めない，食事をこぼしやすい，口が渇くなどといった口腔機能に問題のある人を対応していただきたい．救命治療室のような急性期の段階では，誤嚥を伴う咽頭相の障害が6割以上を占めるが，在宅で療養しているような時期（維持期）においては，圧倒的に口腔相の障害となる（図8）．一般医科的には，誤嚥や胃瘻云々について問題視されても，口腔相の障害については黙視されやすい．そこで診療所歯科医は，経口にて栄養補給さえできれば良いというのではなく，「食べられるが，思うように食べられない．」と言った者へ，食生活の質を問う

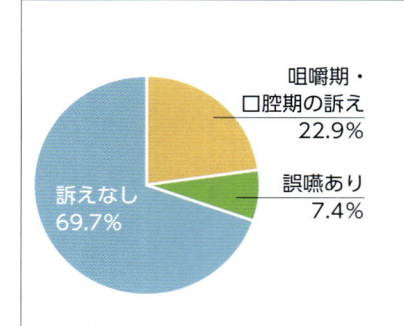

訴えの内容
1. 片側のみで噛んでいる
2. 口から食事や唾液をこぼす
3. 食べ物を丸飲みしている
4. 味噌汁や水によくむせる
5. 麻痺側口腔前庭に食物が溜まる
6. 麻痺側の頬をよく噛んでしまう
7. 顔がしびれて食物の味がしない

図8　咀嚼期・口腔期障害の割合（対象：維持期　脳卒中533名）
在宅診療における摂食機能障害の数的な本質は口腔相障害である

立場であっていただきたい．

　口腔相障害に対する摂食機能訓練は，口唇，舌，頬などの運動麻痺や感覚麻痺に対して，電動歯ブラシによる振動刺激訓練（図9），舌圧子あるいはデンタルミラーを使用しての舌の筋力増強訓練，あるいは頬のストレッチなどであり，これも特別な器具や場所がなければできないというものではない．

6. 多職種協働
～連携とは「足」と「筆記」～

　在宅療養中の要介護高齢者には，ケアマネージャー，介護支援員（ヘルパー），訪問看護師，訪問理学療法士，主治医など多職種が関わっている．これらの職種とわれわれ歯科関係者の，共通言語は「誤嚥性肺炎」「摂食・嚥下機能」である．したがって，誤嚥性肺炎予防のための「口腔ケア」，また摂食・嚥下機能向上や維持のための「摂食機能訓練」といったことを糸口にして，他職種との繋がりを作る．歯科医療従事者は，患者の口腔内に指を入れ，直接口腔器官にタッチし，適材適所器具や薬剤を駆使しながら口腔清掃や機能訓練を実施することができるが，他職種に同等の所作を要求するのは無理がある．そこで，看護師，介護支援員あるいは家族，それぞれの立場に適した技術を伝え，口腔ケアの行いやすい環境を作っていくことが，歯科医療従事者の役割であろう．「このくらい歯ブラシで磨いてください．」ではなく「大変だと思いますが，前歯だけでけっこうですので，1日1回の歯ブラシから始めましょう．」

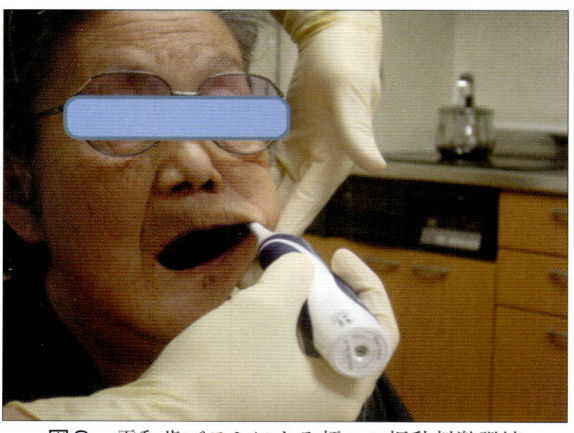

図9　電動歯ブラシによる頬への振動刺激訓練

といった言い方にもなるだろう．

　在宅の現場に他職種と1回でも居合わせることができれば，双方の名前と顔が一致する関係になる．これが多職種協働の基本であるように思う．自分の行ったことは記録用紙に記して，たとえば3枚つづりにし，患者サイド，他職種，自分保管用とする（図10）．別の日に訪問した看護師が，記録用紙を見たときに，書いた歯科医の顔が思い浮かぶようなことになれば，すでに連携は達成されている．

7. 超高齢社会における新たな健康感
～歯科訪問診療Ⅰ：850点（平成24年度医療報酬）～

　歯科医の診療の場は，当然歯科診療室である．今まで通院可能であった患者が，診療室ではどうしても診療が不可能になったために，最後の手段として訪問診療に移行することになる．したがって，かかりつけ歯科医は，訪問診療を年間何十件も実施しようと思う必要はないはずである．850

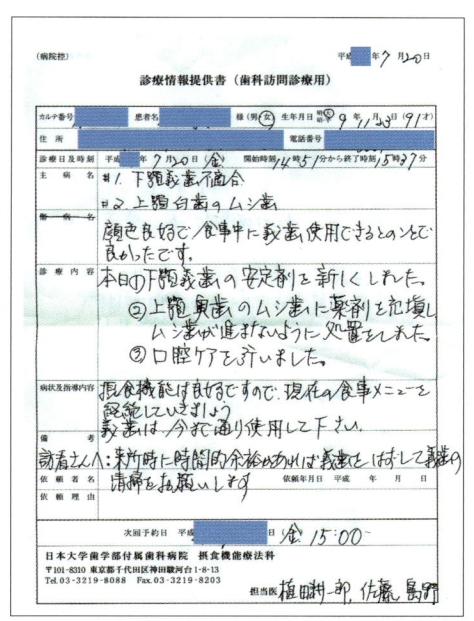

図10 歯科訪問診療用の申し送り用紙（例）

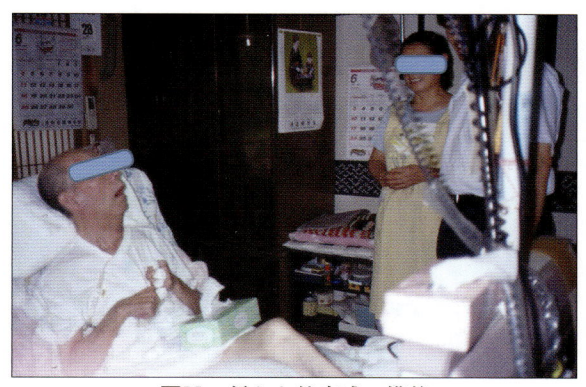

図11 新たな健康感の構築
不治の病であっても，在宅診療の中に笑顔は生まれる

点という訪問診療に特化した報酬が妥当であるか否かの議論は別にして，歯科医療施策は一人の歯科医がまとめて幾人もの患者へ訪問診療の実施を推し進めているわけではない．かかりつけ歯科医としての誇りが，長年担当してきた患者の今後をさらに担当すべく「あえて昼休みを削って」，あるいは「休診日のいずれかを宛がって」対応していただきたいという願いである．

2020年から2050年までの30年間は，高齢者人口のピークが持続する．要介護高齢者の人口はその間も増加し続けるが，人生90年時代にあって病気や障害がないことが健康ではなく，仮に病気があっても人は健康に暮らすことができるといった考え方が求められる（図11）．したがって「病気を治す」といった右肩上がりの発想だけでなく，「変わらないからこそ尊い」といった価値観を歯科医療にも導入する必要がある．さらには一生を遂げる過程として今の生活機能を受容しながら，医療でありながら生活支援といった立場での関わり方にもなってこよう．それは，患者本人が診療所に通院可能であった頃からを知る「かかりつけ歯科医」だからこそ可能な診療の道程であるように思う．

（植田耕一郎）

参考文献

1) 植田耕一郎：脳卒中患者の口腔ケア，医歯薬出版，東京，1999.
2) 植田耕一郎：患者説明用・教育用ビデオ　要介護高齢者の摂食・嚥下リハビリテーションと口腔ケア，デンタルダイヤモンド社，東京，2001.

27　ドライマウスの対処

　ドライマウス（口腔乾燥症）に罹患していると考えられる潜在患者数は，欧米で報告された疫学調査から算出すると日本国内で約800万人から3,000万人と推定されているが，本症の認知度は低く，自覚症状があっても受診されていない，あるいはどの診療科を受診すべきか知られていないのが現状である．さらに診断法や対処法も普及しておらず，その受け皿となる医療機関も限られており，本症の普及や診療のガイドラインの確立が求められている．

　ドライマウスの診断と治療にあたっては，口腔粘膜疾患を念頭におき，口腔乾燥症状の背景にある多様な病態を的確にとらえることが不可欠であり，本症による全身への影響も考慮する必要がある．最も深刻な口腔の異常乾燥感を訴える原因疾患として，臓器特異的自己免疫疾患であるシェーグレン症候群がある．この疾患を発症する患者の大半が，中高年の女性であり推定患者数約50万人といわれている．これらの患者はドライアイを併発し，なかには関節リウマチにより日常生活が著しく障害されていることから，本症との鑑別診断は不可避である．

　ドライマウスは，このほかにもさまざまな病態が複合して発症する場合が少なくない．糖尿病や更年期障害がその複合的な病因の一つとなる．特に，高齢者はさまざまな要因により発症することが多いことから，単に加齢により乾燥するという判断は安易であり，断定して患者に伝えることは適切とは言い難い．服薬大国といわれる日本では，医療者だけの問題ではなく，受療者自身が薬に依存するという意識をまだまだ根強くもっていることの表れでもある．口渇を訴える薬剤は降圧薬，抗うつ薬，睡眠導入薬，尿失禁・頻尿の治療薬などがあげられる．これらは，高齢者で服薬の可能性が高いとはいえ，生活習慣病や泌尿器疾患などへの罹患など複数の要因が加わってドライマウスを呈することがきわめて多いと推測できる．近年，ストレスの低年齢化も問題となっており，10代でも多くのストレスをかかえているとの調査報告も見受けられる．これらのことから治療にあたっては，口腔乾燥症状に対する対症療法のみならず，食事指導，運動指導といった生活習慣に対する提案，さらに心療内科的な知識も必要となる．

　ドライマウスの罹患は口腔内だけでなく，摂食・嚥下機能の低下，誤嚥性肺炎，上部消化管障害の原因となることも明らかである．特に高齢者では肺炎のリスクが高く，免疫力の低下を伴うため重篤化することから，唾液量減少への対処は重要な意味をもつ．さらに，口腔内の不快感に不安をもつことによる精神神経的な影響も考慮しなければならず，歯科医師の内科医的な対応が求められる．

　先進国での医療の大きな役割のひとつに「QOLの向上」が問われて久しい．生活の質を高めるためのニーズを見据えた新たな医療の展開は，歯科と医科との連携で模索すべきであろう．

1. はじめに

　口腔乾燥症（ドライマウス）は，唾液分泌不全に伴う口腔の乾燥症状として一般的には定義されているが，唾液の蒸発過多や分泌量の明らかな低下を認めない心因性などの症例も含まれており，現状ではこれらも広義の口腔乾燥症として扱われている．

　口腔乾燥症の自覚症状は，口が乾く，のどが乾く，口がネバネバするなどの乾燥感の他に，疼痛，味覚異常，なかには粘膜に一層膜を張ったような感じがするとか，粘膜表面がざらざらした感じがするなどの訴えも少なくない（図1）．このような症状を唾液分泌異常と関連づけて来院する患者も多く，その際，口腔乾燥症の原因的診断と

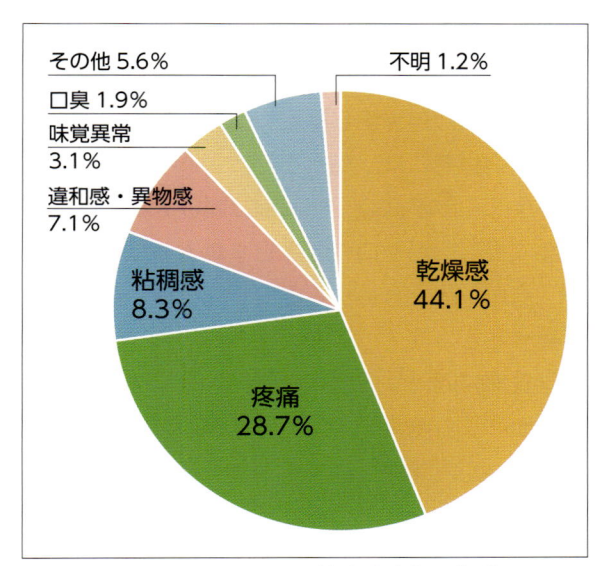

図1　ドライマウス外来受診者の主訴
2002年11月～2007年4月　鶴見大学ドライマウス外来調べ（2,269例）

ともに，口腔乾燥症とそれ以外の口腔疾患との鑑別が重要になる．このようなことから口腔乾燥症の診断と治療においては，口腔粘膜疾患の知識が必要であり，さらに，う蝕，歯周病，義歯など歯科との関連が少なからずあるため，ドライマウス治療における歯科医師としての役割は少なくない．

2. 口腔の機能維持における唾液の役割

唾液は単なる水分ではなく，種々の成長因子，生理活性物質，抗菌物質，免疫グロブリン等が含まれており，生体のホメオスタシスの維持に重要である．さらに，抗菌作用，消化作用，粘膜保護作用，中和作用，修復作用等を有している．神経栄養因子（nerve growth factor ; NGF）や上皮成長因子（epidermal growth factor ; EGF）が顎下腺から単離されたことは有名であるが，NGFは前脳基底核のコリン作動性ニューロンの脱落が認められるアルツハイマー型認知症に対し，NGFがその栄養因子として作用し，機能の改善に働くことが明らかにされている．その後，2005年のNature誌には，アルツハイマー型認知症患者に対して，脳内にNGFを投与し，8例中6例が認知機能検査で改善を認めている．これはPhase 1としての臨床研究報告であり，まだまだ問題は山積しているが，今後の発展が期待されている．

このように成長因子を含む唾液分泌の促進は，超高齢社会において重要な課題である．さらに，唾液はさまざまなホルモン，ストレス物質，抗酸化物質を含み，酸化ストレス度を評価する検査材料としても有用である．最近では，唾液中の糖やアミノ酸などを分析し，膵臓癌，乳癌，口腔癌の診断に役立てる研究が報告されており，唾液を用いることにより，非観血的な検査が可能となり，血液に変わる検査材料としての発展が期待されている．

口腔は，外界からさまざまな物質が消化管や粘膜を介して進入しやすく，さらに，唾液1ml中には数億個の細菌が潜んでいると報告されている．通常，ヒトは1日に約1.5lの唾液を嚥下しているが，不顕性誤嚥といい，一部の唾液を無意識に誤嚥している．気管支や肺には線毛が存在し，線毛上皮運動により，押し上げられ，喀痰とともに排出されれば防御できるが，摂食・嚥下機能が低下すると，誤嚥が生じ，免疫機能の低下とともに，肺炎が生じることがある．いわゆる誤嚥性肺炎の発症である．1999年のLancet誌には口腔ケアを行うことにより，口腔内の細菌叢を抑え，誤嚥性肺炎発症の予防に効果を認めたことが報告されてから，口腔ケアによる口腔機能の維持と全身疾患の予防は密接に関係することが最近メディアで取り上げられるようになった．

3. ドライマウスの原因と診断

本症の原因を把握するために行う唾液分泌量の診断は，安静時唾液量とガムテスト（刺激唾液）が一般的である．唾液分泌低下がある場合は，既往歴，合併症を中心に，検査データ，口腔内ならびに全身的な診察結果を考え合わせ，その診断が容易なものから消去法によって順次原因的事項の診断を進める．唾液分泌低下の原因は，唾液腺実質の障害と唾液分泌を刺激する神経系の障害に大きく分けられる．一方，口腔乾燥感があるものの明らかな唾液分泌低下を認めない場合は，唾液分泌量よりも口腔からの水分の蒸発が多いために乾

燥すること考えられる．その他，実際には口腔粘膜の明らかな乾燥を認めないものがある．このような，口腔乾燥感を訴えるものの明らかな唾液分泌低下を認めない例は比較的多く，鶴見大学歯学部附属病院のドライマウス専門外来を受診した患者の約3割は明らかな唾液分泌低下を認めなかった．

ドライマウスの治療においては，診断過程を患者に説明しながら進めることが重要であるが，この過程で患者が原因を認識することによって自覚症状が軽減される場合も多いことから，心療内科的な対応が求められる症例も少なくない．

4. 唾液分泌量低下がある場合

①放射線治療に後遺する唾液分泌低下

顎顔面領域の腫瘍に対する放射線治療の既往歴から診断する．唾液分泌低下の程度は放射線量や照射領域に依存し，照射による障害が大きい場合は唾液腺機能回復が困難な場合が多い．

②腫瘍や外傷に後遺する唾液分泌機能低下

腫瘍，手術，外傷による侵襲が脳，顔面神経，舌咽神経などの神経組織に及んだ場合は，唾液分泌機能が障害される可能性がある．大唾液腺など腺実質への手術侵襲は唾液腺機能を障害し，唾液腺以外の口腔腫瘍手術後患者でも唾液分泌低下を示すと報告されている[1]．その他，脳梗塞などの脳血管障害に後遺する唾液分泌量減少の可能性がある．

③シェーグレン症候群による唾液分泌低下

シェーグレン症候群は，臓器特異的自己免疫疾患であり乾燥性角結膜炎と共にドライマウスが主症状である．このような腺病変以外に腎臓や肺に腺外病変としてさまざまな病態を示すことが知られており，眼科や内科との連携が不可避である．厚生労働省（以下：厚労省）は1999年にシェーグレン症候群の診断基準を改訂したが[2]，この他にも1993年ヨーロッパ診断基準およびアメリカ・ヨーロッパの合同検討グループによるシェーグレン症候群改訂分類基準などがある[3]．

厚労省の診断基準は設備の問題や口唇生検，耳下腺造影，シンチグラフィーなどを行えない施設があることなどから，非専門施設などでは1993年ヨーロッパ診断基準を用いることもある．

④糖尿病に起因する唾液分泌低下

糖尿病患者には，脱水などにより唾液腺機能低下が生じる率が高い．糖尿病は唾液分泌低下を認めなくても口渇や口腔乾燥感を訴える患者もいるが，高血圧症を合併すると口腔乾燥症の出現率が上昇するという．

⑤貧血に起因する唾液分泌低下

貧血による唾液分泌低下のメカニズムは明らかではないが，貧血の治療によって唾液分泌量の上昇傾向が認められている．

⑥薬物性唾液分泌低下

副作用として「口渇」が出現する可能性のある薬剤はきわめて多い．主なものは，向神経薬（向精神病薬，抗不安薬，抗うつ薬），利尿薬，カルシウム拮抗薬，抗炎症薬などである．

⑦神経性唾液分泌低下

神経性唾液分泌低下は，ストレスや自律神経失調症などが原因となるものである．ストレス下では交感神経優位になることから，唾液分泌量が低下すると考えられる．強いストレスが加わると，唾液分泌量が低下し，タンパク濃度が上昇することにより不快感が増強する．ドライマウスの患者は，社会的ならびに身体的な原因のストレスを自覚する場合が多い．また，口腔乾燥感，口腔異常感，歯科治療などのストレスが引きがねとなって神経性唾液分泌低下を起こす症例が少なくない．

⑧生理的（老人性）唾液分泌低下

加齢と唾液分泌量との相関については議論の別れるところであるが，口腔乾燥感を訴える高齢者は多い．最初から加齢を口腔乾燥の原因と断定して患者に告げることは適切ではなく，前述した原因の可能性を十分検索することが重要である．

⑨複合性の分泌障害

シェーグレン症候群と薬物性の複合，神経性と薬物性の複合など，複数の要因が関わって複合的な原因で唾液分泌低下を来すことが本症の大半である．薬物性，神経性，老人性は診断が困難な場合が多いため，これらの原因を念頭に置きつつ，

治療に対する反応を見ながら対処する必要がある．高齢者に本症が多いことを考えると，生理的変化に他の要因が加わっているケースはきわめて多いと推察される．

5. 唾液分泌量低下が明らかでなく口腔乾燥感を訴える場合

①口呼吸

唾液分泌量低下がなくとも，口腔からの水分の蒸発が多ければ口腔が乾燥する．鼻疾患，歯列不正による口裂閉鎖不全，ならびに高齢者での口周囲筋肉の弛緩が口呼吸の原因となる．

②夜間口腔乾燥

睡眠中の口呼吸，いびきや睡眠時無呼吸症候群などでは夜間や起床時の乾燥を訴える．

③歯周炎，カンジダ症

口腔微生物の質的・量的変化によって，唾液の粘稠感が生じ，これが乾燥感として出現する場合がある．特に，カンジダは，肉眼的に明らかな偽膜性カンジダ症の状態を呈さなくとも，その菌数増加によって口腔異常感を惹起することが多い．

④精神科的疾患

身体表現性障害などの神経科的疾患と考えられるドライマウス患者が存在する．ドライマウスでは自律神経が関与する症状を愁訴としているため，身体表現性自律神経機能不全と考えられる．これは前述の神経性唾液分泌低下とは異なるカテゴリーである．

6. ドライマウス治療の考え方

口腔乾燥は「唾液分泌低下」か「唾液の蒸発」によるものが多く，唾液分泌低下の原因は「唾液腺組織の障害」と「自律神経の伝達障害」に大きく分けられ，唾液蒸発の原因は口呼吸と開口状態である．

口腔乾燥への対処は原因によって異なる．原因除去によって乾燥が消失する可能性がある場合は原因療法，原因療法が行えない場合に対症療法で対処するのが基本的な考え方である（図2）．

原因療法は多くの場合，医科との連携が必要である．歯，歯周組織，義歯に問題があり，そのた

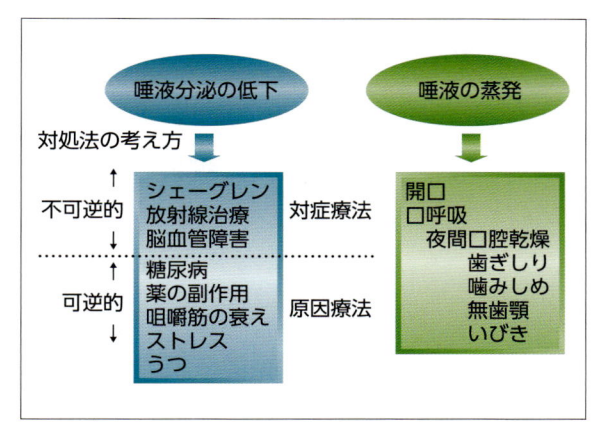

図2 乾きの原因と対処法

めに咀嚼筋が衰え唾液分泌低下になった場合は歯科治療で対処する．薬剤変更など，原因療法が必ずしも容易でないこともあり，その場合は対症療法が中心となる．

7. 唾液分泌低下への対処

1）シェーグレン症候群による唾液分泌低下に対して

（1）ムスカリン受容体刺激薬の効果的な処方

日常のドライマウス臨床において遭遇する，シェーグレン症候群の唾液分泌改善には塩酸セビメリンが汎用されているが，その効果には個人差があることは周知である．そこで，効果的な処方を目的に本剤の薬効と耳下腺造影や口唇生検の所見との関連を重回帰分析によって検討した[4]．

その結果，［投与後の刺激唾液量＝5.784＋（0.847×投与前の刺激唾液量）−（0.869×生検のグレード）−（0.867×耳下腺造影のステージ）−（0.001×抗La/SS-B抗体）］という，検査結果の重症度と薬効との相関が明らかになった（図3，表1）．

このように検査データからセビメリンの効果を予測できることから，薬効が期待できない場合は早めに他の治療法に移るなど，本剤を効果的に使用できる可能性が示唆される．

（2）ステロイド療法

①唾液分泌低下に与える要因

シェーグレン症候群は耳下腺造影，口唇生検，血液検査などの検査結果から診断されるが，唾液

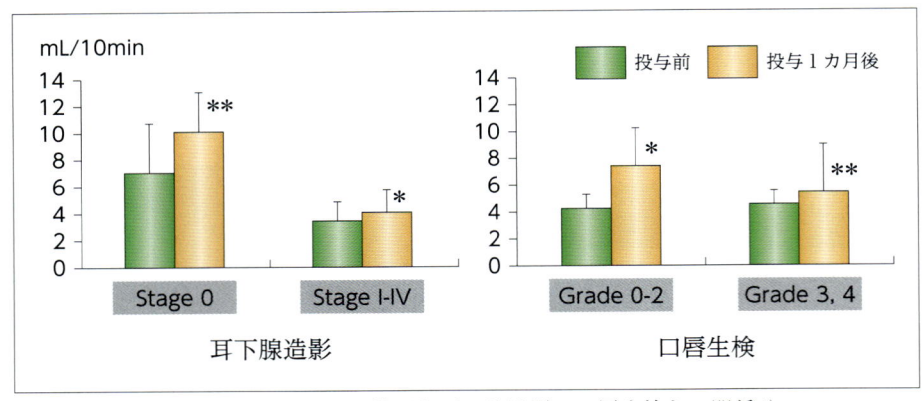

図3 セビメリンの効果と耳下腺造影・口唇生検との関係[4]

陽性判定群では唾液分泌量増加（刺激唾液量）の程度が低い（シェーグレン症候群30例の検討：図3，表1：Yamada et al: Efficacy prediction of cevimeline in patients with Sjogren's syndrome, Clin Rheumatol, 26：1320～1327, 2007より改変）

表1 セビメリンの効果に及ぼす因子[4]

	偏回帰係数	SE	標準偏回帰係数	p-value
Intercept	5.784	1.126		< 0.001
投与前の刺激唾液量	0.874	0.100	0.707	< 0.001
生検	− 0.869	0.269	− 0.232	0.003
耳下腺造影	− 0.867	0.269	− 0.259	0.004
抗La/SS-B抗体	− 0.001	0.003	− 0.014	0.847

分泌低下に直接影響を与える因子はこれまで明らかではなかった．

重回帰分析を行ったところ，刺激唾液量低下には年齢のほか耳下腺造影のステージが強く相関しており，刺激唾液には耳下腺の破壊の程度が反映されることが示された．一方，安静時唾液量低下には口唇腺における炎症性細胞浸潤のグレードや抗SS-B抗体価と相関が認められた．これは安静時唾液への免疫の影響を強く示唆しており，免疫学的アプローチの可能性を示唆している[5]．

②ステロイド還流療法

免疫学的アプローチとして，サイトカイン[6]，抗CD抗体[7]，経口免疫寛容などの新しい試みがある．そのうち副腎皮質ステロイド薬は強力な抗炎症作用を有し，強い免疫抑制効果があることから，自己免疫疾患や膠原病治療にしばしば用いられる．シェーグレン症候群では，二次性や腺外型に対してステロイド療法が行われ，一次性の腺症状に対してステロイド療法を行うのは一般的ではない．その一方で，ステロイド療法によって唾液分泌能や組織所見が改善すること，悪性リンパ腫の発生に係わっているB細胞の増殖を抑制できることから，腺症状に対してステロイド療法を積極的に行うべきとだいう意見もある．

このような状況の中で，耳下腺のステロイド還流療法が試みられ，その有効性が報告されている[8]．われわれの施設でも，この局所療法は全身に与える影響が少なく有用と考え，ムスカリン受容体刺激薬の無効例に対して応用している．

2）非シェーグレン症候群による唾液分泌低下に対して

（1）抗うつ薬・抗不安薬

心理社会的ならびに身体的ストレスによって唾液の分泌量の減少がみられることは良く知られて

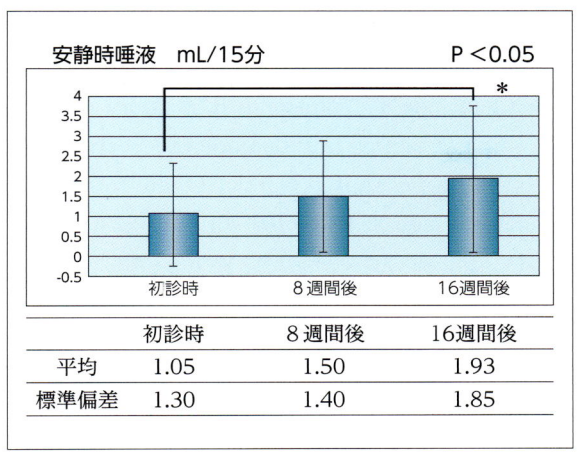

図4　筋機能療法による唾液分泌促進

	初診時	8週間後	16週間後
平均	1.05	1.50	1.93
標準偏差	1.30	1.40	1.85

安静時唾液　mL/15分　　$P<0.05$

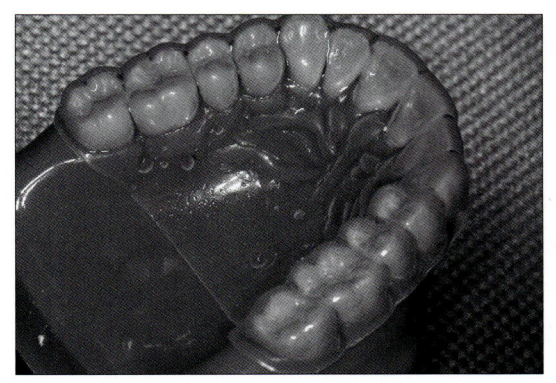

図5　マウスピース[10]
夜間口腔乾燥に対して，夜間装着するソフトタイプのナイトガード

おり，また，シェーグレン症候群患者では不安・うつ尺度が高い．ドライマウス外来受診者を対象として不安うつ尺度のHADS（Hospital Anxiety and Depression Scale）を用いた臨床的検討では，抑うつ患者群において有意な唾液分泌低下が認められた．対象とした患者の7割以上に常用薬があったため，薬剤の副作用の関与を検討する目的にロジスティック回帰分析を行ったところ，安静時唾液低下には，女性（オッズ比2.899），加齢（オッズ比1.032）とともに，うつ尺度陽性（オッズ比1.697）が有意な影響を及ぼすという結果が得られた．このようなデータは，副交感神経の唾液分泌の一次中枢である唾液核に，高位中枢が強く影響を及ぼしていることを示しており，高次中枢をターゲットとしたアプローチとして抗うつ薬や抗不安薬の有用性を示唆するものである．

臨床ではロフラゼプ酸エチル（メイラックス®），スルピリド（ドグマチール®など），選択的セロトニン再取り込み阻害剤パロキセチン（パキシル®）などによる唾液分泌量改善効果が認められており，口渇の副作用ばかりが注目されてきたこのような薬剤の適切な使用によって唾液分泌改善効果が期待される．

（2）口腔機能療法

咀嚼能力が衰え軟らかいものばかり食べていると唾液分泌量は減少し，よく噛むと唾液分泌量は上昇する[9]．また，塩酸セビメリンの長期投与は唾液量のベースラインを上昇させることが知られており，これは唾液腺を長期に刺激することの有効性を示唆するものである．

味覚や咀嚼刺激以外の方法として，歯科矯正で行われている筋機能療法の口腔乾燥症への応用がある．口腔周囲の表情筋や咀嚼筋を賦活させること，姿勢を矯正することなどによって，唾液分泌促進効果や口裂閉鎖による口腔からの水分蒸発予防効果が期待して行うものであり，長期にわたる口腔機能療法ののち，唾液分泌上昇が認められている（図4）．

8. 唾液の蒸発への対処

鼻疾患，歯列不正による口裂閉鎖不全，高齢者での口周囲筋肉の弛緩などが，"口を開いた状態"や"口呼吸"を引き起こす．そのうち「昼間は何ともないのに夜中に渇いて目が覚める」とか「朝起きたときに乾いていると」いう夜間口腔乾燥がある．これは，睡眠中の口呼吸，いびき，歯ぎしり，くいしばりなどが原因になっている可能性があり，その緩和のためにマウスピースが有効である（図5）[10]．

そのほかマウスピースは，シェーグレン症候群などの唾液分泌低下に対して保湿ジェルを保持する目的で使用することもできる．

9. おわりに

　減少する歯科医療のニーズのなかで，プラスアルファとして，ドライマウスなど，歯科医師が「医科のフィールドである」と手を付けていなかった領域にも職域を拡大していかなければ，われわれ歯科医師の活路は見出せないのではないだろうか．このことから，歯から口腔へ，そして口腔から全身へと，全身と口腔に精通した医療のスペシャリストとしての歯科医師の役割も一つの選択肢と考えている．

　　　　　　　　　　　　　（中川洋一，斎藤一郎）

文献

1）小野高裕，谷岡　望，高森奈々，他：唾液検査による口腔腫瘍術後患者の口腔内環境評価（第1報）唾液分泌速度について，顎顔面補綴，23（1）：1〜7，2000．
2）藤林孝司，菅井　進，宮坂信之，他：シェーグレン症候群改訂診断基準，厚生省特定疾患免疫疾患調査研究班，平成10年度研究報告書，135〜138，1999．
3）Vitali C, Bombardieri S, Jonsson R, et al: Classification criteria for Sjogren's syndrome: a revised version of the European criteria proposed by the American-European Consensus Group, Ann Rheum Dis, 61（6）: 554〜558, 2002.
4）Yamada H, Nakagawa Y, Wakamatsu E, et al: Efficacy prediction of cevimeline in patients with Sjogren's syndrome, Clin Rheumatol, 26 : 1320〜1327, 2007.
5）Yamachika Y, Yamamoto K, Nomura Y, et al: Clinical factors influencing the resting and stimulated salivary flow, Open Journal of Stomatology, 2 : 103〜109, 2012.
6）Cummins MJ, Papas A, Kammer GM, et al: Treatment of primary Sjogren's syndrome with low-dose human interferon alfa administered by the oromucosal route: combined phase III results, Arthritis Rheum, 49 : 585〜593, 2003.
7）Steinfeld SD, Tant L, Burmester GR, et al: Epratuzumab（humanised anti-CD22 antibody）in primary Sjogren's syndrome: an open-label phase I/II study, Arthritis Res Ther, 8: R129, 2006.
8）Izumi M, Eguchi K, Nakamura H, et al: Corticosteroid irrigation of parotid gland for treatment of xerostomia in patients with Sjogren's syndrome, Ann Rheum Dis, 57 : 464〜469, 1998.
9）Dodds MW, Hsieh SC, Johnson DA: The effect of increased mastication by daily gum-chewing on salivary gland output and dental plaque acidogenicity, J Dent Res, 70 : 1474〜1478, 1991.
10）Yamamoto K, Nagashima H, Yamachika S, et al: The application of a night guard for sleep-related xerostomia, Oral Surg Oral Med Oral Pathol Oral Radiol Endod, 106 : e11〜14, 2008.

28 歯科医師臨床研修制度

1 歯科医師臨床研修制度の概要

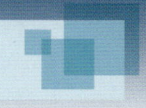

　医師の卒後研修が開始されてから39年後の昭和62年から，歯科医師の卒後研修事業が開始された．その後，医師から遅れること28年，平成8年に歯科医師法改正の下，1年以上の努力義務規定の歯科医師臨床研修が法制化され，さらに，平成12年の医師法，歯科医師法の同時改正で，平成16年に医師臨床研修制度が，2年後の平成18年に歯科医師臨床研修制度が必修化されることとなった．
　歯科医師臨床研修はすべての臨床歯科医師の1年目の臨床であり，生涯研修にとって非常に重要な位置付けとなっている．

1．制度

　医科における臨床研修制度に追従する形で，歯科医師臨床研修制度が平成18年度から必修化された．
　その背景には，「①歯科医療技術の高度化・専門化に伴い，初期治療を行う医療人としての幅広い基礎的・総合的な歯科診療能力を身につける必要が以前にも増して生じていること」，「②高齢化・疾病構造の変化により，全身的な疾患を持った歯科疾患患者が増加していることに対して，口腔に関連した全身管理・全身疾患への対処法を身につける必要性がでてきたこと」，「③患者の権利意識の向上・医療に対する不信の増大によって，安心・安全の医療が優先され，人格のかん養と患者とのコミュニケーション能力の向上による歯科医師と患者との信頼関係の構築が重要課題となっていること」があげられる（表1）．
　そのため，歯科医師法の一部が改正され，平成18年4月1日以降に歯科医師免許を受けた者で臨床に従事しようとする歯科医師は，1年以上の臨床研修が必修化されることとなった．
　その間は，アルバイトや大学院進学等をせず，その資質の向上を図るように努めなければならない．すなわち専念規定が義務づけられ，臨床研修を修了した者はその旨を，厚生労働大臣へ申請し，歯科医籍に登録しなければならないこととなった．
　さらには，臨床研修修了歯科医師でない者が診療所を開設しようとするときは，開設地の知事の許可を受けなければならず（開設者の要件），そして病院または診療所の開設者は，その病院または診療所を臨床研修修了歯科医師に管理させなければならない（管理者の要件）ことになった．

表1　歯科医師臨床研修の目標および方略

・歯科医療技術の高度化・専門化
　　ストレート方式による専門分野の研修が主流
　　基本的・総合的な歯科診療能力を身につける
　　→総合診療方式・歯科診療所との群方式の推進
・高齢化・疾病構造の変化
　　全身的な疾病を持った歯科疾患患者の増加
　　口腔に関連した全身疾患への対処法を身につける
　　→ベッドサイドでの全身に関する研修
・患者の権利意識の向上・医療に関する不信の増大
　　歯科医師と患者との信頼関係の構築の重要性
　　人格のかん養とコミュニケーション能力の向上を図る
　　→コミュニケーション・スキルの研修

歯科医師法には，歯科医師臨床研修の目的が『臨床研修については，患者中心の全人的医療を理解した上で，歯科医師としての人格をかん養し，総合的な歯科診療能力（態度・技能・知識）を身につけ，臨床研修を生涯研修の第一歩とすることのできるものでなければならない．』と定められている．

ここで，現在の歯科医師臨床研修を始めるまでの流れを説明する．歯科医師国家試験受験予定者は，1年前の春から夏にかけて，臨床研修を行う施設の情報収集・見学・面接等を行う．10月には歯科マッチングの希望順位表を提出，11月に歯科マッチングの結果発表，その後，歯科医師国家試験，合格発表を経て，新年度4月より歯科医師臨床研修を開始する．

つまり，歯科医師国家試験受験前に歯科マッチングを済ませる必要があり，仮契約を済ませ，万が一国家試験に不合格だった場合，再度マッチングからやり直さなければならない．歯科医師を目指す者は，国家試験の勉強をしながら，マッチングという就職活動をしなければならないのである．

2. 研修歯科医

臨床に従事しようとするすべての歯科医師は，臨床研修必修化に伴い臨床研修を義務づけられることとなった．

これまでは，国家試験に合格し，歯科医師免許をもった者は，さまざまな歯科医院・診療所で独自の新人研修を受けており，全国的に統一された研修内容などは存在しなかった．さらに，近年の患者自身の権利意識の高まりなどによって，実際には歯科医師免許をもたない学生が，歯科大学付属病院で医療行為を行うことが難しくなり，卒前臨床実習で患者にあまり触れたことがない歯科医師が増加することとなった．

そのようなことから，歯学部7年生ではない，歯科医師の資格を有する者が受けなければならない，1年目の臨床である歯科医師臨床研修制度が作られたわけである．

その基本理念は，『歯科医師は単に専門分野の負傷または治療をするのみでなく，全人的医療を理解したうえで患者の健康と負傷または疾病を診ることが期待され，歯科医師と患者およびその家族との間で十分なコミュニケーションの下に総合的な診療を行うことが求められていること．また，医療の社会的重要性および公共性を考えると，臨床研修は，歯科医師個人の技術の向上を超えて，社会にとって必要性の高いものであること．このため，臨床研修の目的については，患者中心の全人的医療を理解したうえで，歯科医師としての人格をかん養し，総合的な診療能力（態度・技能・知識）を身につけ，臨床研修を生涯研修の第一歩とすることのできるものでなければならない．』と述べられている．

また，研修期間中の研修歯科医は，労働者性が認められることから，労働基準法等関連法令に規定される労働条件に相当する処遇が確保されなければならない．臨床研修施設（医療機関）は研修歯科医を雇用し，研修歯科医は働くこと，すなわち診療が義務であり，労働者としての権利を持ちながら，仕事をするための自己研修すなわち学習をも行わなければならない．

表2　研修プログラムに関する基準

	単独型	管理型	協力型	連携型
当該施設における研修期間	12月	連続した3カ月以上 ただし3カ月を超える期間については1月を単位として連続しなくても良い	連続した3カ月以上 （注）一定の条件を満たす場合は，連続性を考慮しない	5日以上30日以内 連続しなくても良い グループ研修が前提

3. 指導歯科医

指導歯科医の資格要件は，以下のいずれかの条件に該当することとなっており，一般歯科診療について的確に指導ができ，適正な評価ができなければならない．

資格要件

①7年以上の臨床経験
　指導歯科医講習会の受講
　都道府県歯科医師会会長の推薦があることが望ましい

②5年以上の臨床経験
　日本歯科医学会分科会の認定医・専門医の資格
　指導歯科医講習会の受講

③大学付属病院での指導歯科医
　5年以上の臨床経験
　病院長が発行した臨床指導医歴を示す教育評価および業績証明書を有する

指導歯科医は，このような資格要件があるもの の，臨床1年目の研修歯科医を指導するには，技術や知識等の臨床能力だけでなく，指導者としての資質の向上を目指し，研鑽をつまなければならない．

4. 研修プログラム（表2）

臨床研修施設には，①単独型臨床研修施設，②管理型臨床研修施設，③協力型臨床研修施設，④連携型臨床研修施設があり，表3に示す指定基準と表4に示す人員に関する基準がある．

連携型臨床研修施設とは，新しく設けられた，協力型研修施設とグループを形成し，協力型研修施設を補完して研修を行う施設のことである．

さらに，病院，診療所，保健所，社会福祉施設，介護老人保健施設，僻地・離島の診療所など，研修施設として登録するだけでよい研修協力施設は，複数の研修協力施設併せて1カ月までの研修ができることになっている．

研修期間については，単独型臨床研修施設は研修協力施設を併せて原則1カ年，管理型臨床研修施設と協力型臨床研修施設と，これに研修協力施設を併せて臨床研修施設群と称し，合計1年の研修期間となっている．研修方式としては管理型は3カ月以上，協力型はそれぞれ連続した3カ月以上と最大4カ所の臨床研修施設をローテートするプログラムを組むことができる．

5. 評価

研修の評価にあたっては，研修歯科医が各研修

表3　施設に関する指定基準

・研修管理委員会の設置
　単独型・管理型臨床研修施設に設置する
・入院若しくは外来患者に対する全身管理の研修または在宅歯科医療において主治の医師との連携を図った研修が実施できること．臨床研修施設群の場合は，群に属するいずれかの施設で実施できること
・当該医療機関の開設歴が3年以上であること
・医療安全のための体制が整備されていること
・無床診療所が単独型・管理型臨床研修施設になる場合には，原則として2年以上連続して臨床研修の実績があること

表4　人員に関する基準

	単独型	管理型	協力型	連携型
常に勤務する歯科医師に人員基準	3名以上	2名以上	2名以上	1名以上
常勤の指導歯科医	1名以上必須			
歯科衛生士・看護師の人員基準	常勤換算で，常に勤務する歯科医師と概ね同数 または，当該年度に募集する研修歯科医と概ね同数 歯科衛生士の配置：必須			
研修歯科医の同時受入定員	指導歯科医数の2倍まで			
プログラム責任者の配置	義務	義務	管理型に配属	管理型に配属

プログラムに定められた臨床研修の期間，研修内容にのっとって研修を行い，臨床研修の到達目標が到達されていれば臨床研修を修了したと認定することになっている．

実際には，研修歯科医の評価を行う際，各研修項目に対する評価については，直接指導を担当した指導歯科医等が行い，全研修期間を通じた評価については，プログラム責任者が行うこととなっている．さらに，最終的な評価を研修管理委員会が行う．研修管理委員会は，プログラム責任者の報告を受け，研修歯科医の管理および研修歯科医の採用・中断・修了の際の評価等，臨床研修の実施の統括を行い，その評価に基づいて，管理者が臨床研修の修了を認定することとなっている．

研修期間中，指導歯科医は，研修歯科医の到達目標の進捗状況を把握・評価（形成的評価）し，修了基準に不足している部分を補完し，あらかじめ定められた期間内に臨床研修を修了することができるように配慮する必要がある．

（紙本　篤）

参考文献

1) 田中義弘，伊東隆利，梅村長生：必修臨床研修指導歯科医ガイドブック―留意点と指導法―，医歯薬出版，東京，2006.
2) 谷岡款相：臨床研修制度説明会　歯科医師臨床研修制度について，厚生労働省近畿厚生局主催，2012.
3) 歯科医師臨床研修マッチング協議会：臨床研修制度説明会　歯科医師臨床研修マッチング制度について，厚生労働省近畿厚生局主催，2012.

2　研修歯科医のメンタルヘルスを考えた指導法
－研修歯科医指導のために必要な事は…指導歯科医が自ら学ぶこと－

　平成18年度より必修化された新歯科医師臨床研修は，歯科診療に従事しようとする歯科医師は1年以上の歯科医師臨床研修が義務付けられた．詳細については前項で十分な説明がなされているので，重複は避けたいとは思うが，平成17年までの旧歯科医師臨床研修では努力義務であり，歯科医師（研修歯科医）の自主性に任されていた制度であった．しかし，新制度では，必ず1年以上の厚生労働省に認められた臨床研修施設での臨床研修の修了が，歯科医師として診療可能となるライセンスとなった．したがって研修歯科医は，どんな障害があろうとも，どんなことがあっても歯科医師として開業や就職すなわち歯科診療をするためには，1年間以上の歯科医師臨床研修プログラムを中断および休止せずに終わるように頑張らなくてはならないわけである．

1. はじめに

　研修歯科医を受け入れる側の臨床研修施設では何をすればいいのだろうか．臨床研修制度では「臨床研修施設にはあらかじめ定められた期間内に臨床研修を修了させる責任があり安易に中断・未修了の扱いを行ってはならない」[1]とされている．

　つまり臨床研修施設では，臨床研修を円滑に実施することで研修歯科医に一般診療について的確に指導し，適正に評価を行い，研修歯科医が歯科医師としての確実な第1歩を踏み出させるよう支援をしなくてはならない．そのために，指導する歯科医師，指導歯科医のみならず，上級歯科医もまずは，ワークショップ（Workshop）形式の歯科医臨床研修指導歯科医講習会を受講し，指導者としての資質の向上を目指し，その後にも臨床研修指導の研鑽を続けなければならない．

2. ワークショップ

　ワークショップとは，大学の講義や一般の講演会や講習会などのように受身な学習（教育）方法ではない．参加者は，静かに席に座って講師や講演者の話をノートにとって帰ってくれば良いというものではない．ワークショップでは，年齢や地位に関係なく，そこに参加した全員で，テーマを決定し，一定の時間内に作業をし，成果物を作り上げると言うものである．まさに積極的に能動的に自分から参加し，作業をする場所ということである．それでワークショップと呼ばれている．このワークショップは，1970年の初頭に，WHOが医療関係教育改革には，教員へのTeacher Trainingが重要であるとして，世界的な規模で主導したのが始まりである．1973年に発行されたWHOのTechnical Report Series No.521においては，teacher trainingの方針が明確に打ち出されている[2]．日本を含む西太平洋地域では，オーストラリア・シドニー New South Wales大学で，WHOが設置したRegional Teacher Training Centreで医学教育者を対象としたワークショップが開始され，その後，わが国でも医学教育者のためのワークショップが次々と開催されるようになった．これが今日の歯科医師臨床研修指導歯科医講習会につながっている．

　歯科医学教育が大きく変革している現在の状況では，歯科医師臨床研修においても日本全国で標準的な研修指導体制の確保のために，歯科医師臨床研修指導歯科医講習会の開催が重要な位置を占めることになる．この講習会では，カリキュラム・プランニング，すなわち研修（学習）目標の設定をし，研修（学習）方法の立案，および研修（学習）評価法の策定など，研修（学習）の根幹をなすものが，ワークショップのテーマとしてあげられている．研修歯科医のためには，どんなカリキュラムを策定し，研修に運用する実際的な方法，また，研修歯科医と指導歯科医との意思の疎通を図り，研修状況と評価とが乖離しないようにするために何をすれば良いかなど，より具体的な課題に対し，参加者が相互に協力し，討議が重ねられる．資質の高い指導歯科医になるために，歯科医師自身が問題の解決法を身につけることを目的として教育・指導の基礎的な訓練が行われている．是非，厚生労働省ホームページの指導歯科医講習会等の開催情報を確認されて，歯科医師会および歯科大学等で主催されるこの講習会に，歯科臨床をされている先生方が多数参加され，そこで得られた経験をご自分の診療室に持ち帰り，臨床研修のみならず，診療室内でコ・デンタルスタッフとの日常の協同作業にも活かしてしていただきたい．

> 研修歯科医（特性とメンタルヘルス）を知ることが，適切な指導につながる

　それでは，最近の指導歯科医講習会のワークショップ（に参加する歯科医の先生方の間）では，今，どんなことが話題となっているのだろうか．研修歯科医は何が何でも，1年間の臨床研修を修了しなくてはならないはずだが，厚生労働省平成20年12月22日「歯科医師臨床研修推進検討会」報告書によれば，臨床研修制度の必修化以降，研修歯科医の臨床研修の中断事例や未修了事例の報告がある．その原因となるものが，研修歯科医側にあるもの（研修歯科医のメンタルヘルス，傷病，妊娠，出産等）と，研修歯科医に対するハラスメント等を含む研修施設側に起因する事例も認められているそうである[3]．いずれにせよ，研修歯科医の歯科医師臨床研修のドロップアウトをいかに防ぐかについてが，問題とされているわけである．

3. 研修歯科医へのハラスメント

　研修歯科医へのハラスメントについての判断は難しく，どのような行為が臨床研修施設や診療室で行われると，いわゆる「いじめ・嫌がらせ，パワーハラスメント」に該当するのかは，人（研修歯科医）によって異なっているのが現状である．したがって，臨床研修施設（診療所）で働く新人歯科医師や研修歯科医に対し，指導歯科医からだ

けではなく上級歯科医や，コ・デンタルスタッフあるいは同僚の歯科医からの診療に関し，よかれと思ってしている業務上の忠告，注意や指導を，いじめ・嫌がらせを受けただとか，ハラスメントだと訴える者が出てくるわけである．つまり，パワーハラスメントとされる行為と，指導歯科医（院長，上級歯科医など）からの業務上の指導との線引きが大変難しいのである．このために，ハラスメントは事実の確認が難しく，被害者が嫌がっている事を加害者には理解させるのが難しく，問題として取り上げる時には，管理者側が弱腰になり，上司と部下とのコミュニケーションがとれなくなり，権利ばかりを主張する若者に対するきちんとした教育ができなくなるという悪循環に陥る．そこで混乱を避けるために，厚生労働省では以下のように定義をしている．

　職場のパワーハラスメントとは，同じ職場で働く者に対して，職務上の地位や人間関係などの職場内の優位性（上司から部下に行われるものだけでなく，先輩・後輩間や同僚間，さらには部下から上司に対して様々な優位性を背景に行われるものも含まれる．）を背景に，業務の適正な範囲を超えて，精神的・身体的苦痛を与える又は職場環境を悪化させる行為をいう．
と述べている．ハラスメントの詳細は，厚生労働省ホームページから「職場のいじめ・嫌がらせ問題に関する円卓会議ワーキング・グループ報告」参考資料集平成24年1月30日[4]を参照いただきたい．

　ハラスメントへの一般企業の対応については，いわゆるパワーハラスメントは，さまざまの損失がある．例えば，社員のメンタルヘルスの悪化，職場の風土を悪くし，本人のみならず周りの士気が低下，十分な能力が発揮できないため生産性の低下をもたらし，さらには優秀な人材の流出につながり，企業イメージのダウンをまねくものとしている．そこで企業は，相談窓口の設置やルールの設定，講演や研修会の実施，社内広報などを行い，社内実情の把握に努めている．労働組合や行政も厚生労働省や地方自治体のそれぞれ連携した対応がなされている．

4. 研修歯科医のトラブル

　研修歯科医の研修修了が危ぶまれる原因を単純に，雇い入れ側（企業，上司，研修施設，院長，指導歯科医）と労働者側（労働者，歯科医師，コ・デンタルスタッフ，研修歯科医）に起因するものと分けて考えるよりは，むしろ，実際の現場としての対応は，研修歯科医のドロップアウトの予防・防止策として，研修歯科医と指導歯科医（臨床研修施設）との良好な関係の構築・改善から何らかの具体的な解決策が見出されるのではないだろうか．

　研修期間中の研修歯科医に関するトラブル対応の主なものは，研修歯科医自身へのストレス対応で，メンタルヘルスの管理が重要．厚生労働科学研究「新歯科医師臨床研修制度の評価に関する調査研究」の分担研究；研修歯科医のメンタルヘルス調査研究に関する研究によると，歯科医師臨床研修の必須化が始まった平成21年度研修歯科医のメンタルヘルスのアンケート調査では，研修歯科医全体でみた場合には，健康リスクすなわち健康問題が起きるリスクは，全国一般の標準的な集団と比較して変わらない傾向である．しかし，抑うつ状態を自己評価尺度（CES-D；The Center for Epidemiologic Studies Depression Scale）日本語版でみた結果では，研修歯科医の約半数近く（43.1％）が，「抑うつ傾向」である可能性が示されている[5]．したがって，指導歯科医1人に対し，2人の研修歯科医を同時に指導ができる新制度では，程度の差はあれ，指導している研修歯科医のうち1人にはメンタルヘルスに問題が出る可能性があるといえる．

　独立行政法人労働者健康福祉機構が実施した勤労者を対象とした，インターネットによるメンタルヘルス調査研究がある．この調査の項目は，職業性ストレス簡易調査票，生活習慣調査およびうつ状態の判定のCES-Dを使用している．この研究報告によれば，仕事量は，うつ傾向には直接的な関係はないが，仕事上コントロール度が高くなればなるほど，うつ傾向は低くなるそうである．ま

た，上司・同僚・家族友人のサポートがあるほど，うつ傾向は低くなり，サポートの中で，特に上司のサポートが得られることが抑うつ度を低くする影響が最も強いことが示されている．さらに，仕事および家庭満足感は，精神健康度には有意に関連し，仕事や家庭の満足感が得られている場合は，うつ傾向は低くなり，特に仕事の満足感の影響度が高いそうである[6]．つまり，上司のサポート，研修歯科医では，指導歯科医からのサポートと研修施設・診療室での仕事・診療から得られる達成感や満足感が，抑うつ状態を改善もしくは予防を可能にすると考えられる．ここがポイントになる．

5. メンタルヘルスの低下

実際に研修歯科医のメンタルヘルスを低下させる原因はどんなものであろうか．

診療施設・病院での過重な労働？による心身の疲労，過度のストレス要因（ストレッサー）とであるといわれている．ストレス要因としては，研修歯科医は，歯科医師免許の所持はしていても，歯科医師としての経験や技術の習得段階であり，自分では患者からの期待に懸命に応えようと努力をしているが，一人では十分なことができないというジレンマがストレスを生むことがある．そこに，追い打ちをかけるように，患者の持つイメージでは，若い歯科医師＝未熟との考えから，「担当医を変えて欲しい」との訴えがあり，診療をさせてもらえないことになれば，ストレスが倍増する．また，診療医としての自身の能力の低さを痛感し悩んでいる所に，同僚研修歯科医間での技量の差を上級歯科医から指摘され，コ・デンタルスタッフから尊敬を得られないなど，これらすべて，新米歯科医師が，直面する数々の『試練』としてストレス要因と考えられる．一般的には，仕事・研修とは直接係わらない個人的な，友人・異性間とのトラブルや家族問題も大きなストレス要因になる．

このストレッサーにさらされる研修歯科医は，一体どのようなストレス反応が出るのだろうか．研修歯科医への過度のストレスは，メンタルヘルスに強く影響し，日常行動に問題が現れる．一般的には，研修歯科医はメンタルヘルスが高い状態では，指導歯科医や同僚，コ・デンタルスタッフからの言葉を無理なく，素直に受け止めて良く反応し，自分の持ち味を十分発揮することができる．しかし一度，メンタルヘルスが低下すると，周囲からの助言や声援などの言葉を正しく受け止めることができずに，屈折した形で受け止め，あるいは無視し聞き耳を持たない，周囲とのコンタクトを遮断するまでに陥るケースもある．この時点では，すでに行動（反応）も当然，歪んだ形で表現されるようになる．したがって，本来持っている能力が発揮できなくなるだけでなく，さらに，周囲との確執を生み，個人評価を下げることになるという悪循環に入っていき，本人としては，どうしようもない状態に入り込んでしまう．

臨床研修の現場を担当してきた経験から，極端な例ではあるが，研修歯科医の中には，几帳面ではあるが神経質な性格で，なんとなくオドオドした印象を受けると患者や周囲から指摘され，コミュニケーション能力の低さから，対人折衝をさけたがり，職場での仕事・診療に挫折を感じ，社会人・医療人としてのストレッサーへの対応能力が十分でないため，ストレスを溜め込み，メンタルヘルスに変調をきたし，医療現場からの逃避を試みようとしたケースもある．

また，研修歯科医と指導歯科医間のトラブルでは，些細な言葉の行き違いから，研修歯科医はパワハラを受けたと訴えることがある．どうも説教は，必ずしもすべての研修歯科医にはプラスに働かないようである．研修歯科医には，自主性や冷静な判断力はあるが，コミュニケーション能力に劣り上手く表現ができない自分を認めてもらえない場合には，自分の中に原因を見いださず，他罰的になり不平不満を漏らす，そのような研修歯科医もいるのである．この状態では，臨床研修を通じて形成された師弟関係に問題を生じ，両者の気持ちが離れ，破綻が起きることも，これまでにしばしば経験している．指導歯科医の後輩を一人前の歯科医師を育てあげたいとの強い思いが，上手

く研修歯科医には伝わらずに空回りし，指導につい力が入りすぎて言葉が強くなり，双方がともに大きなストレスを抱えるケースになるのではと思っている．

6. 厚生労働省よりの指針

厚生労働省からは，労働者の心の健康の保持増進のための指針[7,8]が出され，それによると4つのメンタルヘルスケアが継続的にかつ計画的に行われることが望ましいとしている．①セルフケア，②ラインによるケア，③事業場内産業保健スタッフ等によるケア，④事業場外資源によるケアがあげられている．

①「セルフケア」

労働者自身（研修歯科医，スタッフ）がストレスやメンタルヘルスに対する正しい理解をし，自らのストレスの気づき，その対処としてストレスの軽減や解消を図るようにすること．

これには，研修歯科医やスタッフの指導にストレスを感じている，管理監督者（指導歯科医，院長）についても含めて考えるべきである．

②管理監督者（指導歯科医，院長）による「ラインによるケア」

これは，労働者（研修歯科医，スタッフ）との接触頻度が高い管理監督者（指導歯科医，院長）は，部下である労働者（研修歯科医やスタッフ）の心の健康状態を把握し，長時間労働や過重な心理的負荷の改善や，自発的に相談しやすい環境作りをすることである．

③事業場内の健康管理担当者による「事業場内産業保健スタッフ等によるケア」

産業医や衛生管理者など産業保健スタッフ等は，職場（研修施設，診療所）における心の健康づくりを目的とした支援する役割を担っている．

④事業場外の専門家による「事業場外資源によるケア」

メンタルヘルス対策支援センターや，産業カウンセラーなどの専門機関や専門家の積極的な活用が望まれている．

ここに解決策があるのかもしれない．

これらの「4つのメンタルヘルスケア」から，一般的な歯科診療所においては，特にセルフケアとラインによるケアが中心になると考えている．産業保健スタッフが確保しにくい場合には，常勤の衛生管理者等が担当をすることができるが，重要なことは，労働者（研修歯科医，スタッフ）が，自身のストレスに関する検査等の結果を活用して，自発的に相談が受けられるような職場（診療所内）の環境整備と，セルフチェックができるような機会と資料（ストレスやメンタルケアの基礎知識を研修会などから）を提供する必要がある．また，管理監督者（指導歯科医や院長）は日常的に気軽に相談に対応できるような雰囲気作りに心がけ，労働者自身（研修歯科医，スタッフ）がメンタルヘルスの変化に気づきを促すように配慮すべきである．

そのため，個々のスタッフについての心身の基本的な情報の収集と管理をしておくべきだろう．その際の留意事項として，メンタルヘルスを含む健康情報は，非常にデリケートなものである．十分な個人情報の保護に配慮が必要になることを忘れないでほしい．

7. 研修歯科医に必要なもの

ここから本題に入る．研修歯科医のどのような情報が，メンタルヘルスケアのセルフケアやラインによるケアには必要になるだろうか．メンタルヘルスと個人特性が重要な参考資料となると考えている．メンタルヘルスと個人特性の関係については，すでに述べたが，もう一度おさらいする．研修歯科医への過度のストレスは，メンタルヘルスに重大な影響を及ぼすことが分かっている．メンタルヘルスが低下すると，外からの刺激（指導歯科医からの意見や忠告を含む）に対し，素直な反応ができない（聞けない）という状態が起こる．研修歯科医の本来持っている特性を十分に発揮できずに，日常行動に問題が起きてくる．例えば，長所とされるところが余りにも極端に出すぎたり，欠点とされている部分が強調されて発現したりする．したがって，研修歯科医には，客観的に

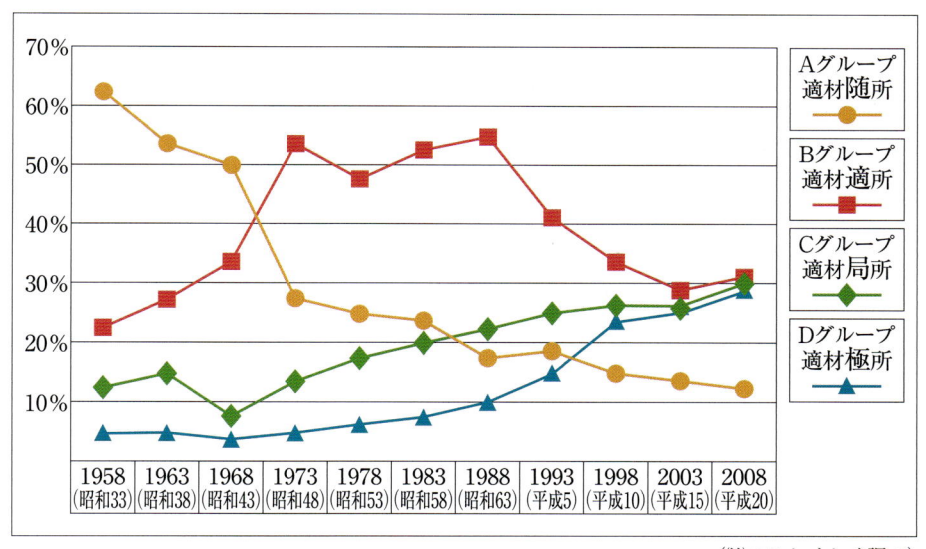

図1 メンタルヘルス推移グラフ
（㈱エスケイケイ調べ）

自分がどのような特性・持ち味を持っていて，もし，メンタルヘルスが低下すると十分に持ち味を発揮できなくなる状態に陥ることがある．日常生活においては，どのような振る舞いや傾向（例えば，朝起きられない，酒量が増える，服装が派手になり，化粧が濃くなる等）が現れたら，自分は今，黄色の点滅信号か，赤信号の危険状態であるかを，客観的に自分自身で気がつくようになってもらいたいと思う．自分を俯瞰し客観的に観察する訓練をしてもらうわけである．

指導歯科医には，指導の際に前もって研修歯科医を（特性・持ち味について）知っておくこと．その持ち味を生かすような，的確な言動で支援をする指導方法があることを知ってもらう．すなわち，当然だが，自分と他人は異なること．指導歯科医と研修歯科医は立場が違うため，意見が異なる．すべての研修歯科医は同じではなく，特に持ち味が異なることを理解し，今まで新人歯科医師を育て，成功してきた指導法には，自信と自負はあるとは思うが，今後も画一的な指導では，現代の若者には通用しないことがあり，成功するとは限らない．むしろ，問題が出てくる場合があると考えていただきたい．

ここに興味深い報告がある．若者のメンタルヘルスの状況について，日本の高校生過去50年間にわたるメンタルヘルスの推移を調べた結果によると，メンタルヘルスは年々低下する傾向があるとのことである．それはストレス耐性の弱い若者が増えているということである（図1）．

メンタルヘルスが高く維持されている状態では，ストレスに対して耐性が強く，持ち味の長所を反映された行動がどんな場面，どんな職場においても発揮できる．しかし，メンタルヘルスが低い場合には，当然ストレス耐性が弱いので，適応の範囲が狭められ，ごく限られた環境や場面でしか，特性を発揮できずに，困難に直面するとすぐにめげてしまうわけである．ストレス耐性が弱いと，ストレスを溜め込み，メンタルヘルスに変調をきたすものが出ることになる．もし，研修歯科医に，このような状態が疑われる場合には，速やかに管理型施設の大学病院研修診療管理部門へ客観的事実を報告していただき，協同で現場での要因の分析と，適切な対応策を早急に講じることが必要になってくる．平成20年12月22日「歯科医師臨床研修推進検討会」報告書には，現状ではメンタルヘルスに関する事例に対応が可能なプログラム責任者や指導歯科医は限られていると考えられる．したがって，今後は当該臨床研修施設等において，研修指導者側としてのメンタルヘルスに関する知識，対処法等に関する資質向上策を強化し

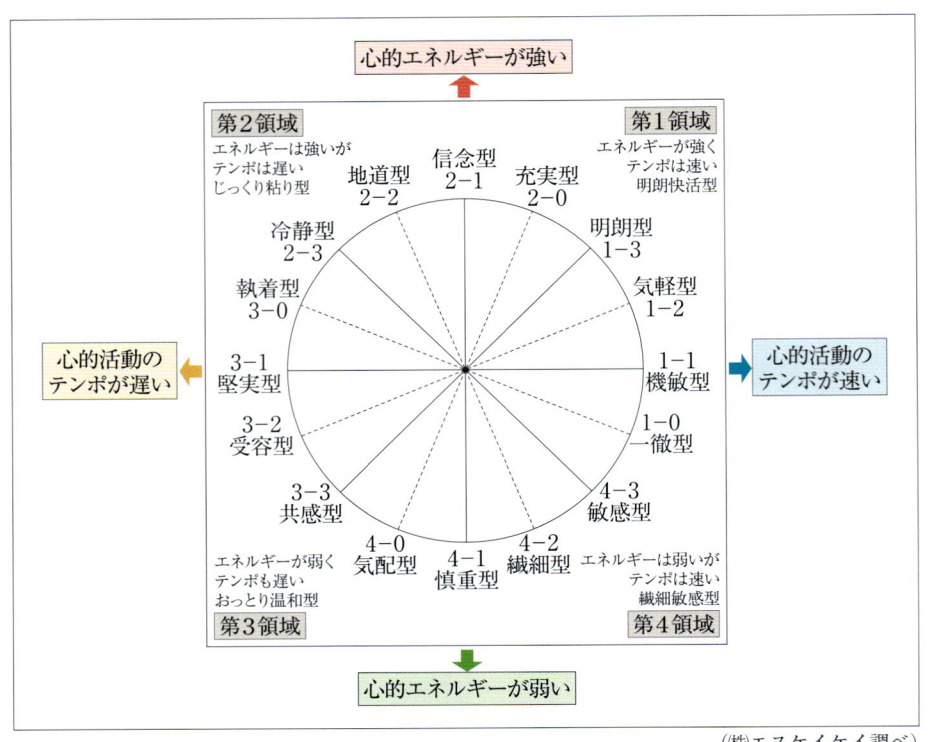

図2 持ち味　(㈱エスケイケイ調べ)

ていく必要がある[9].
との報告がある.

8. 本校での対応について

　本稿では，研修歯科医のメンタルヘルスの変調をきたす前に，打つべき手，メンタルヘルスケアの一助として，研修診療部で採用してきた方法をお教えする.

　臨床研修プログラムを円滑な遂行するための基本は，研修歯科医を組織全体・集団としてとらえることと，研修歯科医を新人歯科医師としての一個人として，個々の特性を的確に把握し，引き出すための個別の指導・育成が重要な課題だと考えている．そこで，本学研修施設では，平成19年から24年度までの研修歯科医の採用時適性検査として，採用試験時面接では十分にとらえることが難しい潜在的な個人特性を把握し，個人に備わった持ち味が現れやすい日常の行動ぶりを左右するメンタルヘルスを的確に確認するために，特性・活力測定（Vitalization & Character Analysis Test；以降V-CATと称す）を実施してきた[10].

　この試験結果の活用法の一つは，各年度別に採用した研修歯科医集団の総合評価を，一般社会人の採用試験時の結果と比較し，本学の研修歯科医の集団特性を捉えている.

　研修歯科医個人への活用は，V-CAT測定成績を参考にし，指導歯科医が研修歯科医との個別面談を行っている．これは，研修歯科医自身には，客観的な検査結果として，個々のメンタルヘルスと持ち味を知らせることで，自分自身を理解するための有効な資料となる．その結果，メンタルヘルスのセルフケアとしてストレス管理に役立てることも可能となり，加えて，研修歯科医管理部門においては，特に指導歯科医の研修歯科医の個人特性を考慮した指導・育成のよりどころとなる要点を示唆するものであると考えて良いだろう（ラインによるケア）[11].

　臨床研修の現場で指導歯科医としての経験から，V-CAT測定結果を使用した指導への応用について，概要を少し述べる．研修歯科医の個人指導には，まず，研修歯科医の持ち味を参考にする．持ち味は，それぞれの個人に備わった固有の

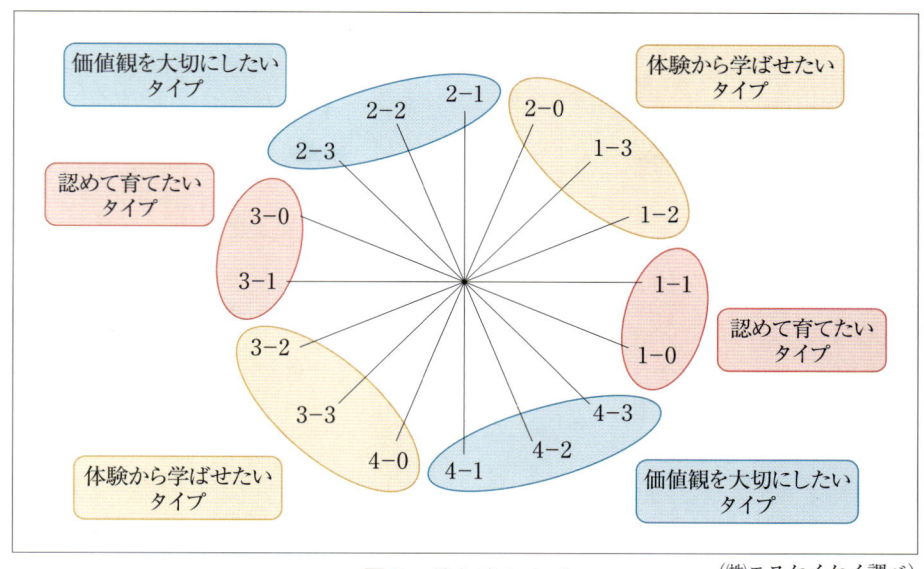

図3　持ち味タイプ　　　　（㈱エスケイケイ調べ）

特性で，その人らしさと考えれば分かりやすいだろう．

　図2持ち味は，欲求に対して邁進しやすいか，あるいは控えるかで，心のエネルギーの強さと弱さとしている．また，感情を表出しやすいか，抑制しやすいかで，心の活動テンポの速さ，遅さとしてあらわし，第1から第4までの4領域上に，特徴的に表現した言葉でそれぞれ〇〇型のように16分類にしている．

　さらに，この持ち味を図3（持ち味タイプ）持ち味からみた指導・育成のポイントから3つのタイプに分けている．価値観を大切にしたいタイプ，体験から学ばせたいタイプと認めて育てたいタイプ3つである．価値観を大切にしたいタイプは内向的であり，自分の価値観で行動する．したがって自分が納得できなければ動かないが，自主的の決定し納得できた場合には責任感を持ってコツコツと努力をする．説教や価値観の押しつけは逆効果である．このタイプは40年前には若者の60％を占めていたが，現在では半減してしまった．次の，体験から学ばせたいタイプは，先ほどのタイプとは全く異なり，外交的で理屈より人情を大切にする．外部からの影響を受けやすく周囲ともうまくやろうとし，共感性も豊かである．そこで，指導のポイントは外部から良い刺激を常に与えてあげれば伸びると考えられる．最後に，認めて育てたいタイプは，少し難しい．自己顕示性が高いが，繊細で傷つきやすいので，プライドを尊重しその気にさせるような指導をする．恥をかかせることはNG（no good）ダメである．

　データによれば，このタイプは現代の若者に増えていて，40年前には10％であったものが40％に増加し，他のタイプを抜き，最も多くなっている．このように若者タイプの出現率の推移を示しているのが，図4（持ち味の推移）である．

9．まとめ

　グラフが示すように，過去40年間でデータから若者の持ち味やタイプが変化していることがわかる．指導される対象（研修歯科医，新人，若者）が変化しているわけだから，従来から行われていた指導・育成法が必ずしも有効ではないと考えられる状況になってきている．

　研修歯科医の指導・育成においては，研修歯科医の持ち味やタイプを理解し，より効率のよい，適切な方法に変えていく必要がある．変えていけるのは，このことが分かっている指導歯科医の方である．指導歯科医がストレスなく研修歯科医・新人歯科医を育てるには，自らが学んで行っていただくことにつきる．さらに，研修歯科医の持ち

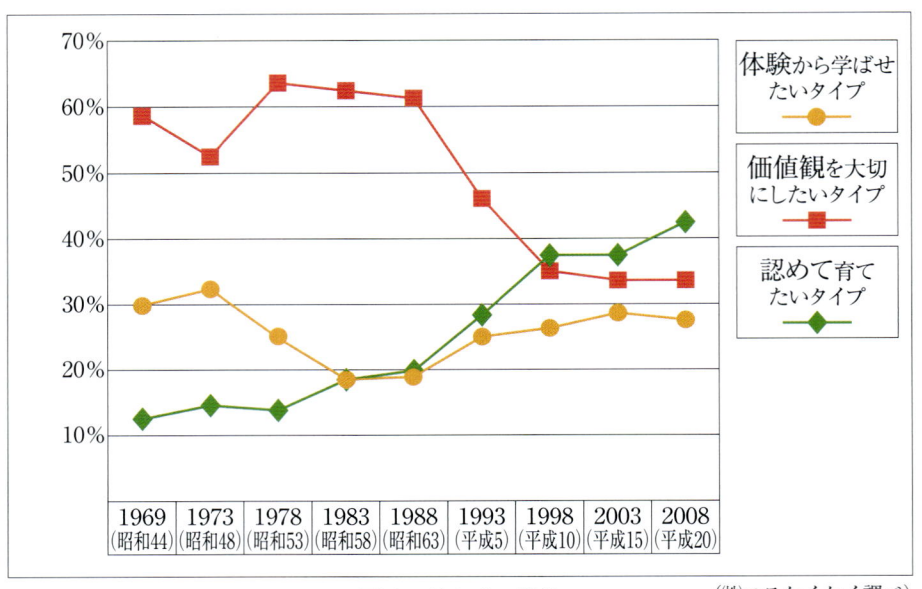

図4 持ち味の推移　　(株)エスケイケイ調べ

味はメンタルヘルスの状態によって出現する行動も変わってくるために，指導の際には，常に研修歯科医（若者）のメンタルヘルスに目を向けていてほしい．

（升谷滋行）

文献

1) 柳澤智仁：厚生労働省近畿厚生局主催　臨床研修制度説明会 平成23年03月05日　歯科医師臨床研修度について．
   http://kouseikyoku.mhlw.go.jp/kinki/news/documents/shika_seido.pdf
2) World Health Organization Technical Report Series No. 521, Training and preparation of teachers for schools of medicine and of allied health sciences, 1973.
3) 歯科医師臨床研修推進検討会：「歯科医師臨床研修推進検討会」報告書，平成20年12月22日研修歯科医のメンタルヘルスへの対応
   http://www.mhlw.go.jp/houdou/2008/12/h1222-1.html
4) 厚生労働省：職場のいじめ・嫌がらせ問題に関する円卓会議ワーキング・グループ報告 参考資料集，2012．
5) 秋山仁志：厚生労働科学研究「新歯科医師臨床研修制度の評価に関する調査研究」の分担研究：研修歯科医のメンタルヘルス調査研究に関する研究，2010．
6) 独立行政法人　労働者健康福祉機構：「勤労者におけるメンタルヘルス不全と職場環境との関連の研究および予防・治療法の研究・開発，普及」研究報告書，2008．
   http://www.research12.jp/h13/pdf/10s.pdf
7) 厚生労働省：職場における心の健康づくり
   http://www.mhlw.go.jp/bunya/roudoukijun/anzeneisei12/pdf/01.pdf
8) 厚生労働省：労働者の心の健康の保持増進のための指針
   http://www.mhlw.go.jp/houdou/2006/03/dl/h0331-1b.pdf
9) 歯科医師臨床研修推進検討会：「歯科医師臨床研修推進検討会」報告書，2008．
   研修歯科医のメンタルヘルスへの対応http://www.mhlw.go.jp/houdou/2008/12/h1222-1.html
10) V-CAT活用ガイド，第1版第4刷，エスケイケイ・日本能率協会マネジメントセンター編，2012．
11) 升谷滋行，関　啓介，齊藤邦子，他：研修歯科医の特性・活力測定を使用した個人指導について第22回日本歯科医学会総会プログラム・事前抄録集，ポスター421，日本歯科医師会雑誌：65（5）：161，2012．

和文索引

あ行

アーチファクト…114
アクセスホール…122
アセトアミノフェン…131
圧痛点…129
アバットメント…118
アンカー型アタッチメント…124
安静時唾液…160，162
安静時唾液量…187

医科用CT…10
移植歯のレプリカ…154
移植床…153
胃食道逆流症…143
一次切開…70
一般心理療法…163
イメージング・プレート…1
医療被曝…27
色の傾向…104
インテグレーション…85
インプラントオーバーデンチャー…123
インプラント義歯…109

ウェットボンディングテクニック…138
運動療法…127，128，130，131

エアーギャップ…111
エッチ＆リンスシステム…137
エナメルエッチングの効果…137
エプワース眠気尺度…147
エマージェンスプロファイル…86，89，90
嚥下造影…39，42
嚥下内視鏡…39，42

オフィスケア…130

か行

開口訓練…128
外傷後ストレス症候群…161
外傷性咬合…67
解像度…1
改訂水飲みテスト…40
ガイデッド・サージェリー…118

外部被曝…24
顔色…105
下顎頭の変形…125
かかりつけ歯科医…180
顎関節…20
顎関節症…161
顎関節部に腫脹…22
核磁気共鳴現象…16
確定的影響…23
確率的影響…23
カスタムアバットメント…120
カスタムインプレッションコーピング…90
仮性口臭…162
画素…1
滑膜性骨軟骨腫症…22
可撤性上部構造…123
化膿性顎関節炎…22
ガムテスト…187
柑橘類…142
関節円板…20
関節円板の前方転位…128
関節円板の偏位…125
関節腔…20
関節雑音…125，128
関節包…131
漢方薬…164
管理型臨床研修施設…195
関連痛…129，161

キーパー…109
キーパーボンディング法…115
偽円板…128
義歯術後管理…113
協力型臨床研修施設…195
筋筋膜性疼痛…129
菌血症…55，168
筋硬結…129
筋膜…131
筋膜痛…128，129，131
筋膜痛の緩徐な発症…129
筋膜痛の突然の発症…129
筋膜マッサージ療法…131

クリック音…21
グレースケール…2
クレンチング…67

ケイ酸リチウム析出ガラス…97
形成用ツーピースアバットメント…118
経静脈造影…11
頸部聴診法…41
血清抗体価…47
血清抗体価の評価基準…48
研修管理委員会…196
研修協力施設…195
研修歯科医…194
研修プログラム…194，195

抗うつ薬…164
抗うつ薬・抗不安薬…190
抗加齢…168
光学印象（レーザー・LED）…117
抗菌スペクトル…49
抗菌薬選択の基準…47
抗菌薬投与のレシピ…49
抗菌療法…45，46
口腔乾燥…160
口腔乾燥症…186
口腔顔面痛…128
口腔機能…183
口腔機能療法…191
口腔相障害…184
口腔内科…53
口腔内科学…53
口腔内写真…31
口腔内スキャナー…95
口腔内装置…147
抗血栓療法…59
咬合異常感…162
咬合性外傷…67
口臭恐怖症…162
高信号…17
硬組織表示…10
喉頭蓋谷…43
行動（変容）療法…131
行動様式…143
行動療法…130
口内炎…57

抗不安薬…164
交流分析…163
誤嚥…39
誤嚥性肺炎…57
コーンビーム…9
コーンビームタイプ…12
国際放射線防護委員会…27
固定性上部構造…118
困った患者…165
コミュニケーション能力…199
コンビネーション法…76
根面カリエス…67
根面板…109
根面被覆術…74

● さ行

細菌検査…46
在宅歯科医療…55
在宅持続陽圧呼吸法…147
在宅診療…180
在宅訪問歯科診療…180
最適化…28
索状硬結…129
撮影設定…35
サブジンジバルカントゥア…86，90
３次元画像処理…10
三次元構造モデル…153
酸蝕歯…141

シークエンス…17
シーベルト（Sv）…23
シェーグレン症候群…188
シェードガイド…101
歯科医師臨床研修制度…193
自家歯牙移植術…153
歯科マッチング…194
歯科用コーンビームCT…7
歯科用CT…8，9，12
歯冠外アタッチメント…109，113
歯冠外磁性アタッチメント…115
歯冠長延長術…69
歯間乳頭部…86
歯頸ライン…85
歯根吸収…157
歯根露出…73

磁石構造体の合着…111
歯周組織再生誘導法…69
歯周病…62
歯周病原性細菌…62
歯髄刺激性…140
磁性アタッチメント…109, 124
磁性アタッチメントの特徴…111
自然放射線…23, 27
実効線量…23
指導歯科医…195
シトプラスト…88
歯肉剥離搔爬術…69
脂肪抑制像…17
社会的な痛み…133
修復処置…105
少子高齢化…53
焼成収縮…98
上皮下結合組織移植術…75
職業被曝…27
シリコーンコア…145
自律訓練法…163
ジルコニア…121
ジルコニア・アバットメント…121
ジルコニア・アルミナナノコンポジット…99
ジルコニア高密度焼結体…98
心因性疼痛…131
シングルステップセルフエッチアドヒーシブ…139
神経障害性疼痛…131
神経性唾液分泌低下…188
人工呼吸器関連肺炎…57
心身症…159
心身相関…159, 160
真性口臭…162
身体症状…125
深部痛…131
心理・社会的ストレス…160
心理療法…162

睡眠時ポリグラフ検査…148
睡眠時無呼吸症候群…147
睡眠潜時反復検査…147
スクリュー固定式上部構造…122
スタッド型アタッチメント…124
ステロイド療法…189
ストレッチ・アンド・スプレー療法…129

生活習慣…127, 130, 131, 142
生活様式…143
正当化…27
咳テスト…40
舌痛症…159
セネストパチー…160
セファログラム…6, 7
セファログラフィ…6
セメント固定式上部構造…118
セメント溶解…67
セラミックス…93
セルフエッチシステム…144
セルフエッチングシステム…138
セルフケア…127, 131, 200
セルフケア・ホームケア…130
セルフ・プラーク・コントロール…63
セレックシステム…95
線量限度…28, 29

ソーシャルペイン…133
即時効果…131
ソケットプリザベーション…87, 88, 90
組織分解能…17
咀嚼機能回復…169

● た行

体外被曝…27
体感異常症…160
対症療法…189
体内被曝…27
ダイナミックレンジ…3
唾液…136
唾液の影響…143
唾液の役割…187
多断面再構成処理画像…11
脱灰と再石灰化…136
炭酸飲料…142
単独型臨床研修施設…195

遅発性筋痛…129
着色度…103
超音波レトロチップ…83
超高齢社会…53
貯留物…20

低信号…17
ディプラーキング…64
テクスチャー…106
デジタルエックス線撮影…1
デジタルカメラ…32
テスラ/Tesla…15
電荷結合素子…1
電気的経皮刺激療法…128

トゥースホワイトニング…101
トゥースホワイトニングの診査診断…103
糖化タンパク質…167
糖尿病…188
頭部エックス線規格撮影…6
ドクターショッピング…133
特定保健指導…172
ドライマウス…186
トリガーポイント…129
トリガーポイントインジェクション療法…129
トリガーポイント鍼療法…129
トリガーポイントマッサージ療法…129

● な行

内臓脂肪…172
内部被曝…24
軟組織表示…10

二次カリエス…66
日中の過度な眠気…147
日本口腔内科学会…59

熱膨張係数…99

脳血管障害…180
脳卒中…180
脳の可塑性変化…131

● は行

バイオアクティブ…144
バイオタイプの変換…91
バイオフィルム感染症…176
ハウジングパターン…112
バーアタッチメント…124
破壊靭性値…96
破折ファイル除去…82

歯の表面性状…106
ハラスメント…197
パワーハラスメント…198
バンディング…104
反復唾液嚥下テスト…40

光造形システム…154
ピクセル…1
非ステロイド性消炎鎮痛薬…131
ビット…2
非定型歯痛…161
肥満度…148
100g計測ダイエット…172

ファンビーム…8
フィルム処理…5
フードテスト…40
復位を伴う円板前方転位…21
復位を伴わない円板前方転位…21
不顕性誤嚥…39
プラーク・コントロール…61
ブラキシズム…67
プラセボ効果…131
フラット・パネル・ディテクター…1
フラップ・デザイン…70,71
プロトン…16
プロバイオティクス…177

ペリクル…143
変形性関節症…21

放散痛…131
放射線被曝…23
放射線防護…27
訪問歯科診療…55
ボクセル…1
保健指導…171
ポスター作製…37
ボリュームレンダリング法…12
ホワイトスポット…105
ボーンアンカードブリッジ…123

● ま行

マージナルボーンロス…85,91
マイクロエンド…79

マイクロサージェリー…79，83
マイクロスコープ…79
マイクロミラー…83
埋入深度…86
マウスピース…67，191
マグネットオーバーデンチャー…115
マグノテレスコープクラウン義歯…115
マクロレンズ…33
慢性感染病巣…55

味覚障害…162
ミニマルインターベンション…135

無呼吸低呼吸指数…148
ムスカリン受容体刺激薬…189

メインテナンス…61，64
免疫検査…46
メンタルヘルス…197，198
メンタルヘルスケア…200

モチベーション…63

● や行

夜間口腔乾燥…191
薬物性唾液分泌低下…188
薬物療法…162

遊離歯肉移植術…74

要介護…180
予防歯科のパラダイムシフト…166

● ら行

ラインによるケア…200
ラドン…24

理学療法…127，128
リューサイト析出ガラス…97
リングフラッシュ…33
リン酸エッチング…136

冷・温療法…128
レイヤリングテクニック…145
レーザー療法…128
レーダーチャート…103，108
連携型臨床研修施設…195

ロー・データ…2
ローリング法…89，90

● わ行

ワークショップ（Workshop）…196
ワークショップ…197
ワクチン療法…178

英文索引

3DS…168
AGE…167
AHI（events/hour）…148

BMI（kg/m^2）…148
Biotypeの変換…92

CAD/CAM…93
CAD/CAMアバットメント…120
CAD/CAM応用アバットメント…121
CAD/CAMシステム…154
CAD/CAMテクノロジー…117
CCD…1，4

CCD（CMOS）…5
CCD方式…3
CT値…8
CPP-ACP…144
CT…8

DICOM…2

EDS…147
Endodontic Microsurgery…82
ESS…147

FPD…1，7

FPD方式…2

GBR…87, 90, 92
GTR膜…70

I.I.+CCD…7
ICRP…27
Internal Matrix Technique…81
IOD…123
IP…1, 4, 5
IP方式…2

Japanese Society of Oral Medicine…59

Lactobacillus salivarius TI2711…177
LS1…177

Mandibular advancement device（MAD）…149
MDCT…9
MI…135
Mineral Trioxide Aggregate…81
Minimal Intervention…135, 144
Millerの分類…73
MR-Sialography…19
MRI…15, 114
MSCT…9
MSLT…147
muscle knots…129
Myofascial Pain…129

nCPAP…147
Novamin…144

OA…147

Oral Medicine…57

PACS…2
PMTC…61
POMR…59
PSG…148
PTC…61

QOL…56

RDC/TMD…128
referred pain…129

selective etching…139, 144
Sleep apnea syndrome…147
SOAP…59
SPT…61

T2強調画像…17, 20
T1強調画像…17
T1強調像…20
taut band…129
tender points…129
TENS…128
Tongue positioner device…149
Tooth Wear…141
trigger points…129

VAP…57
VE…39
VF…39

wear…140

執筆者一覧

編　集：
- 橋本　光二　（日本大学歯学部歯科放射線学教室）
- 升谷　滋行　（日本大学歯学部保存学教室修復学講座）
- 飯野　文彦　（(医)社団創美会　いいの歯科医院）

執筆者：
- 丸橋　一夫　（日本大学歯学部付属歯科病院放射線科）
- 河合　泰輔　（日本歯科大学生命歯学部歯科放射線学講座）
- 浅海利恵子　（日本歯科大学生命歯学部歯科放射線学講座）
- 川嶋　祥史　（日本大学歯学部歯科放射線学教室）
- 橋本　光二　（日本大学歯学部歯科放射線学教室）
- 和光　　衛　（東京歯科大学歯科放射線学講座）
- 関　　健次　（昭和大学歯学部口腔病態診断科学歯科放射線医学部門）
- 香川　豊宏　（福岡歯科大学診断全身管理学講座画像診断学分野）
- 古跡　孝和　（大阪歯科大学歯科放射線学講座）
- 五十嵐千浪　（鶴見大学歯学部口腔顎顔面放射線・画像診断学講座）
- 佐藤　健児　（日本歯科大学生命歯学部歯科放射線学講座）
- 岩井　一男　（日本大学歯学部歯科放射線学教室）
- 関　　啓介　（日本大学歯学部付属歯科病院系卒直後研修分野）
- 升谷　滋行　（日本大学歯学部保存学教室修復学講座）
- 戸原　　玄　（東京医科歯科大学大学院医歯学総合研究科老化制御学系口腔老化制御学講座高齢者歯科学分野）
- 中山　渕利　（日本大学歯学部摂食機能療法学講座）
- 阿部　仁子　（日本大学歯学部摂食機能療法学講座）
- 吉野　敏明　（吉野歯科診療所歯周病インプラントセンター）
- 里村　一人　（鶴見大学歯学部口腔内科学（口腔外科学第二）講座）
- 飯野　文彦　（(医)社団創美会　いいの歯科医院）
- 安藤　　修　（安藤歯科）
- 武田　朋子　（ともこデンタルクリニック）
- 澤田　則宏　（澤田デンタルオフィス）
- 中村　茂人　（デンタルクリニック アレーズ銀座）
- 宮﨑　　隆　（昭和大学歯学部歯科保存学講座歯科理工学部門）
- 堀田　康弘　（昭和大学歯学部歯科保存学講座歯科理工学部門）
- 北原　信也　（TEAM東京ノブレストラティブデンタルオフィス）
- 石上　友彦　（日本大学歯学部歯科補綴学第Ⅱ講座）
- 萩原　芳幸　（日本大学歯学部歯科補綴学第Ⅲ講座）
- 原　　節宏　（日本歯科大学附属病院総合診療科顎関節症診療センター）
- 宮崎　真至　（日本大学歯学部保存学教室修復学講座）
- 坪田　圭司　（日本大学歯学部保存学教室修復学講座）
- 黒川　弘康　（日本大学歯学部保存学教室修復学講座）
- 小川　　匠　（鶴見大学歯学部クラウンブリッジ補綴学講座）
- 重田　優子　（鶴見大学歯学部クラウンブリッジ補綴学講座）
- 本田　雅彦　（日本大学歯学部口腔外科学教室第2講座）
- 小池　一喜　（日本大学歯学部口腔診断学講座）
- 武内　博朗　（鶴見大学歯学部探索歯学講座・(医)武内歯科医院）
- 花田　信弘　（鶴見大学歯学部探索歯学講座）
- 菅野　直之　（日本大学歯学部保存学教室歯周病学講座）
- 植田耕一郎　（日本大学歯学部摂食機能療法学講座）
- 中川　洋一　（鶴見大学歯学部口腔病理学講座）
- 斎藤　一郎　（鶴見大学歯学部病理学講座）
- 紙本　　篤　（日本大学歯学部附属歯科病院総合診療部総合診療科）

（執筆順・敬称略）

歯科医療ナビゲーション　今さら聞け！ないこんな事

2013年7月10日　第1版・第1刷発行

編集　升谷滋行・橋本光二・飯野文彦

発行　一般財団法人　口腔保健協会

〒170-003　東京都豊島区駒込1-43-9
振替 00130-6-9297　Tel. 03-3947-8301㈹
Fax. 03-3947-8073
http://www.kokuhoken.or.jp

乱丁，落丁の際はお取り替えいたします．
ⒸShigeyuki Masutani,et,al, 2013. Printed in Japan ［検印廃止］

印刷・製本／歩プロセス

ISBN978-4-89605-286-2 C3047

本書の内容を無断で複写・複製・転写すると，著作権・出版権の侵害となる事がありますのでご注意ください．

JCOPY 〈（社）出版者著作権管理機構　委託出版物〉

本書の無断複写は著作権法上での例外を除き禁じられています．複写される場合は，そのつど事前に，（社）出版者著作権管理機構（電話03-3513-6969, FAX 03-3513-6979, e-mail：info@jcopy.or.jp）の許諾を得てください．